AF795267

KNAUR
MENSSANA

Dr. med. Carsten Lekutat

EINFACH ABNEHMEN

MIT GESUNDEN BIO-HACKS ZUM WOHLFÜHLGEWICHT

KNAUR
MENSSANA

Die in diesem Buch vorgestellten Übungen wurden vom Autor und vom Verlag sorgfältig geprüft und haben sich in der Praxis bewährt. Da jeder Mensch für sich besonders ist, können wir allerdings Ergebnisse nicht garantieren. Der Verlag und der Autor schließen jegliche Haftung für Gesundheits- und Personenschäden aus.

Besuchen Sie uns im Internet:
www.mens-sana.de

Die Verlagsgruppe Droemer Knaur hat sich zu einer nachhaltigen Buchproduktion verpflichtet.
Gemeinsam mit unseren Partnern und Lieferanten setzen wir uns für eine klimaneutrale Buchproduktion ein, die den Erwerb von Klimazertifikaten zur Kompensation des CO_2-Ausstoßes einschließt.
Weitere Informationen finden Sie unter www.klimaneutralerverlag.de

MIX
Papier | Fördert gute Waldnutzung
FSC® C043106

Originalausgabe Dezember 2023

Ein Imprint der Verlagsgruppe
Droemer Knaur GmbH & Co. KG, München

Redaktion: Anke Schenker
Covergestaltung: ZERO Werbeagentur, München
Coverabbildung: Collage unter Verwendung von Thomas Duffé und Shutterstock.com
Abbildungen im Innenteil:
Alle Fotos von Carsten Lekutat: Thomas Duffé;
S. 73 Getty Images/Arx0nt; S. 116 Getty Images/Peter Dazeley; S. 117 Getty Images/ Drahoslav Kinczllers/500px; S. 124 Getty Images/letty17; S. 126 Getty Images/Norman Posselt; S. 147 Watcom/stock.adobe.com; S. 167 Getty Images/Claudia Totir; S. 182 www.plakos-akademie.de; S. 184 le-tex publishing services GmbH nach www.plakos-akademie.de; S. 189 Getty Images/ Inna Tarasenko; S. 194 Getty Images/studio2013; S. 196 Getty Images/Elizaveta Elesina; S. 201 Getty Images/OatmealStories; Alle übrigen Fotos: Shutterstock.com
Satz und Layout: Adobe InDesign im Verlag
Druck und Bindung: Grafisches Centrum Cuno GmbH & Co. KG, Calbe (Saale)
ISBN 978-3-426-65928-1

5 4 3 2 1

Inhalt

Woche 3 118

Woche 4 162

Schlussbemerkung 203

Mit ***Biohacking***
im Alltag
einfach und **entspannt**
abnehmen.

WISSEN-
SCHAFTLICH
GEPRÜFT

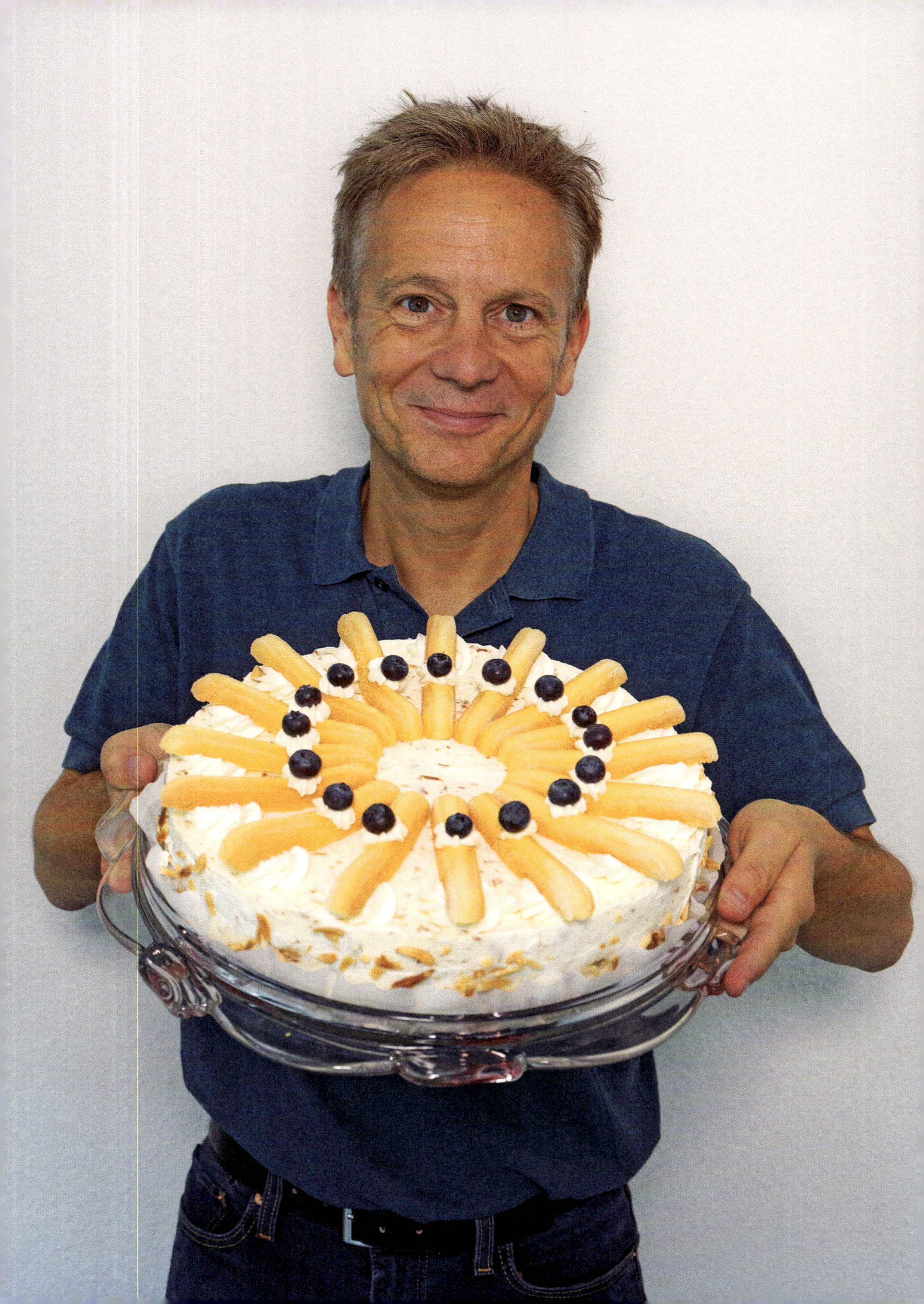

Mit ***Biohacking***
im Alltag
einfach und **entspannt**
abnehmen.

WISSEN-
SCHAFTLICH
GEPRÜFT

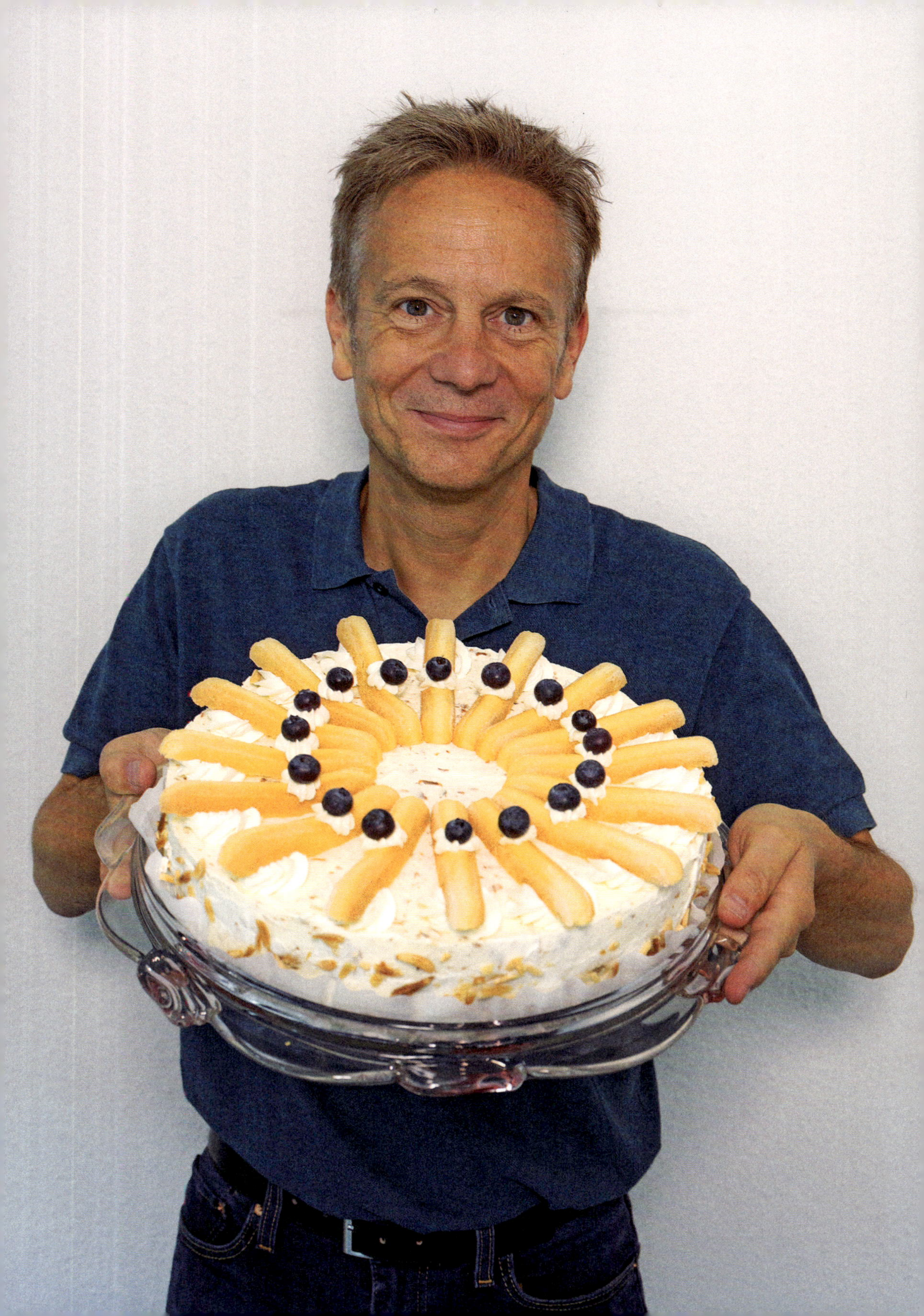

EINLEITUNG

Es ist Samstag. Ich sitze mit meiner Familie am Mittagstisch. Die Gespräche sind ausgelassen, vor uns stehen große Schüsseln mit Pasta und verschiedenen Soßen. Die Erlebnisse des Tages werden geteilt und es wird viel gelacht. Vor mir befindet sich ein Teller und darauf: ein wenig Brokkoli und eine Mohrrübe. Es ist die erste Mahlzeit, die ich heute esse – auch wenn es bereits Mittag ist. Nur Rohkost. Wenig Kalorien. Das Frühstück hatte ich im Rahmen meines Intervallfastens bereits weggelassen. Ich greife zu meinem Handy und starte die Kalorienzähl-App: eine Portion Brokkoli: 70 kcal, eine Mohrrübe: 25 kcal. Das ist nicht viel für ein Mittagessen, denke ich. Aber ich bin hoch motiviert und weiß: Dieses Mal wird es klappen! Mein Gewicht muss runter!

Meine Familie schaut mich mit diesem Blick an, den ich schon kenne: volles Verständnis, aber auch eine gehörige Portion Mitleid. Am Anfang war es ihnen noch peinlich, weiter Pizza, Pasta und all die Leckereien zu essen, während ich einen Diätversuch nach dem anderen startete. Aber irgendwann schafften sie es, das Mitleid zu überwinden und ihr kulinarisches Leben einfach weiterzuleben – und mich mit meinem Brokkoli und meiner Mohrrübe in meiner ganz eigenen Diätwelt zurückzulassen.

Ja, ich war ein Pummelchen. Vor vielen Jahren war ich nicht nur knubbelig – ich war adipös. Ich wurde »der Dicke« genannt, so erzählte es mir mein Schwager neulich. Und er erzählte mir auch davon, dass sich die ganze Familie meiner heutigen Frau wunderte, warum sie ihren damaligen schlanken Lebenspartner für mich, den »Schwabbel«, verlassen hatte.

Mein Schwager erzählte mir das, wie gesagt, erst vor Kurzem. Damals sagte er es mir nicht. Wie übrigens auch all die anderen Menschen in meinem Umfeld. Meine Eltern, meine Arbeitskollegen, meine Patienten, die Produktionsfirma, die damals mit mir als Moderator die Sendung *Der Gesundmacher* für den WDR drehte. Alle schwiegen, aber alle dachten sich wahrscheinlich ihren Teil. Bei einer ungefähren Körpergröße von 1,72 m wog ich stattliche 89,9 kg. Achtung: Ich lege Wert darauf, dass ich keine 90 kg gewogen habe – also bitte nicht heimlich aufrunden! Ich hatte einen BMI, also einen Body-Mass-Index, von über 30, und damit war es nicht nur ein Übergewicht, sondern eine Diagnose.

Ich weiß, dass wahrscheinlich viele von Ihnen einen BMI haben, der höher als 30 ist. Aber Übergewicht ist keine Zahl, kein Ja-oder-Nein-Zustand, auch wenn uns die Kunstform des BMI das glauben machen möchte. Wir Ärzte lieben es zu klassifizieren, einzuordnen und Dinge in Schubladen zu packen. Und für therapeutische Entscheidungen ist es auch wichtig, Leitlinien zu haben, die Dinge in »Ja oder Nein«, »Ein oder Aus«, »Krank oder Gesund« sortieren. Aber für den Schaden, den Fettgewebe in unserem Körper anrichtet, ist es unerheblich, ob man einen BMI von 29 oder von 31 hat. Und bei einem Menschen kann schon das kleine Kilo Bauchfett zu solch gefährlichen Entzündungsreaktionen und hormonellen Veränderungen führen, dass uns Ärzten angst und bange wird.

Ich saß also am Mittagstisch und wunderte mich, warum mein Gewicht einfach nicht runterging. Eine Diät nach der anderen habe ich versucht, aber nichts hat wirklich geholfen. Zwar verlor ich das eine oder andere Kilo, aber der bekannte Jo-Jo-Effekt machte alles wieder zunichte.

Inzwischen bin ich mehr als 23 Kilo leichter und halte mein neues Gewicht seit vielen Jahren mühelos. Aber was hat mir und in der Folge auch vielen meiner Patienten wirklich geholfen? Schon mal so viel vorab, es war nicht der Brokkoli.

Eines Tages saß in meiner Praxis ein leicht dicklicher junger Mann vor mir, der sich sein Blut untersuchen lassen wollte. »Ich bin Bodybuilder und bereite mich gerade auf einen Wettkampf vor. Und da möchte ich gerne meine Blutwerte wissen«, sagte er. Ich hatte mir unter Bodybuildern immer sehr muskuläre Menschen vorgestellt. Mein Patient war eher ein bisschen pummelig. Nun gut, wahrscheinlich hatte er deutlich mehr Muskeln als ich, aber dennoch zeichneten sich diese nicht sonderlich definiert auf seiner Oberfläche ab.

Ich glaube, mein Patient hatte meinen ungläubigen Blick gesehen. »Ich bin gerade in der Phase des Wasserbüffels«, lächelte er mich an, griff zu seinem Smartphone und zeigte mir Bilder seines letzten Auftritts im Wettkampf. Und in der Tat, da war er: der gut definierte Body eines Bodybuilders. Und er erzählte mir von verschiedenen Phasen des Bodybuilding-Trainings, über die Möglichkeiten, das Muskelwachstum und den Wassergehalt des Körpers zu steuern. Über Methoden, tief in seinen Stoffwechsel einzugreifen, um damit Veränderungen zu erzielen und seinen Körper nach den eigenen Wünschen zu gestalten.

Ich war fasziniert. Aber nicht, weil ich selbst Bodybuilder werden wollte. Ich war beeindruckt von der Möglichkeit, durch gezielte Maßnahmen solch eindrucksvolle strukturelle Veränderungen im Körper hervorrufen zu können. Und ich fragte mich, ob das für mich und meine übergewichtigen Patienten vielleicht auch eine Möglichkeit wäre. Durch gezielte Maßnahmen den Körper so zu verändern, wie man ihn gerne hätte. Und das brachte mich zum Thema Biohacking – das ist ein relativ neuer Bereich in der Medizin, der sich mit der Selbstoptimierung unseres Körpers und unseres Geistes beschäftigt. Ähnlich wie ein Computerhacker, der Codes knackt, geht es beim Biohacking darum, unser biologisches System, also unseren Körper, zu verstehen und zu beeinflussen.

In den letzten Jahren ist es hier zu einer weitverbreiteten Bewegung gekommen, unterstützt durch die Technologieentwicklung und den Zugang zu umfangreichen Datenquellen. Gerade im Silicon Valley – der Region im Bundesstaat Kalifornien, die für ihre hohe Konzentration an Technologie- und

IT-Unternehmen bekannt ist – hat Biohacking große Fortschritte gemacht. Aber auch in Deutschland finden sich zunehmend Anhänger dieser Methoden.

Letztendlich geht es beim Biohacking immer darum, das System unseres Körpers zu verstehen; zu messen, in welchem Zustand es sich befindet; gezielte Interventionen durchzuführen, um das System zu verändern; um schließlich erneut zu messen, ob sich das System positiv entwickelt hat. Biohacking bietet uns Möglichkeiten, unsere Leistung zu verbessern, unser Schlafverhalten zu optimieren, Stress zu reduzieren und vielleicht sogar unser Leben zu verlängern. Aber die wichtigste Funktion des Biohackings für mich ist: die Gewichtskontrolle. Und es funktioniert wirklich.

Für mich als Arzt war es zunächst einmal wichtig, viele alte Glaubenssätze über Bord zu schmeißen. Ich musste viel von dem Wissen, das ich mir an der Universität und in der Facharztausbildung angeeignet hatte, zurücklassen, da es schlichtweg veraltet war. Vieles von dem, was wir Ärzte immer wieder unseren Patienten predigen, was Zeitschriften und Magazine schreiben oder Gesundheitssendungen sagen, ist einfach altes Wissen.

Zunächst einmal musste ich mich von dem Gedanken verabschieden, dass es wirklich um Kalorien gehen würde, dass ich einfach nur weniger essen und mehr Sport machen müsste, um abzunehmen. Wenn das so einfach wäre, gäbe es keine übergewichtigen Menschen! Nehmen wir zum Beispiel den Ratschlag, den wir immer wieder hören: Essen Sie mehr Obst und Gemüse.

Das ist Quatsch!

Dieser Satz wird so häufig wiederholt, dass aus »Obst und Gemüse« schon fast ein einziges Wort geworden ist: »Obstundgemüse«. Dabei könnten Obst und Gemüse nicht weiter auseinanderliegen. In Ihrem Körper geschehen völlig unterschiedliche Dinge, wenn Sie Gemüse essen oder wenn Sie Obst essen. Natürlich wächst beides in der Natur und beides ist voller Mineralstoffe, Antioxidantien und sekundärer Pflanzenstoffe. Aber das war es dann auch schon mit der Gemeinsamkeit. Innerhalb des Stoffwechsels verhalten sie sich komplett unterschiedlich und die Auswirkungen auf Ihr Körpergewicht sind dramatisch verschieden. Übrigens: Gemüse ist das schlauere Obst. Warum das so ist, werden wir im Laufe dieses Buches besprechen und wir werden uns all die Wirkungen von Obst, Gemüse und Co. auf unseren Stoffwechsel und unsere Hormone anschauen.

Kalorien sind nicht die Ursache – und schon gar nicht die Lösung für ein Übergewicht. Natürlich kann ich meine Kalorienzufuhr drastisch reduzieren und selbstverständlich werde ich dadurch an Gewicht verlieren. Aber nicht auf Dauer. Unser Körper hat einfach zu viele Möglichkeiten, mit Energiedefiziten umzugehen, als dass wir durch eine reine kalorienreduzierte Kost glücklich und schlank werden könnten. Dass eine Kalorienreduktion aus Langlebigkeitsgründen Sinn macht, steht auf einem anderen Blatt. Aber eine aufgezwungene

Kalorienreduktion, nur um Körpergewicht zu verlieren, ist nicht nur nicht sinnvoll, sondern zerstört unser Leben. Um die lebensverlängernden Wirkungen einer Kalorienreduktion und von Fastenprozessen zu erhalten, gibt es glücklicherweise andere Biohacking-Methoden. Dazu aber später mehr.

Im Vordergrund einer dauerhaften Gewichtsreduktion steht eher das Biohacking unserer Hormone, von Entzündungsreaktionen und unseren Darmbakterien als der Verzicht auf Kalorien. Es ist ein großes Missverständnis anzunehmen, dass sich Menschen mit Übergewicht »einfach nur zusammenreißen müssen« und »wahrscheinlich im Leben über die Stränge geschlagen haben«. Krankheiten, die wir durch Optimierung unseres Lebensstils bekämpfen können, gibt es viele, aber nur bei wenigen findet so viel Schuldzuweisung statt wie beim Übergewicht.

Rückenschmerzen, Bluthochdruck, Herzinfarkt, Darmkrebs, Osteoporose, Schlaganfall, Diabetes mellitus ... das sind alles Krankheiten, die sehr eng mit der Art und Weise verbunden sind, wie wir unseren Alltag verbringen. Doch auch wenn es inzwischen als wissenschaftlich gesichert gilt, dass das Risiko, an einem Darmkrebs zu erkranken, massiv durch Rauchen, Alkohol, Fleischkonsum und verminderter körperlicher Aktivität steigt, würden Sie zu einem Krebspatienten nicht »selbst schuld« sagen und selbstzufrieden dabei lächeln.

Ganz anders bei übergewichtigen Menschen. Und wenn auch das »selbst schuld« nicht direkt ins Gesicht der Dicken gespuckt wird, dann wird es doch zumindest hinter dem Rücken häufig geflüstert.

Ich war damals »der Dicke« – und ich bemerkte es zunächst selbst gar nicht. Mit fiel nicht auf, dass es schwerer wurde, die Treppen hochzulaufen. Oder dass ich mich hinsetzen musste, um meine Schnürsenkel zuzubinden. All diese Alltagskompetenzen verschwanden sehr langsam aus meinem Leben. Und wenn etwas sehr langsam passiert, haben wir die Angewohnheit, es überhaupt nicht wahrzunehmen.

Bei mir passierte allerdings eins sehr schnell: die Ausstrahlung meiner ersten Sendung *Der Gesundmacher* im WDR. Wir saßen alle zusammen: meine Familie, meine Produktionsfirma, meine besten Freunde. Und schauten live, wie ich alias »Der Gesundmacher« die deutsche Fernsehbühne betrat. Alle im Raum feierten die Sendung – und ich wurde immer stiller, immer blasser und schaute mit großen Augen auf den Bildschirm. War ich das? Da war ein dicker Fernseharzt, der schlanken Mitstreitern erzählen wollte, wie man gesünder lebt. Der an die Kühlschränke der Menschen ging und dozierte, sie mögen doch bitte mehr Brokkoli essen. Brokkoli! Ausgerechnet Brokkoli! Was bitte ist weniger sexy als Brokkoli? Und wie viel Brokkoli hatte dieser dicke Fernsehdoktor wohl selbst gegessen? Entweder sehr, sehr, sehr viel oder – was wahrscheinlicher war – sehr wenig.

Das war mein Heureka-Moment. Der

Moment, bei dem mir bewusst wurde, dass ich »ein Dickerchen« war. Ich war nicht der Tom Cruise, für den ich mich innerlich immer gehalten hatte. Ich war auch nicht der George Clooney in seiner Rolle als Dough Ross in *Emergency Room,* mit dem ich mich vielleicht auch noch hätte identifizieren können, da Tom Cruise außer in *Eyes Wide Shut* meines Wissens nach nie einen Arzt gespielt hatte. Und mit *Eyes Wide Shut* wollte ich nichts zu tun haben – aber ich schweife gerade etwas ab. Wichtig ist nur, dass mein inneres (schlankes, sportliches) Bild von mir nicht viel mit meinem äußeren Bild (Pummel) zu tun hatte.

Wir Ärzte nennen das »Körperschemastörung«. Das ist eine Art Störung, bei der Menschen eine verzerrte oder ungenaue Wahrnehmung ihres eigenen Körpers haben. Es ist, als ob Sie eine falsche Vorstellung davon haben, wie Ihr Körper tatsächlich aussieht oder funktioniert. Man schaut also in den Spiegel und sieht sich als viel dicker oder größer, als man tatsächlich ist.

Häufig tritt eine Körperschemastörung als Begleitsymptom einer Essstörung auf. Und das Tückische daran ist, dass diese Schemastörung in beide Richtungen funktioniert. So kommt es gar nicht mal so selten vor, dass sich dicke Menschen als schlank empfinden und schlanke Menschen als zu dick. Und noch heute, nachdem ich mehr als 23 Kilogramm abgespeckt habe und über die Jahre halten konnte, habe ich eine falsche Vorstellung von meinem Körper – aber in die andere Richtung: Ich empfinde mich häufig immer noch als zu dick.

Die Sorge, wieder zuzunehmen, spielt mit meiner Wahrnehmung. Meine Frau sagt dann zu mir: »Das Bild, was du selber von dir im Spiegel siehst, das bist du nicht. Der Spiegel lügt dich an.« Natürlich lügt nicht der Spiegel, aber meine Wahrnehmung des Spiegelbildes.

Aber in diesem Buch geht es nicht um mich. Ich nehme mich nur gerne als Beispiel, weil ich aus ganz eigener, schmerzhafter Erfahrung weiß, wie es sich anfühlt, dick zu sein, und vor allem, wie sich der Weg anfühlt, wenn man wieder schlank sein möchte. Ich erzähle auch gerne Geschichten meiner Patienten aus der Sprechstunde, die ihre ganz eigenen Erfahrungen mit dem Körpergewicht gemacht haben, und Sie werden in diesem Buch einige davon hören.

Durch meine Erfahrungen mit meinem eigenen Körpergewicht hat sich die Sprechstunde in meiner Arztpraxis drastisch geändert. All die Erkenntnisse, die ich auf meiner persönlichen Abnehm-Reise gewinnen konnte, habe ich versucht, wissenschaftlich zu überprüfen und dann in meinen ärztlichen Alltag einzubauen. Nach und nach kamen immer mehr Patienten mit Gewichtsproblemen zu mir, sodass ich schließlich eine Sondersprechstunde für Adipositasmedizin eingerichtet habe.

Und nun: Herzlich willkommen in der Jetzt-Zeit! Während in meiner Adipositassprechstunde vor drei Jahren der Beratungswunsch der Patienten noch lautete: »Wie kann ich meine Ernährung optimieren?«, vor zwei Jahren (nach Erscheinen meines Buches *Schlank für Faule*) dann: »Wie kann ich meinen Stoffwechsel optimieren?«, wird heute häufig nur der Wunsch geäußert: »Ich brauche eigentlich bloß ein Rezept für die Abnehmspritze und dann bin ich schon wieder weg.«

Die neue Spritze (okay, ich nenne sie jetzt mal beim Namen, zumindest beim Wirkstoff-Namen: *Semaglutid*) ist wirklich anders. Anders als die meisten Crash- und Regenbogenpressediäten hilft sie wirklich. Sie ist, ich muss es sagen, wirklich ein Segen. Mit den Glutiden, also zum Bespiel mit Semaglutid, haben wir Ärzte erstmalig einen Wirkstoff zur Verfügung, um Übergewicht wirksam zu behandeln. Das ist Biohacking: das System verstehen, messen, es verändern, erneut messen. Und die Veränderung findet durch die Zufuhr von Glutiden statt. Semaglutid ist allerdings nicht geeignet, schnell mal ein paar Kilos wegzuspritzen, um am Strand eine tolle Figur zu machen. Es ist ein Lebensretter bei Übergewicht – denn Übergewicht ist ein Killer. Es mordet unaufhörlich vor sich hin. Forscher gehen davon aus, dass fast 11 % der jährlichen Todesfälle in Deutschland auf das Konto von Fettleibigkeit gehen.

Das Problem bei Semaglutid ist: Wenn man die Gabe des Wirkstoffs beendet, geht alles wieder von vorne los, falls man das Geschenk, das man bekommen hat, nicht nutzt. Ich sage meinen Patienten immer: Die Spritze ist ein Lottogewinn. Der Trick ist nun, den Lottogewinn nicht wieder zu verspielen. Denn wenn man die Spritze nach dem Abnehmen wieder absetzt und keinen Plan hat, wie man das neue Gewicht halten kann, wird man unweigerlich wieder zunehmen.

Ich weiß, Sie haben wahrscheinlich nicht so viel Übergewicht, dass Sie zu der Spritze greifen wollen. Aber die Regeln sind für alle Menschen gleich, ob vor, nach oder statt der medikamentösen Therapie: Sie brauchen einen Plan, eine Strategie, um das überschüssige Gewicht nicht nur zu verlieren, sondern vor allem, um das schlanke, gesunde Gewicht auch zu halten. Sie brauchen Biohacking-Methoden, die Sie ein Leben lang anwenden können. Eine Strategie einer dauerhaften, lebenslangen Gewichtskontrolle. Und wenn etwas ein ganzes Leben lang andauert, dann sollte es eine Menge Spaß machen. Denn ohne Spaß vermiesen wir uns unser Leben. Und das ist selbst ein gesundes Körpergewicht nicht wert.

Während mein letztes Buch zum Thema Abnehmen *Schlank für Faule* den medizinischen Hintergrund der Gewichtsregulation in den Mittelpunkt gestellt hatte, geht es bei *Einfach abnehmen* um die Strategie und all die persönlichen Interventionen, mit denen jeder sein persönliches Gewichtsziel erreichen kann. In einem Vier-Wochen-Programm – einer Challenge, wie meine Töchter sagen würden – werden Sie neue Dinge in Ihr Leben einführen, die Sie dem Ziel eines dauerhaften Wunschgewichts näher bringen. Jeder Tag der

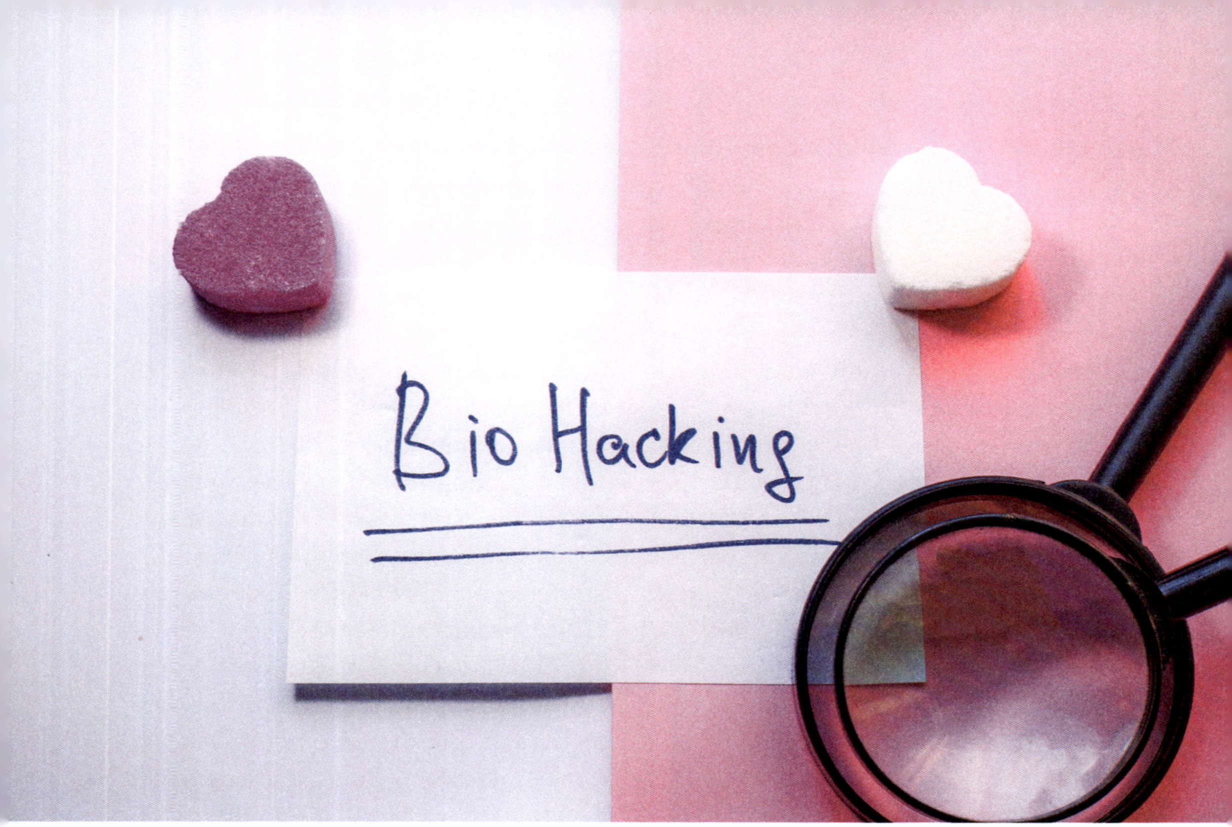

Woche widmet sich dabei einer neuen Verhaltensweise, einem natürlichen Bio-Hack.

Wir werden uns auf drei verschiedene Bereiche des Biohackings konzentrieren. Einer davon ist natürlich die Ernährung. Es geht darum, unseren Körper mit den notwendigen Nährstoffen zu versorgen, aber auch darum, den Stoffwechsel so zu verändern, dass das Erreichen des Wunschgewichts zum Kinderspiel wird.

Ein weiterer Aspekt des Biohackings betrifft die Bewegung und die Fitness. Hier geht es darum, effektive Aktivitätsmethoden zu nutzen, die nur wenig Zeit in Anspruch nehmen, aber in dieser Zeit den maximalen Erfolg auslösen.

Aber Biohacking beschränkt sich natürlich nicht nur auf körperliche Aspekte. Es beinhaltet auch die Optimierung unseres Gehirns – und hier liegt häufig der wahre Schlüssel zu einem gesunden Körpergewicht. Besonders der präfrontale Kortex spielt für uns dabei eine wichtige Rolle. Der präfrontale Kortex ist nämlich ein Teil unseres Gehirns, genauer gesagt der vordere Teil der Großhirnrinde, der sich direkt hinter unserer Stirn befindet. Er ist ein wahres Multitalent und spielt eine entscheidende Rolle bei einer Vielzahl von Funktionen, darunter unsere Persönlichkeit, unser Verhalten und auch unsere Entscheidungsfindung.

Wenn es um die Gewichtsregulation geht, ist der präfrontale Kortex besonders wichtig, weil er unsere Kontrolle über das Essen und unsere Essgewohnheiten beeinflusst. Er ist so etwas wie das »Oberhaupt« unseres Gehirns, das Entscheidungen trifft und unsere Impulse und Gelüste reguliert.

Eine gesunde Funktion des präfrontalen Kortex ist wichtig, um unser Essverhalten zu steuern. Er hilft uns, bewusste Entscheidungen darüber zu treffen, was wir essen und wann wir aufhören sollten. Und genau hier setzen wesentliche Teile unseres Vier-Wochen-Programms an: Strategien zu entwickeln, die darauf abzielen, die Funktion des präfrontalen Kortex zu unterstützen.

Wir werden also mithilfe von Biohacking-Methoden unseren Körper auf eine Abnehm-Reise schicken. Wir werden unseren Stoffwechsel verändern, die Neuroplastizität unseres Gehirns ausnutzen, um neue Verhaltensweisen zu etablieren, und ein wenig mit unserem Appetit und unseren Hormonen spielen. Alles nur mit den Mitteln der Natur und modernen medizinischen Erkenntnissen. Wichtig ist nur, dass es einfach ist. Wir wollen unser Wunschgewicht sozusagen nebenbei erreichen. Ohne Diäten, ohne Kraftaufwand und ohne Schmerzen. Und: Es soll eine Menge Spaß machen!

In den folgenden vier Wochen werden Sie einige Methoden kennenlernen, die Sie wahrscheinlich bislang nicht mit einem Abnehmprogramm oder auch nur mit gesunder Ernährung in Verbindung gebracht haben. Oder hätten Sie zum Beispiel gedacht, dass man durch ein kurzes Stehen auf einem DIN-A4-Blatt abnehmen kann, wenn man es richtig macht? Oder dass ein Joghurt besonders schlank macht, wenn er süß und cremig ist? Oder dass es durchaus in Ordnung ist, große Mengen an gesättigten Fetten zu essen? Lassen Sie sich daher überraschen und beginnen Sie mit mir gemeinsam das Vier-Wochen-Programm des Biohackings mit Micro-Preps.

Ach, und noch etwas: Ich freue mich immer, von Ihnen zu hören. Am besten geht das heutzutage über die sozialen Medien. Sie finden mich am einfachsten über www.carstenlekutat.com. Ich freue mich auf unseren Austausch.

Jetzt geht es aber los, mit Micro-Preps zum Wunschgewicht.

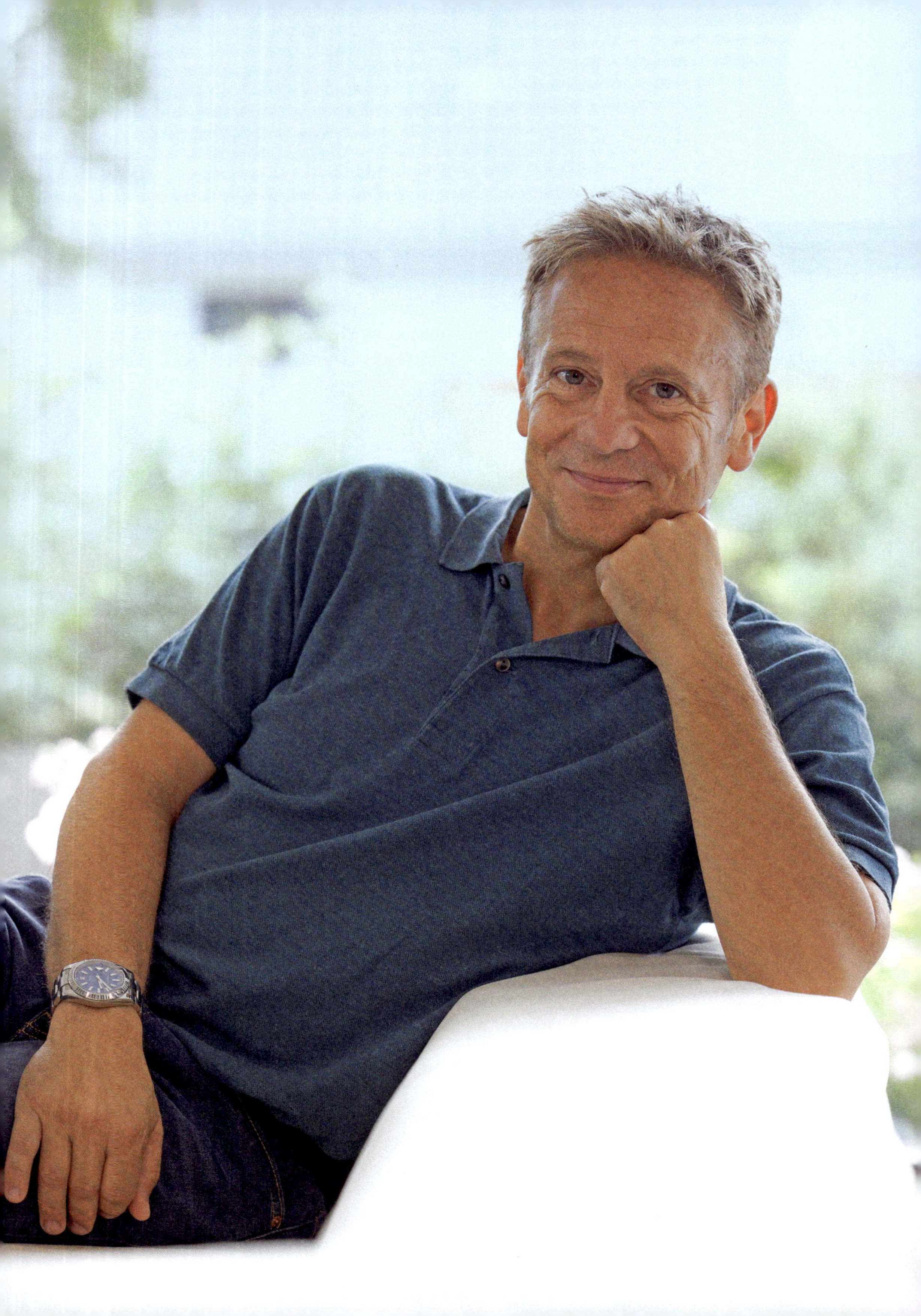

WARUM MICRO-PREPS DIE LÖSUNG SIND

Neulich war eine Patientin in meiner Praxis und erzählte mir was vom Pferd. Also wirklich von einem Pferd, nämlich von ihrem eigenen Pferd. Sie liebte ihr Tier, das bei ihr auf einem brandenburgischen Bauernhof lebt. Sie ritten zwar jeden Tag aus, aber trotzdem hatte das Pferd in den letzten Jahren vielleicht ein wenig an Gewicht zugenommen.

Nun fragte ich mich als Stadtbewohner und Humanmediziner, was »ein wenig an Gewicht« bei einem Pferd eigentlich bedeute. 10 Kilogramm? 15 Kilogramm? 20 Kilogramm?

»50 Kilo müssen schon weg«, sagte meine Patientin. Das klang für mich nach einer bedeutsamen Aufgabe, vor allem nach einer Aufgabe, die man nicht so nebenbei angehen könnte. Ich habe durchaus auch menschliche Patienten, die 50 Kilogramm oder mehr abnehmen müssen – und das ist wirklich viel und ohne ärztliche Hilfe nur sehr schwer zu bewerkstelligen.

Ein Kilogramm Fettgewebe auf unserer Hüfte – oder auch auf der Hüfte des Pferdes – hat abgerundet ungefähr 7000 kcal. Wenn ich oder mein Pferd also 50 Kilogramm abnehmen möchten, müssten wir 7000 × 50, also 350 000 kcal entweder einsparen oder zusätzlich verbrennen. Ich müsste mir dafür meine Sportschuhe anziehen und ohne Pferd, ungefähr 3500 km joggen gehen. Hierfür braucht ein durchschnittlicher Jogger ungefähr 350 Stunden. Und auch für das Pferd wäre das nicht einfach. Es müsste 140 Stunden traben, um die 50 Kilogramm abzuspecken. Das übergewichtige Pferd müsste also neben seinem übergewichtigen Halter eine Weile herrennen, um wieder ein schlankes Pferd zu werden. »Kalorienarmes Heu«, sagte meine Patientin.

»Kalorienarmes Heu?«, fragte ich erstaunt. Mir war bis zu diesem Zeitpunkt nicht einmal bewusst gewesen, dass es so etwas wie kalorienreduziertes Heu gibt, aber in der Tat gibt es nicht nur kalorienreduzierte Light-Getränke, Soßen, Dressings, Joghurts, Käse, Schokolade oder Bier, sondern auch, man glaubt es kaum: Heu!

Lassen Sie mich aber ein paar beruhigende Worte finden: In unserer Vier-Wochen-Challenge kommt kalorienreduziertes Heu nicht vor. Ich erzähle diese Geschichte nur, um zu zeigen, dass die industrielle Welt auch so etwas wie übergewichtige Pferde hervorgebracht hat und, noch interessanter, der Mensch dagegen sogar ein industrielles Produkt entwickelt hat. Unsere moderne Welt ist nicht nur für uns Menschen *adipogen,* sondern auch für unsere tierischen Zeitgenossen.

Aber was genau bedeutet adipogen eigentlich?

Der Begriff »adipogen« bezieht sich auf etwas – ein Ding, eine Sache, ein Verhalten oder Ähnliches –, das die Bildung oder Ansammlung von Fettgewebe im Körper fördert. Es beschreibt also Prozesse, Faktoren oder Substanzen, die die Entstehung und Speicherung von Fett begünstigen können. Eine adipogene Umwelt bezieht sich auf die äußeren Einflüsse und Faktoren in unserer Umgebung, die das Risiko von Gewichtszunahme und Fettleibigkeit erhöhen können. Es sind die verschiedenen Aspekte unseres täglichen Lebens, die es uns schwierig machen, ein gesundes Gewicht zu bekommen oder sogar nur zu behalten. Das könnten beispielsweise bestimmte Ernährungsgewohnheiten, der Zugang zu ungesunden Lebensmitteln, unser Lebensstil, Stressfaktoren und sogar soziale Einflüsse sein.

Ich glaube ja, dass sogar meine Frau adipogen ist, zumindest mir gegenüber. Sie stellt nämlich gerne einen Teller frisches Obst auf unseren Wohnzimmertisch. Sehr gesund! Aber halt auch sehr adipogen, wenn ich mir immer ein Stück Obst in den Mund schiebe, nur weil ich mehrfach am Tag an genau diesem Teller vorbeikomme. Meine Frau sagt dann immer: »Du musst ja nichts essen.« Das ist aber leichter gesagt als getan, vor allem, wenn man wie ich ein »trockener Dicker« ist. Also ein Mensch, der früher einmal dick war, nun schlank ist, aber dessen Stoffwechsel noch immer den Pummel-Gang eingeschaltet hat. Wir trockenen Dicken nehmen einfach schnell wieder zu. Das ist nicht nur eine allgemein bekannte Alltagserfahrung, sondern wissenschaftlich bewiesen. Übergewicht ist häufig kein vorübergehender Zustand, sondern eine chronische Erkrankung, die nicht geheilt wird, sondern eine »Remission« erfährt – also ein »Zurückgedrängt-Werden«, aber jederzeit wieder aufflammen kann.

Aber noch einmal zurück zum adipogenen Umfeld. Es gibt noch andere Beispiele dafür, die nichts direkt mit meiner Frau zu tun haben:

1. *Unhealthy Food Marketing:* Überall werden wir mit Werbung für ungesunde Lebensmittel bombardiert. Sei es im Fernsehen, im Supermarkt oder auf Plakaten. Diese Werbemaßnahmen beeinflussen unsere Entscheidungen und können uns dazu verleiten, kalorienreiche und nährstoffarme Nahrungsmittel zu konsumieren.
2. Nahrungsverfügbarkeit: Eine Umgebung, in der ungesunde Lebensmittel leicht verfügbar sind, erschwert es uns, eine gesunde Ernährung zu pflegen. Schnellimbisse an jeder Ecke, Automaten mit zuckerhaltigen Getränken und verarbeitete Lebensmittel, die in den Regalen dominieren, machen es schwierig, gesunde Alternativen zu finden.
3. Bequeme Lebensstile: Moderne Technologien und Annehmlichkeiten haben unsere Lebensstile immer bequemer werden lassen. Wir verbringen immer mehr Zeit sitzend vor den Bildschirmen, sei es am Arbeitsplatz oder zu Hause. Dieser Mangel an körperlicher Aktivität trägt zur Gewichtszunahme bei.
4. Stress und emotionales Essen: Der hektische Alltag und Stress können dazu führen, dass wir uns emotionalem Essen zuwenden. Wir greifen zu ungesunden Lebensmitteln, um uns zu trösten oder Stress abzubauen. Dieser Teufelskreis kann zu einer weiteren Gewichtszunahme führen.

5. Soziale Einflüsse: Unsere soziale Umgebung kann ebenfalls eine Rolle spielen. Wenn unsere Freunde und Familienmitglieder ungesunde Essgewohnheiten haben oder einen inaktiven Lebensstil führen, kann dies auf uns abfärben und es schwierig machen, gesunde Entscheidungen zu treffen.

Kommt Ihnen das alles bekannt vor? Die gute Nachricht ist: Wir sind – anders als das Pferd meiner Patientin – nicht machtlos einer adipogenen Umwelt ausgeliefert. Wir müssen uns aber bewusst mit den Einflüssen auseinandersetzen, proaktiv gesunde Entscheidungen treffen und vor allem eine lang andauernde Strategie entwickeln, in einer adipogenen Welt zu leben, ohne automatisch selber adipös zu werden, also wieder an Gewicht zuzunehmen. Wir sollten diese Strategie aber auf »Autopilot« ausführen können. Denn wenn wir jedes Mal bewusste Entscheidungen treffen müssen, werden wir früher oder später versagen. Bewusste Entscheidungen sind viel zu langsam und fehleranfällig, als dass sie uns dauerhaft und zielsicher durch das adipogene Umfeld unseres Alltags lotsen würden. Nur was wir sozusagen aus der Hüfte schießen, hilft unseren Hüften, die Fettpolster loszuwerden.

Wie können wir aber diesen Autopiloten aktivieren? Und hier kommt diese Struktur in unserem Kopf ins Spiel, die wir Ärzte als »Gehirn« bezeichnen. Ganz vorn im Gehirn mit dabei ist der »präfrontale Kortex«, der uns beim Denken, Planen und Entscheiden hilft! Der präfrontale Kortex sitzt direkt hinter der Stirn und spielt eine Schlüsselrolle bei der Steuerung von Verhalten, Persönlichkeit, Urteilsvermögen und Selbstkontrolle. Mit anderen Worten, er ist dafür verantwortlich, dass man mehr oder weniger kluge Entscheidungen trifft und die Impulse, die einem den Tag über in den Kopf kommen, unter Kontrolle hält.

Wenn es um die Gewichtsregulation geht, ist der präfrontale Kortex von ganz entscheidender Bedeutung. Er hilft dabei, die Essgewohnheiten zu steuern, indem er Informationen über Hunger, Sättigung und Belohnung verarbeitet. Starke Verbindungen zwischen dem präfrontalen Kortex und anderen Teilen deines Gehirns, wie dem Belohnungssystem, ermöglichen es, bewusste Entscheidungen zu treffen und kurzfristige Versuchungen zu überstehen. In vielen Übungen des Vier-Wochen-Programms werden wir uns dem präfrontalen Kortex widmen, der uns zielsicher und autopilotgesteuert in Richtung eines gesunden Körpergewichts bringen wird.

Aber lassen Sie uns nun einmal einen Blick auf das Vier-Wochen-Programm werfen. Ganz am Anfang soll die Frage stehen: Bin ich nach den vier Wochen endlich schlank? Klare Antwort: Es kommt darauf an! Wenn Sie schon vor dem Vier-Wochen-Programm schlank waren, dann werden Sie auch nach den vier Wochen schlank sein. Wenn Sie vor dem Programm übergewichtig waren,

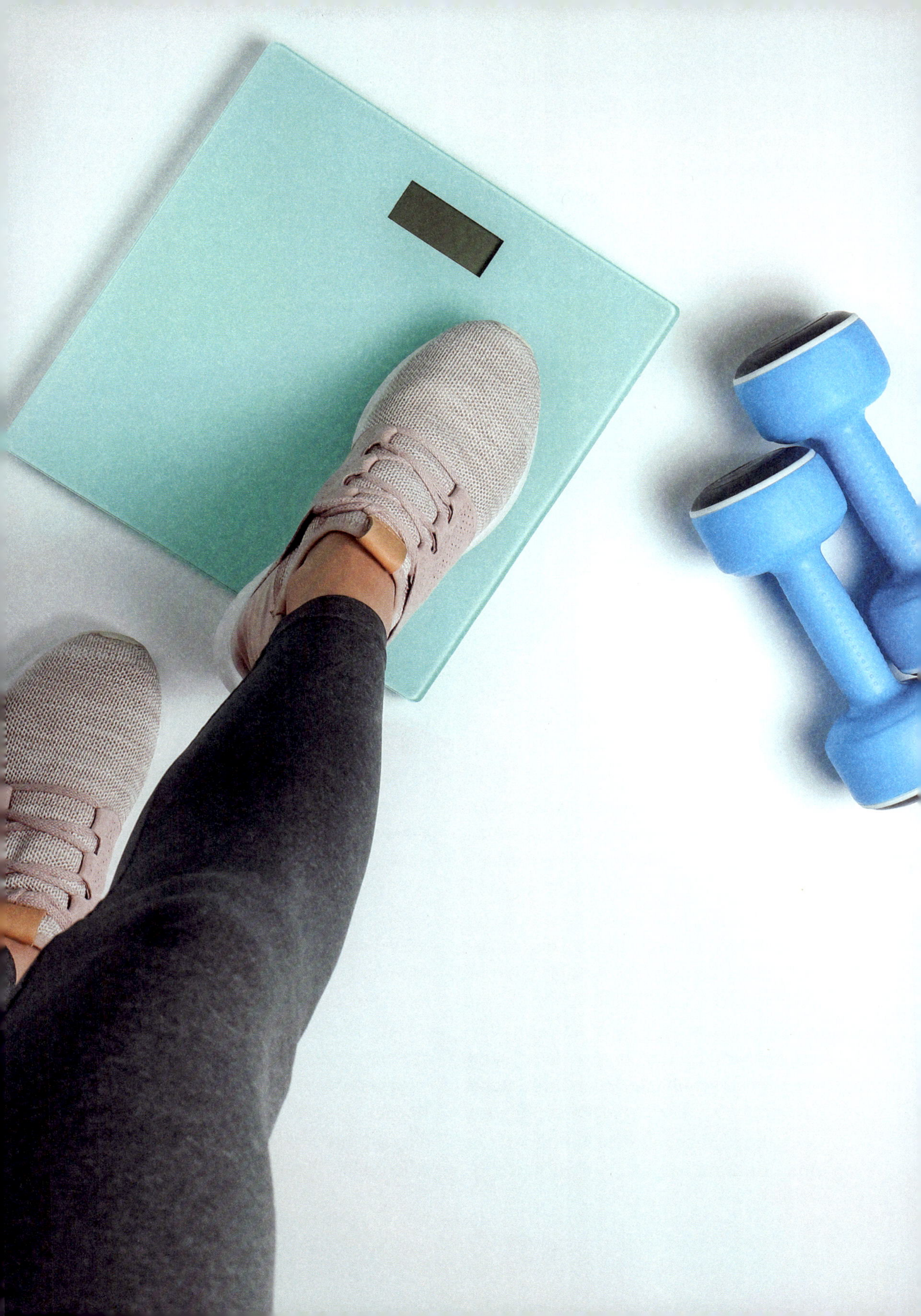

werden Sie wahrscheinlich auch in vier Wochen noch nicht schlank sein. Aber bevor Sie dieses Buch jetzt erbost zur Seite legen oder Ihrem Erzfeind schenken, lehnen Sie sich noch einmal kurz zurück und atmen Sie tief durch.

Worum geht es denn eigentlich? Bücher über Crashdiäten oder Diät-Zaubermittel gibt es viele. Und Sie haben sicherlich auch schon einige von ihnen gelesen (ich zumindest hatte das getan, in meiner Zeit als »Der Dicke«). Aber alle Methoden, die uns eine schnelle Gewichtsreduktion versprechen – essen ohne Reue, abnehmen, ohne dafür etwas zu tun, Wunderspeisen, Enzyme, Lebensmittel mit magischen Wirkungen, Fastentheorien ... –, all diese Methoden haben versagt. Ich nehme das zumindest an, denn sonst hätten Sie dieses Buch sicherlich nicht gekauft (oder haben Sie es von Ihrem Erzfeind geschenkt bekommen?).

Crash geht einfach nicht. Wir können nicht den »Abnehm-Turbo« einschalten. Und das ist ehrlich gesagt auch gut so. Auch wenn wir es uns manchmal wünschen, dass es einen magischen Knopf gäbe, mit dem wir sofort die überschüssigen Pfunde loswerden könnten. So funktioniert es leider nicht. Unser Körper ist ein komplexes System, das auf Gleichgewicht und Stabilität ausgelegt ist. Er hat sich über Tausende von Jahren entwickelt, um zu überleben und sich an verschiedene Umstände anzupassen. Wenn wir versuchen, plötzlich und schnell abzunehmen, geraten wir in einen Konflikt mit den natürlichen Prozessen unseres Körpers. Stellen Sie sich vor, der Körper würde es tatsächlich zulassen, dass Sie bei einer kurzen Diät massiv an Gewicht verlieren. Dann würde er es auch zulassen, dass Sie bei einem kurzfristigen Mangel an Nahrungsmitteln, vielleicht aufgrund einer Dürre – auf den Feldern oder auf Ihrem Konto –, jedes Mal in Lebensgefahr geraten.

Unser Körper möchte jedoch in Stabilität leben und ganz zentral ist hier der Fachbegriff der *Homöostase*. Homöostase beschreibt im Grunde genommen das Bestreben unseres Körpers, ein inneres Gleichgewicht aufrechtzuerhalten. Es ist ein komplexer Mechanismus, der sicherstellt, dass unsere körperlichen Abläufe optimal funktionieren. Egal, ob es um unsere Körpertemperatur, den Blutzuckerspiegel oder das Körpergewicht geht: Der Körper arbeitet hart daran, alles in der richtigen Balance zu halten.

Wenn wir nun versuchen, Gewicht zu verlieren, gerät dieses Gleichgewicht ins Wanken. Unser Körper ist es gewohnt, mit einer bestimmten Menge Energie zu arbeiten, und hat sich darauf eingestellt. Wenn wir plötzlich weniger essen oder mehr Energie verbrennen als sonst, sendet er uns Warnsignale. Er versucht, uns dazu zu bringen, mehr zu essen oder unsere Aktivität zu reduzieren, um das verlorene Gewicht wiederzugewinnen.

Und dafür gibt es gute Gründe. Unser Körper möchte nämlich sicherstellen, dass wir genug Energie für alle unsere lebenswichtigen Funktionen haben. Er hat im Laufe der Evolution gelernt, dass Gewichtsverlust oft mit einem Mangel an Nahrung oder einer Bedrohung für unser Überleben verbunden ist. Deshalb schlägt er Alarm und versucht, uns dazu zu bringen, wieder zuzunehmen. Einfach, um auf der sicheren Seite zu sein. Sie wissen es: Gewichtsverlust ist kein einfacher Prozess und unser Körper ist darauf programmiert, Veränderungen zu widerstehen. Und genau deshalb sind Crashdiäten zum Scheitern verurteilt und genau deshalb brauchen wir einen langfristigen Plan – und eine Strategie.

In den vier Wochen unserer Strategie werden wir eigentlich nur üben. Es ist die Generalprobe und nicht die Premiere. Wir werden in unseren gemeinsamen vier Wochen neue Verhaltensweisen – neue Bio-Hacks – kennenlernen und Sie müssen sich dann entscheiden, ob sie Ihnen gefallen und ob Sie diese dauerhaft beibehalten wollen. Wir werden unseren Körper quasi warm machen für das, was folgt: das wirkliche Ding – unser Leben in einem adipogenen Umfeld.

Wie ein Sportler, der gleich mit einem wichtigen Turnier beginnen wird, machen wir uns vorher warm. Aber Aufwärmen vor dem Sport ist so 80er. Heute wärmt man sich nicht auf, heute macht man Movement-Preps. Diese speziellen Übungen mit dem viel moderneren Namen haben in den letzten Jahren an Popularität gewonnen und werden oft als Alternative zum traditionellen Aufwärmen gesehen. Aber was genau sind nun Movement-Preps und warum sind sie so vorteilhaft und besser als das herkömmliche Aufwärmen?

Movement-Preps sind eigentlich nichts anderes als Übungen, die darauf abzielen, unseren Körper auf bevorstehende Bewegungen vorzubereiten. Anstatt aber einfach nur unsere Muskeln aufzuwärmen, wie es beim herkömmlichen Aufwärmen der Fall ist, konzentrieren sich Movement-Preps auf die Verbesserung der Bewegungsmuster, die in unseren Alltag oder unser Training eingebunden sind. Der Vorteil von Movement-Preps liegt darin, dass sie uns nicht nur auf physischer, sondern auch auf neurologischer Ebene vorbereiten. Sie helfen dabei, die Kommunikation zwischen unserem Gehirn und unseren Muskeln zu verbessern, unsere Koordination zu schärfen und unser Körpergefühl zu stärken. Indem wir unsere Bewegungsmuster verbessern, können wir effizienter und sicherer trainieren.

Was für den Sport gilt, gilt vergleichbar auch für unseren nicht ganz so sportlichen Alltag – für unser Gehirn und unsere Entscheidungen. Das Training der Muskeln und das Training des Gehirns und unserer Verhaltensweisen haben mehr gemeinsam, als es auf den ersten Blick vielleicht scheint. Wenn wir darüber nachdenken, unsere Muskeln zu trainieren, haben wir oft das Bild eines Fitnessstudios im Kopf, in dem wir Gewichte heben und uns körperlich betätigen – wo es darum geht, unsere Muskeln zu stärken und zu verbessern, und dass dies Zeit, Engagement und kontinuierliche Anstrengung erfordert. Wir können aber auch unser Gehirn wie einen Muskel trainieren! Und dafür brauchen wir nicht einmal ein Fitnessstudio. Hierfür benutzen wir die Übungen des Vier-Wochen-Programms.

In Anlehnung an die *Movement-Preps,* also die Bewegungsvorbereitungen, habe ich die Übungen unseres Programms *Micro-Preps* getauft. Micro-Preps sind kleine Schritte, die uns auf die großen Schritte vorbereiten. Es sind kleine Übungen und Verhaltensweisen, die überproportional große Auswirkungen auf unseren Körper haben, wenn wir sie regelmäßig durchführen. Micro-Preps sind Bio-Hacks, denn sie verändern unseren Körper durch gezielte Impulse, und zwar in die Richtung, in die wir unseren Körper verändern wollen.

Sie werden vier Wochen lang eine Vielzahl von Micro-Preps zur Gewichtsregulation kennenlernen. Einige von den Bio-Hacks kennen Sie vielleicht schon. Sie werden einige lieben, andere hingegen vielleicht etwas doof finden. Es geht bei den Micro-Preps keinesfalls darum, dass Sie jeden einzelnen dauerhaft in Ihren Alltag übernehmen sollen. Natürlich nicht, denn Sie sollen ja noch ein »normales Leben« führen können. Aber jeder einzelne Micro-Prep hat eine positive Auswirkung auf die Gewichtsregulation des Körpers und verdient eine Chance, von Ihnen zumindest getestet zu werden. Und wenn er Ihnen Spaß macht und sich leicht in den normalen Alltag einbauen lässt, warum behalten Sie ihn dann nicht bei? Über die Zeit wird sich dann, fast von ganz alleine, Ihr Körpergewicht in die richtige Richtung bewegen. Ohne Anstrengung, ohne Crashdiät, ohne Gewalt. Einfach und ganz nebenbei. So soll moderne Gewichtsregulation funktionieren.

Übrigens: Ich betreue in meiner Praxis natürlich auch Patienten mit einem sehr starken Übergewicht, bei dem wir dann gemeinsam Medikamente, Crashmaßnahmen oder bariatrische Operationen anwenden. Diese Maßnahmen sind oft lebensrettend, aber immer begleitet von einer Veränderung des Lebensstils – von Micro-Preps und Bio-Hacks.

Wenn Sie nun die Micro-Preps verwenden wollen, so lade ich Sie ein, mit der Vier-Wochen-Challenge zu beginnen und auch wirklich über ganze vier Wochen durchzuführen. Denn hier lernen Sie strukturiert die unterschiedlichen Bereiche der gewichtsreduzierenden Bio-Hacks kennen. Vielleicht werden Sie bereits in diesen vier Wochen das eine oder andere Kilo verlieren. Aber wie gesagt: Darum geht es eigentlich gar nicht. Es geht um nichts Geringeres als um Ihr neues Leben. Nehmen Sie sich daher gerne vier Wochen Zeit, um alles kennenzulernen und auszuprobieren. Und dann nehmen Sie mit, was Ihnen gefallen hat, und lassen zurück, was nicht zu Ihnen passt. Aber jetzt lassen Sie uns gemeinsam einen ersten Blick in das Programm der nächsten vier Wochen werfen, in das Sie natürlich jeden Tag in der Woche einsteigen können.

Am **Montag** kümmern wir uns um unser **Mikrobiom.** Wissenschaftliche Untersuchungen der letzten Jahre haben eindeutig gezeigt, dass die Darmbakterien eine wesentliche Rolle bei unserer Gewichtsregulation spielen. Grund genug für uns, eigene Strategien zur Verbesserung unseres Mikrobioms in unseren Alltag aufzunehmen.

Am **Dienstag** geht es dann um das Thema **Aktivität und Bewegung.** Denn nur in einem bewegten Körper finden die Stoffwechselprozesse reibungslos statt. Aber keine Angst: Es geht nicht um das Schwitzen in einer Sporthalle, sondern um Spaß an Aktivität im Alltag.

Am **Mittwoch** kümmern wir uns das erste Mal um unsere **Seele und Psyche.** Wir werden den Mittwoch dafür nutzen, unsere Impulse zu betrachten. All das, was uns dazu veranlasst, Nahrung zuzuführen, wird von uns kritisch analysiert und gegebenenfalls verändert.

Am **Donnerstag** ist dann unser **präfrontaler Kortex** dran. Wir werden miteinander Strategien in den Alltag einführen, die unser Gehirn so verändern, dass wir leichter gesunde Entscheidungen für uns treffen können.

Am **Freitag** geht es um das Thema **Insulin und Insulinresistenz.** Wir greifen tief in unseren Kohlenhydratstoffwechsel ein. Sie werden überrascht sein, wie viel leichter das Abnehmen dadurch wird.

Am **Samstag** erlernen wir Strategien, die wir anwenden können, wenn einmal was schiefgelaufen ist. Wir werden all die kleinen **Kaloriensünden korrigieren,** die sich in unserem Leben nahezu unmerklich eingeschlichen haben.

Am **Sonntag** schließlich geht es ums gemeinsame **Kochen und Packen.** Sie haben richtig gelesen: Wir werden kochen und packen, nicht kochen und backen. Denn das tolle Essen, das wir heute zaubern, können wir auch noch morgen unterwegs genießen.

Sie sehen schon, es gibt eine Menge zu tun. Also: Worauf warten wir? Lassen Sie uns loslegen.

WOCHE 1

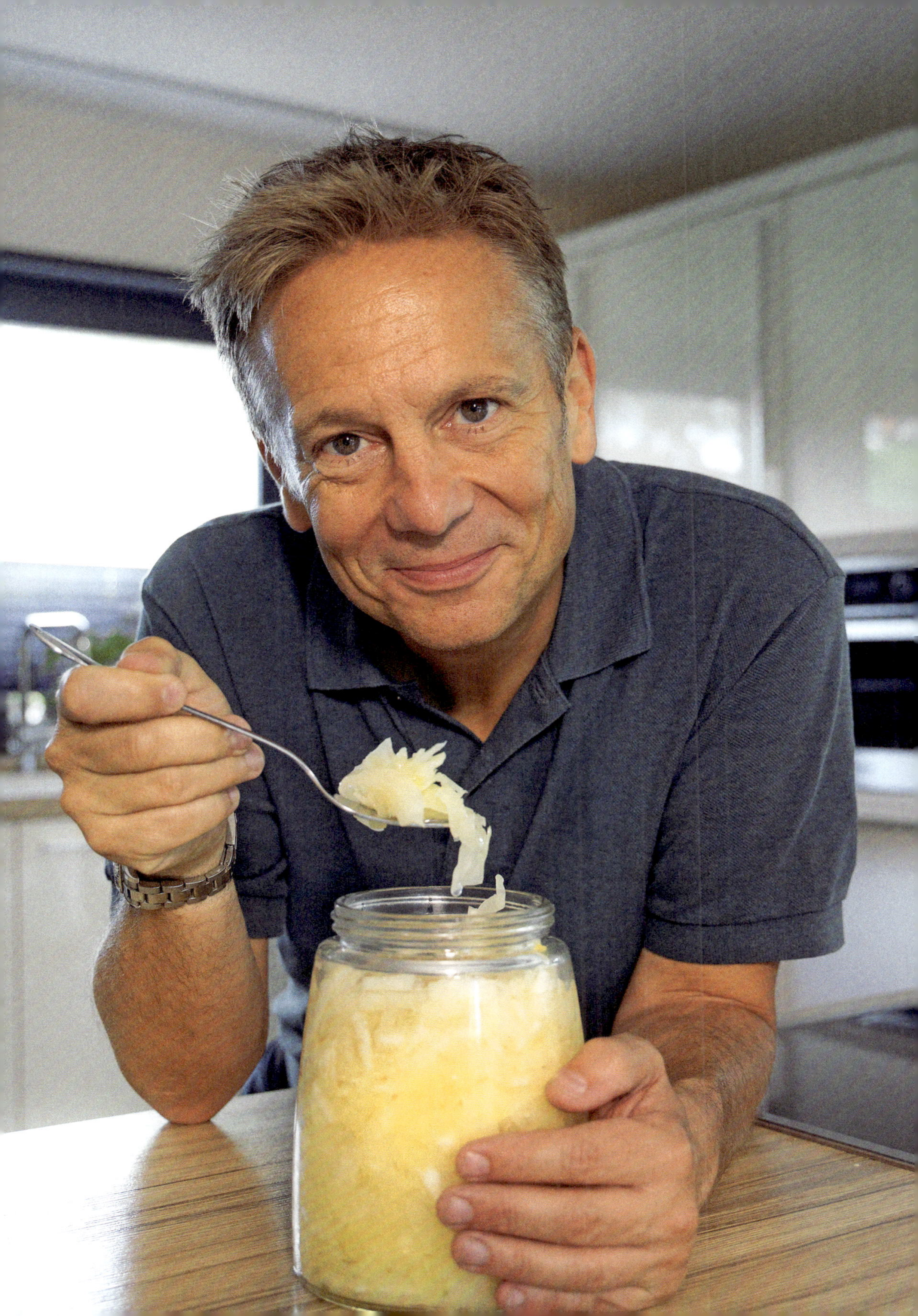

GAMMELN SIE SICH ZUM WUNSCHGEWICHT

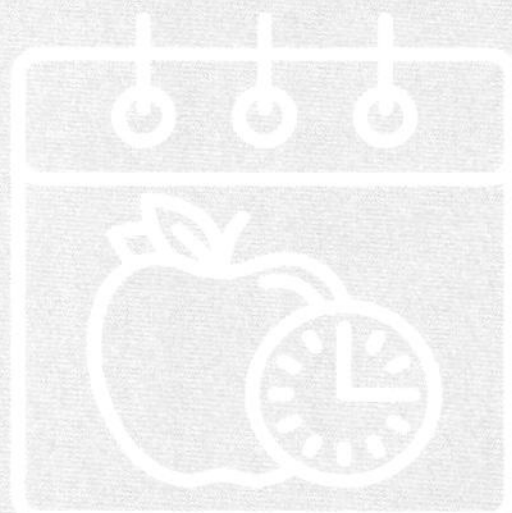

- ✓ Verbesserter Stoffwechsel
- ✓ Verminderte Entzündungsreaktionen
- ✓ Verminderung einer Insulinresistenz
- ✓ Verminderung der Kalorienzufuhr durch unseren Darm
- ✓ Herstellung eines leckeren und sättigenden Lebensmittels

Herzlich willkommen zur ersten Woche Ihres neuen Lebens. Wir beginnen mit einigen kleinen, neuen Verhaltensweisen – unseren Micro-Preps. Wie im letzten Kapitel schon beschrieben, sind diese Micro-Preps aber nicht *the real thing,* sondern eine Vorbereitung auf unseren neuen Lebensstil im Alltag. Für mich sind Micro-Preps die kleinen Häppchen, die man auf einem Fingerfood-Buffet findet: Die sind wahnsinnig lecker, aber sie machen nicht satt. Doch darum geht es auch gar nicht, weder bei den Micro-Preps noch beim Fingerfood am Buffet. Es geht vor allem um den Spaß – und um das Kosten. Bei einem Buffet lerne ich all die schönen Dinge kennen, die sich sonst im Alltag üblicherweise nicht in meinem Speiseplan finden. Wenn mir hier etwas besonders gut gefällt, möchte ich es am liebsten zu Hause noch einmal nachkochen. Aber dann natürlich nicht in der kleinen Größe des Fingerfood, sondern als ausgewachsene Portion, die mich auch satt und zufrieden macht.

Mit den Micro-Preps ist das genauso wie mit dem Fingerfood am Buffet: Lassen Sie sich inspirieren von neuen Verhaltensweisen, Lifestylemaßnahmen, aber auch Nahrungsmitteln, die Sie vielleicht später und vielleicht auch in einer abgewandelten Version in Ihren normalen Alltag einbauen werden. Jede einzelne Maßnahme ist ein Bio-Hack, also eine ganz gezielte Intervention.

Ich bin mir sicher: All die Micro-Preps der nächsten vier Wochen werden Ihren Körper verändern. Sie werden kleine, vielleicht zunächst unmerkliche Veränderungen im Stoffwechsel, in der neuronalen Vernetzung Ihres Gehirns, in Ihrer Verdauung und natürlich auch in Ihrem alltäglichen Verhalten hervorrufen. Jeder einzelne Micro-Prep allein für sich genommen wird Sie zwar nicht schlank machen. Aber wenn Sie über einen längeren Zeitraum immer wieder verschiedene Micro-Preps in Ihren Alltag integrieren, werden Sie schlanker werden und – zumindest hoffe ich das – irgendwann Ihr gesundes Wunschgewicht erreichen. Starten wir also heute, an diesem Montag, mit den ersten Micro-Preps, und montags kümmern wir uns um unser Mikrobiom.

Lange haben Wissenschaftler und Ärzte die Bakterienzusammensetzung in unserem Darm ignoriert. Oder wenn schon nicht ignoriert, dann zumindest nicht in Verbindung mit Wirkungen auf unseren Stoffwechsel, auf unser Immunsystem, auf unsere Krankheitsabwehr, auf unsere Psyche und auf unser Hormonsystem gebracht.

Unter unserem Mikrobiom verstehen wir die Vielzahl der Organismen, die in unserem Darm leben – also vor allem Bakterien, Viren und Pilze. Und diese Mikroorganismen spielen eine entscheidende Rolle bei der Verdauung von Nahrungsmitteln und der Nährstoffaufnahme. Sie produzieren Enzyme, die helfen, komplexe Kohlenhydrate, Ballaststoffe und andere Nährstoffe abzubauen, die unser Körper ohne ihre Hilfe alleine nicht verdauen könnte. Darüber hinaus reguliert das Mikrobiom auch unsere

Körperabwehr, also das Immunsystem. Es trägt zur Ausbildung und Aktivierung von Immunzellen bei und hilft, eine gesunde Balance zwischen Immunreaktion und Entzündungen aufrechtzuerhalten. Es spielt dabei eine wesentliche Rolle bei der Krankheitsabwehr und bei der Verhinderung von Allergien. Das Risiko von Autoimmunerkrankungen, Allergien, Infektionen und entzündlichen Darmerkrankungen kann durch ein stabiles und gesundes Mikrobiom nachweislich verringert werden.

Aber auch auf unsere Gehirnfunktionen und unsere Psyche hat das Mikrobiom immense Auswirkungen. Mit der sogenannten Darm-Hirn-Achse beschreiben Wissenschaftler die Kommunikation zwischen dem Mikrobiom und unserem menschlichen Gehirn. In der Tat findet hier ein Informationsaustausch in beide Richtungen statt. So kann zum Beispiel das Mikrobiom Neurotransmitter produzieren, die unsere Gehirnfunktionen und unsere Stimmung beeinflussen.

Relativ neu ist allerdings die Erkenntnis, dass das Mikrobiom auch unseren Stoffwechsel selbst reguliert und dabei eine wesentliche Rolle bei der Gewichtsregulation, der Verhinderung von Fettleibigkeit und Stoffwechselstörungen, wie zum Beispiel Diabetes mellitus, einnimmt. Hierbei spielen zum einen direkte Wirkungen des Mikrobioms auf unsere Nährstoffaufnahme eine Rolle, aber auch sein Einfluss auf entzündliche Reaktionen in unserem Körper. Eine gestörte Balance unseres Mikrobioms kann zu übermäßigen Entzündungsreaktionen führen, die einerseits mit entzündlichen Darmerkrankungen und Herz-Kreislauf-Erkrankungen in Verbindung gebracht werden, andererseits aber auch die Entstehung von Übergewicht fördern.

Unser Mikrobiom beeinflusst also unsere Verdauung. Bestimmte Bakterien im Mikrobiom können Ballaststoffe und komplexe Kohlenhydrate fermentieren, die unser Körper ohne ihre Hilfe nicht verdauen könnte. Dadurch werden kurzzeitige Fettsäuren und andere Stoffwechselprodukte gebildet, die unseren Energiestoffwechsel beeinflussen. Eine effiziente Verdauung und Nährstoffaufnahme wäre ohne das Mikrobiom nicht möglich.

Auch neben der Nährstoffaufnahme ist der Einfluss des Mikrobioms auf die Energiegewinnung aus unserer Nahrung nicht zu unterschätzen. Bestimmte Bakterien im Darm können Kalorien aus Ballaststoffen und anderen Nahrungsbestandteilen extrahieren, die sonst ungenutzt durch den Verdauungstrakt gehen würden. Das kann allerdings auch dazu führen, dass der Körper mehr Energie aus der aufgenommenen Nahrung gewinnt, als gut für ihn ist. Das Mikrobiom spielt also auch eine Rolle bei der Entwicklung von Übergewicht.

In der Medizin wurde dieser Zusammenhang erstmalig besonders deutlich, als im Rahmen einer Stuhltransplantation Teile des Mikrobioms von einem Menschen auf einen anderen übertragen wurden. Bei dem damaligen Fall handelte es sich um eine Frau, die aufgrund einer Darmerkrankung den Stuhlgang ihrer Tochter transplantiert bekam. Diese Therapie war damals noch experimentell, ist inzwischen aber durchaus eine übliche Behandlungsmethode. Die Darmerkrankung wurde durch die Übertragung des Mikrobioms der Tochter auf die Mutter zwar geheilt, allerdings nahm im Anschluss an diese Prozedur die schlanke Empfängerin, also die Mutter, unerklärlicherweise an Körpergewicht zu. Die Ärzte standen zunächst vor einem Rätsel. Ein Blick auf die Spenderin des Stuhls, also die Tochter, gab allerdings den entscheidenden Hinweis: Die Tochter war nämlich übergewichtig! Die Ärzte fragten sich nun, ob das Übergewicht der stuhlspendenden Tochter quasi mit den Darmbakterien auf die Mutter übertragen wurde. Und in der Tat haben die daraufhin durchgeführten wissenschaftlichen Untersuchungen gezeigt, dass eine Neigung zum Übergewicht teilweise mit den Darmbakterien von einem Menschen auf den anderen übertragen werden kann.

Leider funktioniert dieser Mechanismus bis heute nicht in die andere Richtung. Wie schön wäre es, wenn wir einfach den Stuhlgang von schlanken Menschen nehmen würden, ihn übergewichtigen Menschen zuführen und diese damit ebenfalls schlank machen könnten? Und solange das in diese Richtung nicht funktioniert, müssen wir uns mit den anderen Bio-Hacks zufriedengeben, die uns zur Verfügung stehen. Bio-Hacks, mit denen wir unser Mikrobiom so verändern können, dass wir unser Körpergewicht dauerhaft positiv beeinflussen.

Und in der Tat können wir mithilfe unserer Micro-Preps unser Mikrobiom positiv beeinflussen. Und dadurch verändern wir unseren Stoffwechsel, wirken der Entwicklung einer Insulinresistenz entgegen, vermindern Entzündungsreaktionen und eine erhöhte Fetteinlagerung. Außerdem verbessern wir unsere Appetit- und Sättigungsregulation. Wir beeinflussen mithilfe der Mikrobiom-Micro-Preps auch die Produktion von Hormonen, die an der Regulierung unseres Appetits beteiligt sind, wie zum Beispiel das Ghrelin und das Leptin.

Also, los geht's. Ran an unser Mikrobiom. Immer am Montag.

Mit dem heutigen Micro-Prep werden wir unser Mikrobiom pflegen und füttern. Und das Beste daran: Es macht nicht nur Spaß, sondern ist auch wahnsinnig lecker!

Hintergrund und Einführung

Wir haben letztendlich zwei Möglichkeiten, durch unsere Ernährung auf unser Mikrobiom positiv einzuwirken: durch die Zufuhr von Probiotika und durch Präbiotika.

Probiotika und Präbiotika sind Begriffe, die in Bezug auf die Darmgesundheit und das Mikrobiom häufig verwendet werden. Daher sollten wir uns kurz ein wenig Zeit nehmen zu erläutern, was diese Begriffe eigentlich bedeuten und wie sie sich voneinander unterscheiden.

Probiotika sind lebende Mikroorganismen, die eine positive Wirkung auf unsere Darmgesundheit haben. Sie werden oft als »gute Bakterien« bezeichnet, da sie dazu beitragen, das Gleichgewicht der Darmflora aufrechtzuerhalten. Probiotika können in verschiedenen Lebensmitteln wie Joghurt, fermentierten Produkten und probiotischen Nahrungsergänzungsmitteln gefunden werden. Sie sollen das Wachstum schädlicher Bakterien hemmen, die Verdauung fördern und das Immunsystem unterstützen.

Im Gegensatz dazu sind Präbiotika selbst keine lebenden Organismen. Sie sind unverdauliche Ballaststoffe, die als Nahrung für die guten Bakterien im Darm dienen. Präbiotika kommen in Lebensmitteln wie zum Beispiel Haferflocken, Bananen, Knoblauch und Zwiebeln vor. Sie gelangen nahezu unverändert in den Dickdarm, wo sie von den dort vorhandenen Bakterien fermentiert werden. Diese Fermentation unterstützt das Wachstum und die Aktivität der nützlichen Bakterien im Darm.

Die Kombination von Probiotika und Präbiotika kann einen Synergieeffekt erzeugen: Probiotika liefern die nützlichen Mikroorganismen, während Präbiotika als Nahrung für diese Mikroorganismen dienen. Durch diese Zusammenarbeit wird das Wachstum der guten Bakterien gefördert und ihre Funktionalität verbessert. Probiotika und Präbiotika spielen also unterschiedliche, aber jeder für sich wichtige Rollen für unsere Darmgesundheit. Während Probiotika als nützliche Mikroorganismen fungieren, dienen Präbiotika als Nahrung für diese Mikroorganismen.

Der Micro-Prep des heutigen Montags ist nun ein wirklicher Supertrick für ein gesundes Mikrobiom. Er führt nämlich unserem Darm sowohl Präbiotika als auch Probiotika zu. Und wir schaffen das mit einer uralten Methode: der sogenannten Fermentation.

Fermentation ist ein natürlicher Prozess, bei dem Mikroorganismen wie Bakterien oder Hefen Kohlenhydrate in Lebensmitteln abbauen. Dadurch entstehen Veränderungen im Geschmack, der Textur und den Nährstoffen. In fermentierten Lebensmitteln finden sich neben den in den Lebensmitteln vorhandenen präbiotischen Ballaststoffen auch probiotische Bakterien sowie nützliche Stoffwechselprodukte wie Enzyme und kurzkettige Fettsäuren. Fermentierte Lebensmittel haben also einen

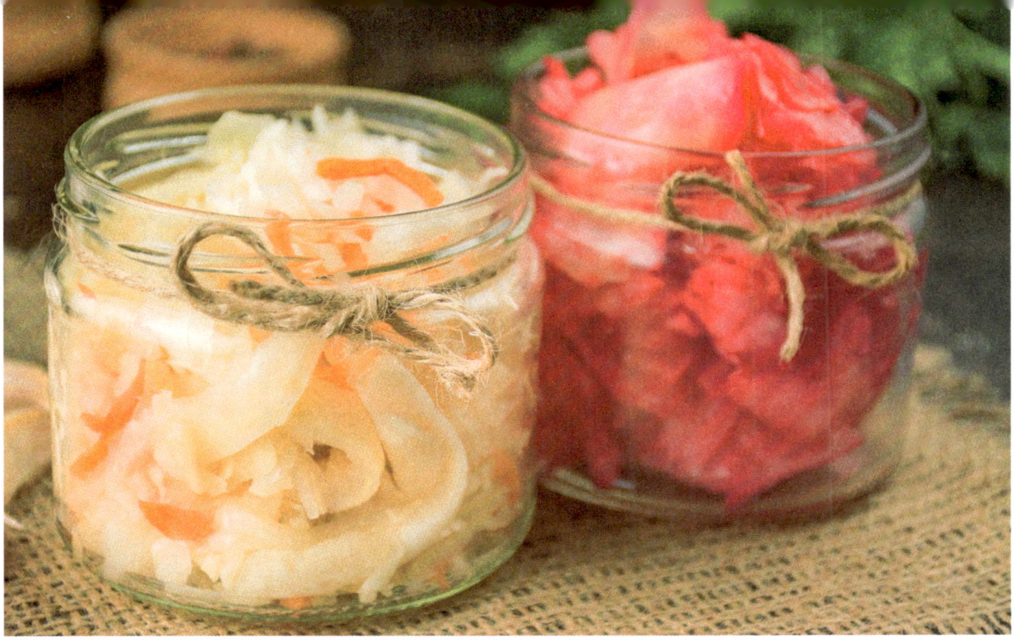

positiven Einfluss auf unser Mikrobiom und damit auch auf unseren Stoffwechsel und den gesamten Körper.

Jetzt könnte man natürlich einfach loslaufen und ein Glas Sauerkraut kaufen, denn bei Sauerkraut handelt es sich um ein fermentiertes Lebensmittel par excellence. Jedoch, wie es oft bei industriell hergestellten Lebensmitteln der Fall ist, sind die gesundheitlichen Auswirkungen des Produkts möglicherweise nicht mehr unbedingt mit denen der selbst hergestellten Variante vergleichbar. Je nach Herstellungsprozess und Verarbeitung kann industriell hergestelltes Sauerkraut, also das, was wir im Supermarkt kaufen können, unterschiedliche Mengen an Bakterien enthalten. Das industriell produzierte Sauerkraut wird häufig pasteurisiert, um die Haltbarkeit zu verbessern und potenziell schädliche Mikroorganismen abzutöten. Das ist für die industrielle Massenherstellung von Sauerkraut sicherlich sinnvoll, für unseren heutigen Micro-Prep allerdings nachteilig. Es werden dadurch nämlich auch die Anzahl der lebenden Probiotika-Bakterien reduziert, und diese hätten wir gerne in unserem Darm.

Wenn man also schon losläuft, um ein Glas Sauerkraut im Supermarkt zu erwerben, dann sollte man zu unpasteurisiertem Sauerkraut greifen. Dieses wird oft als »rohes« oder »lebendes« Sauerkraut bezeichnet und ist teilweise schwer zu bekommen. Ich ziehe es daher vor, Sauerkraut einfach selbst herzustellen. Ich weiß dann, was in meinem Sauerkraut enthalten ist (und vor allem, was nicht), und ich begeistere mich immer wieder für seine knackige Textur und seinen charakteristischen sauren Geschmack. Und das Allerbeste: Die Herstellung von Sauerkraut in der heimischen Küche ist gar nicht einmal so schwer:

Home-made

Selbst gemachtes Sauerkraut

Zutaten:

- 1 Kopf Weißkohl (ca. 1,5 kg)
- 2 EL grobes Meersalz (ohne Zusätze)
- Optional: Gewürze wie Kümmel, Senfkörner oder Pfefferkörner für zusätzlichen Geschmack

Anleitung:

1. Den Kohl vorbereiten: Entfernen Sie die äußeren welken Blätter des Kohlkopfs und schneiden Sie ihn in Viertel. Entfernen Sie den harten Kern und schneiden Sie den Kohl in feine Streifen. Sie können auch einen Hobel oder eine Küchenmaschine verwenden, um den Prozess zu erleichtern.
2. Salzen und würzen: Geben Sie den geschnittenen Kohl in eine große Schüssel und streuen Sie das grobe Meersalz darüber. Massieren Sie das Salz sanft in den Kohl ein, um das Wasser freizusetzen und den Fermentationsprozess zu fördern. Wenn Sie möchten, können Sie jetzt auch Gewürze Ihrer Wahl hinzufügen, um dem Sauerkraut zusätzlichen Geschmack zu verleihen.
3. Fermentieren: Geben Sie den gesalzenen Kohl in ein großes Glas oder einen fermentierenden Behälter. Drücken Sie den Kohl mit einem Stampfer oder einem Löffel fest nach unten, um die Luftblasen zu entfernen und sicherzustellen, dass der Kohl vollständig von seinem eigenen Saft bedeckt ist. Achten Sie darauf, genügend Platz für die Ausdehnung während des Fermentationsprozesses zu lassen.
4. Beschweren und abdecken: Platzieren Sie einen sauberen Teller oder eine Schale über dem Kohl und legen Sie ein Gewicht darauf, um den Kohl unter dem Saft zu halten. Dies verhindert, dass der Kohl an der Luft oxidiert. Bedecken Sie den Behälter mit einem sauberen Geschirrtuch oder einem Deckel, um ihn vor Staub und Insekten zu schützen.
5. Fermentation: Lassen Sie das Sauerkraut bei Raumtemperatur fermentieren. Je nach Temperatur und gewünschtem Geschmack dauert dies in der Regel etwa eine bis vier Wochen. Während der Fermentation können Sie gelegentlich den Fortschritt überprüfen, indem Sie von dem Kraut probieren. Wenn das Sauerkraut den gewünschten Geschmack und die gewünschte Textur erreicht hat, können Sie es in den Kühlschrank stellen, um den Fermentationsprozess zu verlangsamen.

Neben Weißkohl gibt es übrigens auch noch andere Gemüsesorten, die sich hervorragend selber zu Hause fermentieren lassen:

1. Gurken: werden oft zu köstlichen sauren Gurken fermentiert. Sie können ganze Gurken, geschnittene Scheiben oder sogar Miniaturgurken verwenden, um Ihre eigenen eingelegten Gurken herzustellen.

2. Karotten: können in Stäbchen, Scheiben oder Streifen fermentiert werden. Sie behalten ihre knackige Textur und erhalten einen leicht säuerlichen Geschmack.
3. Rote Bete: kann in dünnen Scheiben oder Würfel geschnitten fermentiert werden. Dadurch erhalten sie einen reichhaltigen Geschmack und eine tiefrote Farbe.
4. Sellerie: kann sowohl in Stangen als auch in kleine Stücke geschnitten fermentiert werden. Er verleiht Ihren Fermenten einen würzigen Geschmack und eine knusprige Konsistenz.
5. Paprika: eignet sich hervorragend zum Fermentieren, um sie in scharfen oder milden Variationen zu genießen. Sie können sie in Streifen, Würfel oder Ringe schneiden und fermentieren.
6. Kohlrabi: kann in dünne Scheiben oder Stäbchen geschnitten fermentiert werden. Das Ergebnis ist ein knuspriges und erfrischendes fermentiertes Gemüse.
7. Zwiebeln: können in Ringe oder Strei-

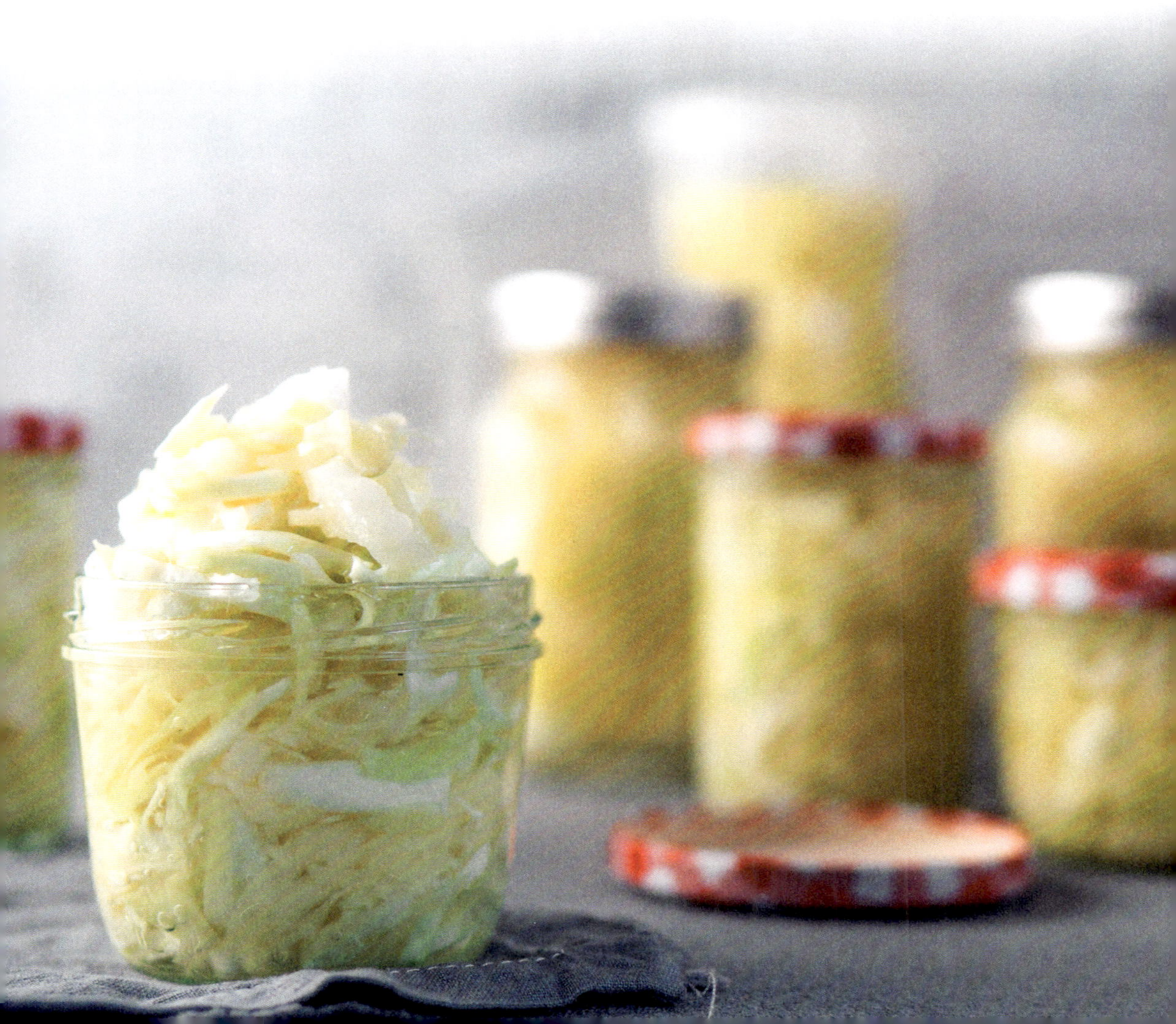

fen geschnitten fermentiert werden. Sie verleihen Ihren Fermenten einen herzhaften Geschmack und können als Beilage oder Zugabe zu Salaten verwendet werden.
8. Blumenkohl: lässt sich leicht in kleine Röschen zerlegen und fermentieren. Dadurch erhält er eine weiche Textur und einen mild säuerlichen Geschmack.

Dies sind nur einige Beispiele, aber im Grunde können die meisten Gemüsesorten fermentiert werden. Mit etwas Experimentierfreude können Sie Ihre eigenen einzigartigen Fermente kreieren und neue Geschmackserlebnisse entdecken – und jede einzelne Kreation wird eine hervorragende Auswirkung auf Ihr Mikrobiom haben. Achten Sie aber bitte darauf, sauberes und frisches Gemüse zu verwenden und die Fermentationszeit und das Verhältnis von Salz zu Gemüse entsprechend anzupassen.

Als Faustregel gilt hier: Bei der Herstellung von Sauerkraut beträgt das empfohlene Verhältnis von Salz zu Gemüse in der Regel etwa 2 bis 2,5 % Salz zum Gesamtgewicht des Krauts. Das bedeutet, dass Sie beispielsweise für 1 kg Kohl etwa 20–25 g Salz verwenden sollten.

Es ist wichtig, das Salz gründlich mit dem Kohl zu vermischen, um eine gleichmäßige Verteilung zu gewährleisten und die Fermentation zu unterstützen. Denken Sie daran, dass dies nur ein Richtwert ist und Sie das Salz nach Ihrem persönlichen Geschmack anpassen können.

Sauberes Arbeiten ist bei der Fermentation extrem wichtig. Durch sauberes Arbeiten minimieren Sie das Risiko einer Verunreinigung Ihrer fermentierten Lebensmittel mit schädlichen Bakterien, Schimmelpilzen oder Hefen. Diese können das Fermentationsverfahren beeinträchtigen, die Lebensmittel schneller verderben lassen oder sogar gesundheitsschädliche Auswirkungen haben.

Die Fermentation beruht auf dem Wachstum und der Aktivität von nützlichen Mikroorganismen wie Milchsäurebakterien. Wenn unerwünschte Mikroben oder Verunreinigungen in den Fermentationsprozess gelangen, können sie das Gleichgewicht stören und zu unerwünschten Ergebnissen führen. Sauberes Arbeiten unterstützt die Rolle der gewünschten Mikroorganismen und fördert die gesunde Fermentation. Außerdem tragen hygienische Maßnahmen dazu bei, die Qualität, den Geschmack und die Textur des fermentierten Lebensmittels zu erhalten. Eine Verunreinigung kann zu unangenehmen Aromen, unerwünschten Veränderungen der Textur und sogar zu Verderb führen. Und schließlich wollen Sie sowohl ein gesundes als auch ein superschmackhaftes Lebensmittel selbst herstellen.

Bei dem heutigen Micro-Prep ist es daher besonders wichtig, die folgenden hygienischen Maßstäbe einzuhalten:

- Halten Sie Ihre Hände, Geräte und Arbeitsflächen sauber und desinfizieren Sie sie regelmäßig.

- Verwenden Sie saubere und hygienische Behälter für die Fermentation.
- Vermeiden Sie direkten Kontakt zwischen Ihren Händen und dem fermentierten Lebensmittel, verwenden Sie stattdessen saubere Werkzeuge oder Handschuhe.
- Achten Sie auf die Qualität und Frische der verwendeten Zutaten.
- Beachten Sie die richtigen Temperaturen und Zeiten für die Fermentation, um das Wachstum unerwünschter Mikroorganismen zu minimieren.
- Lagern Sie Ihre fermentierten Lebensmittel ordnungsgemäß, um ihre Haltbarkeit und Qualität zu gewährleisten.

Wenn Sie sauber gearbeitet haben, kann Ihr selbst hergestelltes Sauerkraut für mehrere Monate im Kühlschrank gelagert werden. Es sollte dazu allerdings in einem luftdichten Behälter aufbewahrt werden. Dadurch wird verhindert, dass Luft und Feuchtigkeit eindringen können und das Kraut oxidiert oder verdirbt. Achten Sie allerdings immer auf Veränderungen des Geschmacks, des Geruchs oder der Textur. Wenn das Sauerkraut anfängt, faulig oder schlecht zu riechen oder sich ungewöhnlich zu verfärben, sollten Sie lieber die Finger davon lassen.

Aber so ist das ja mit allen selbst hergestellten Lebensmitteln. Wir sollten immer unseren Sinnen trauen: Geruch, Geschmack und Aussehen. Schließlich steht auf den selbst hergestellten Lebensmitteln kein Mindesthaltbarkeitsdatum drauf.

Tipps und Tricks und wie geht es weiter?

- Experimentieren Sie ruhig mit unterschiedlichen Gemüsesorten, die sie fermentieren können. Sie werden feststellen, dass Sie einige besonders mögen, andere hingegen nicht.
- Wenn Sie einen eigenen Garten haben, verwenden Sie Ihr eigenes Gemüse. Hierdurch können Sie auch saisonale Schwankungen ausgleichen, indem Sie das geerntete Gemüse haltbar machen.
- Wenn Sie keinen eigenen Garten, aber einen Balkon haben, können Sie auch diesen zum Anpflanzen von Gemüse verwenden. Hierfür eignen sich besonders Salat und Blattgemüse (gerne die Miniaturvarianten und kompakte Sorten), Tomaten, Paprika, Radieschen und Gurken. Hier gibt es kompakte Sorten, die auch auf großen Behältern oder Kübeln auf einem Balkon gut wachsen können.

DIENSTAG: AKTIVITÄT UND BEWEGUNG

SCHLAFEN SIE SICH SCHLANK

- ✓ Abbau von Stress
- ✓ Senkung von Kortison
- ✓ Verbesserung des Zuckerstoffwechsels
- ✓ Entzündungshemmung
- ✓ Abnehmen im Schlaf

Am heutigen Dienstag und an den Dienstagen in den folgenden Wochen geht es nur um ein Thema: Bewegung! Denn wir alle wissen, Bewegung und Aktivität ist für eine Gewichtskontrolle unerlässlich. Bewegung baut Muskulatur auf und die spielt bekanntlich eine wesentliche Rolle bei der Energieverwertung. Nur ein Mensch, der starke Muskeln hat, kann auch ausreichend Energie verbrennen. Und das Gute an der Muskulatur: Sie verbraucht nicht nur Energie, während wir Sport treiben, sondern den ganzen Tag über. Denn wenn ein Muskel groß ist, benötigt er mehr Energie – ein gewünschter Effekt für unser Wunschgewicht.

Aber wir verbrennen natürlich auch Kalorien, während wir aktiv sind. Je mehr Spaß uns eine Aktivität macht, umso häufiger und länger werden wir sie durchführen. Ein weiterer Pluspunkt für unsere Gewichtsreduktion. Und damit es nicht allzu hektisch und anstrengend losgeht, ist der erste Bewegungs-Micro-Prep des heutigen Dienstags eigentlich ziemlich unbewegt. Es geht um: Schlaf!

Hintergrund und Einführung

Wenn es ums Abnehmen oder um Gewichtskontrolle geht, denken die meisten Menschen in erster Linie an eine gesunde Ernährung, ausreichend Sport und Bewegung. Natürlich dürfen bei der Gewichtsreduktion in der heutigen Zeit auch Medikamente oder chirurgische Maßnahmen nicht fehlen. Woran die wenigsten denken, ist gesunder Schlaf.

In der Tat ist ausreichender und vor allem qualitativ hochwertiger Schlaf immens wichtig für unsere Gewichtskontrolle. Die wissenschaftlichen Erkenntnisse der letzten Jahre sind eindeutig: Wenn wir nicht genügend Schlaf bekommen, fördert das die Entwicklung von Übergewicht. Wenn wir nur wenig Schlaf bekommen oder die Schlafarchitektur – also das Zusammenspiel zwischen Tiefschlaf, Traumschlaf und oberflächlichem Schlaf – nicht funktioniert, ist das ein unabhängiger Faktor für die Entwicklung von Übergewicht – und zwar unabhängig von unserer Ernährung oder der Aktivität, die wir im Laufe des Tages haben.

Zahlreiche Belege deuten darauf hin, dass eine unzureichende Schlafdauer und auch eine unzureichende Schlafqualität das Risiko für Fettleibigkeit deutlich erhöhen. Aber nicht nur das, auch die Hormone kommen bei Schlafstörungen ganz schön aus dem Takt. Vor allem ist das Zuckerhormon Insulin sehr anfällig für Veränderungen. Wissenschaftler konnten zeigen, dass eine verminderte Schlafdauer sowohl den Hunger als auch den Appetit und die eigentliche Nahrungsaufnahme steigern. Und dann nehmen wir in der wachen Zeit des Tages mehr Kalorien zu uns, als wir eigentlich bräuchten. Das bedeutet: Wer schlecht schläft, isst in der Regel mehr.

Diese Effekte scheinen nicht nur auf rein psychologische Faktoren zurückzuführen zu sein, sondern haben ihren Ursprung direkt in unserem Gehirn. Bildgebende Untersuchungen, wie zum Beispiel funktionelle Kernspinuntersuchungen im MRT, haben gezeigt, dass sich die neuronale Aktivität in Gehirnregionen verändert, die an der Belohnungsreaktion auf Nahrung beteiligt sind. Wir können die Auswirkungen, die Schlafmangel oder schlechter Schlaf auf uns haben, nicht einfach durch unsere Willenskraft unterdrücken. Die Nacht wirkt auf den folgenden Tag, ob wir es wollen oder nicht.

Sie schlafen gar nicht zu wenig? Auch die Langschläfer unter uns sollten sich ihrer Sache nicht zu sicher sein. Es gibt nämlich auch wissenschaftliche Hinweise darauf, dass kurzzeitige Unterbrechungen des Schlafes oder Veränderungen der Abfolge von verschiedenen Schlafstadien ebenfalls zu einer Verringerung der Insulinsensitivität führen. Nicht ganz so wissenschaftlich ausgedrückt: Nicht nur ein zu kurzer, auch ein schlechter Schlaf macht uns dick!

Und jetzt kommen die Erkenntnisse, die mich als Arzt besonders fasziniert haben: Wenn wir unseren Schlaf durch verhaltenstherapeutische Maßnahmen verbessern, können wir diese Auswirkungen auf unseren Stoffwechsel vermindern. Erstaunlicherweise gilt das aber nicht für eine medikamentöse Schlafverlängerung. Schlaftabletten haben keinen wesentlichen Einfluss auf unseren Zuckerstoffwechsel oder auf unseren Appetit und helfen uns nicht bei der Gewichtsabnahme.

Aber was hilft? Ganz klar: Biohacking. Grund genug, uns an diesem Montag um einen guten Schlaf zu kümmern. Dabei geht es natürlich nicht nur um die allgemeinen Tipps, die man relativ schnell im Internet finden kann. Selbstverständlich ist eine angenehme Schlafumgebung, also ein ruhiges, dunkles und gut belüftetes Schlafzimmer, wichtig für uns. Auch sollten wir auf einen regelmäßigen Schlafrhythmus achten, unser Bett nur zum Schlafen oder zum Sex nutzen und am Abend nur wenig Koffein oder Alkohol trinken. Ich glaube, damit erzähle ich Ihnen wenig Neues.

Kümmern wir uns daher lieber um das wirkliche Biohacking unseres Schlafs und da gibt es für mich vor allem vier einfache Methoden: **kühl, rechts, rhythmisch** und **schwer.** Fangen wir mit dem ersten Bio-Hack an: kühl.

Die Bio-Hacks des gesunden Schlafs

Kühl

Als meine Töchter noch kleiner waren, war es bei einer von ihnen besonders schwer, sie nach einem aufregenden Tag ins Bett zu bringen. Sie war überhaupt nicht müde, ganz im Gegensatz zu ihren Eltern. Und damit ich nicht den ganzen Abend völlig übermüdet mit einem auf-

gedrehten Kind zubringen musste, habe ich schon relativ schnell den ersten Bio-Hack des Schlafs gelernt.
Unsere Körpertemperatur spielt eine entscheidende Rolle. Unser Körper folgt einem natürlichen Rhythmus, bei dem die Körpertemperatur abends abfällt und dadurch den Schlaf einleitet. Am nächsten Morgen steigt die Temperatur wieder an und wir wachen auf. Das Abkühlen der Füße kann diesen natürlichen nächtlichen Temperaturabfall unterstützen, da unsere Füße eine große Oberfläche haben und schnell Wärme abgeben können. Wenn wir also unsere Füße abkühlen, erweitern sich die Blutgefäße in den Beinen und in den Füßen, wodurch Wärme auch aus dem restlichen Körper abgeführt wird. Das trägt dazu bei, den Körper in den Schlafmodus zu versetzen. Darüber hinaus sendet das Abkühlen ein Signal an unser Gehirn: Es ist nun Zeit, endlich zur Ruhe zu kommen.
Ich verstehe, dass dies möglicherweise im Widerspruch zu unserer natürlichen Intuition steht, da nur wenige von uns Lust haben, mit kalten Füßen im Bett zu liegen. Sogar meine Frau vermeidet das, indem sie regelmäßig ihre eiskalten Füße unter meine Decke steckt und versucht, sich an meinen Beinen zu wärmen. Ich versuche mindestens genauso regelmäßig, ihr zu erklären, dass sie mit kalten Füßen tatsächlich besser schlafen würde. Allerdings stimmt das nur bedingt. Die bloße Tatsache, kalte Füße zu haben, erleichtert uns nicht das Einschlafen – sie sind häufig ärgerlich und Ärger verhindert das Einschlafen. Die kalten Füße sind nur das Mittel zum Zweck: das Absinken der Körpertemperatur. Wir müssen also eine Möglichkeit finden, die Wärme über die Füße abzuleiten, ohne dass es uns ärgert oder unangenehm ist.
Der Trick bei meinen Töchtern war es, sie abends zum Wassertreten zu überreden. Hierzu füllt man ungefähr handspanntief kaltes Wasser in die Badewanne und geht dann barfuß in die Wanne. Einmal in der Wanne stehend watet man dann wie ein Storch durch das kalte Wasser. Meine beiden Töchter hatten dabei jeweils richtig viel Freude. Natürlich muss man aufpassen, dass man in der Wanne nicht ausrutscht und sich den Kopf anschlägt, aber mit etwas Übung oder einem festen Griff an der Wand gelingt das sehr gut. Nach dem Wassertreten wurden dann die Füße abgetrocknet und in dicke Wollsocken gesteckt. Ab ins Bett, Decke über das Kind und gut is'. Bevor ich jetzt böse Nachrichten in den sozialen Netzen bekomme: Die Decke wird nicht über den Kopf gezogen, der sollte schön Luft zum Atmen haben.
Es ist wirklich erstaunlich, wie gut dieser Bio-Hack hilft, aufgedrehte Kinder zum Schlafen zu bringen. Aber es ist noch erstaunlicher, um wie viel besser unser Schlaf wird, wenn auch wir Erwachsenen am Abend Wasser treten. Wenn Sie sich jetzt fragen sollten, wie Sie sich am besten im Bett einmummeln, nachdem Sie sich mit den dicken Socken und den noch kühlen Füßen unter die Decke gekuschelt haben, gibt es eigentlich nur eine Antwort: Liegen Sie auf Ihrer rechten Seite. Und hiermit kommen wir schon zu unserem zweiten Bio-Hack: rechts.

Rechts

Unglaublicherweise schlafen wir nämlich besser, wenn wir auf der rechten Seite liegen. Eine eindeutige wissenschaftliche Erklärung gibt es für dieses Phänomen leider nicht. Und wenn ich ehrlich bin, ist meine persönliche Lieblingsposition immer noch die Bauchlage. Obwohl jeder Mensch seine eigenen Vorlieben für die beste Schlafposition hat, gibt es allerdings Vorteile des Schlafens auf der rechten Seite. Folgende Gründe könnten dahinterstecken:

1. Verdauungsförderung: Das Schlafen auf der rechten Seite kann den Verdauungsprozess unterstützen, da die Position des Magens und des Darms begünstigt wird. Es kann helfen, den Mageninhalt besser in den Darm fließen zu lassen und die Verdauungsgase leichter abzuführen.
2. Reduzierung von Sodbrennen: Menschen, die zu Sodbrennen neigen, berichten oft, dass das Schlafen auf der rechten Seite helfen kann, da dies den Mageninhalt davon abhält, in die Speiseröhre zurückzufließen, und somit das Sodbrennen reduziert.
3. Herzentlastung: Das Schlafen auf der rechten Seite kann den Druck auf das Herz verringern, da es sich auf der linken Seite des Körpers befindet. Dies kann für Menschen mit bestimmten Herzerkrankungen oder Schwierigkeiten beim Atmen im Liegen von Vorteil sein.

Mein Tipp ist daher, es einmal mit dem Einschlafen auf der rechten Seite zu versuchen. Vielleicht hilft es Ihnen ja, mehr Ruhe in der Nacht zu finden.

Rhythmisch

Kommen wir zum nächsten Bio-Hack, dem Atmen. Es gibt verschiedene Atemtechniken, die unseren Schlaf verbessern sollen und uns vor allem das Einschlafen erleichtern könnten. Eine beliebte Technik ist das sogenannte 4–7–8-Atmen. Diese Atemtechnik wurde vom amerikanischen Arzt Dr. Andrew Weil populär gemacht und basiert auf der Praxis des Yoga-Atems. Die Technik des 4–7–8-Atmens besteht ganz einfach aus den folgenden Schritten:

1. Setzen oder legen Sie sich in eine bequeme Position.
2. Atmen Sie durch die Nase ein und zählen Sie, während Sie einatmen, innerlich bis 4.
3. Halten Sie den Atem für 7 Sekunden an.
4. Atmen Sie langsam durch den Mund aus und zählen Sie dabei bis 8.
5. Wiederholen Sie diesen Atemzyklus insgesamt viermal.

Ein längeres Ausatmen im Vergleich zum Einatmen führt dazu, dass der Körper leichter entspannt und das parasympathische Nervensystem aktiviert wird. Dadurch wird der Stressabbau gefördert. Durch die bewusste Kontrolle des Atems können Sie eine tiefe Entspannung und Beruhigung des Geistes erreichen, was beim Einschlafen oder beim Umgang mit Stress und Angstzuständen hilft.

Schwer

Der vierte Micro-Prep des Tages ist schwer. Also eigentlich ist er gar nicht schwer, aber er benötigt eine schwere Decke. Gewichtsdecken sind spezielle Decken, die mit einem gleichmäßigen Gewicht gefüllt sind, das in der Regel aus Glasperlen, Kunststoffkügelchen oder anderen Materialien besteht. Diese Decken sind so gebaut, dass durch sie zusätzliches Gewicht auf dem Körper liegt, ähnlich wie eine sanfte Umarmung oder ein leichter Druck. Gewichtsdecken haben eine beruhigende Wirkung auf uns und helfen uns dabei, Stress und Ängste abzubauen. Und in der Tat kann diese »Umarmung« durch die Decke zu einem besseren Schlaf führen. Der sanfte Druck kann unser vegetatives Nervensystem dazu bringen, sowohl Endorphine als auch Serotonin auszuschütten – und das fühlt sich gut und wohlig an.

Menschen, die Gewichtsdecken benutzen, berichten davon, dass man nicht nur schneller einschläft, sondern vor allem auch einen tieferen Schlaf bekommt. Anscheinend werden Stresshormone in unserem Körper abgebaut und wir erhalten das Gefühl von Sicherheit und Geborgenheit. Doch wir schlafen mit einer Gewichtsdecke nicht nur schneller ein, sondern auch die Schlafqualität kann sich im Laufe der Nacht deutlich verbessern. Vielleicht hat das damit zu tun, dass man sich unter dem Gewicht nicht mehr so stark im Schlaf bewegt und dadurch weniger seinen eigenen Schlafzyklus stört.

Natürlich ist so eine schwere Decke nicht für jeden Menschen geeignet. Vielleicht halten Sie einfach Rücksprache mit Ihrem Hausarzt. Ich könnte mir aber vorstellen, dass Sie, wenn Sie unter Schlafstörungen leiden, von einer Gewichtsdecke begeistert sein werden.

Tipps und Tricks und wie geht es weiter?

- Schlechter Schlaf kann zu Übergewicht führen. Daher ist es extrem wichtig, für einen guten Schlaf zu sorgen. Falls die Micro-Preps des heutigen Tages nicht zu einer verbesserten Schlafqualität geführt haben, sollten Sie in Erwägung ziehen, mit Ihrem Hausarzt über die Möglichkeit zu sprechen, ein Schlaflabor aufzusuchen. Manchmal gibt es medizinisch bedingte Schlafstörungen, die uns daran hindern, dass wir uns nachts ausreichend erholen.
- Medikamente können zwar die Zeit bis zum Einschlafen verkürzen, stören aber sehr häufig die sogenannte Schlafarchitektur. Das bedeutet, sie führen nur zu einem längeren, nicht aber zu einem gesünderen Schlaf. Sprechen Sie mit Ihrem Hausarzt über Schlafmedikamente, wenn Sie hier Beratungsbedarf verspüren.

MITTWOCH: SEELE UND PSYCHE

VERZÖGERN SIE IHR LEBEN

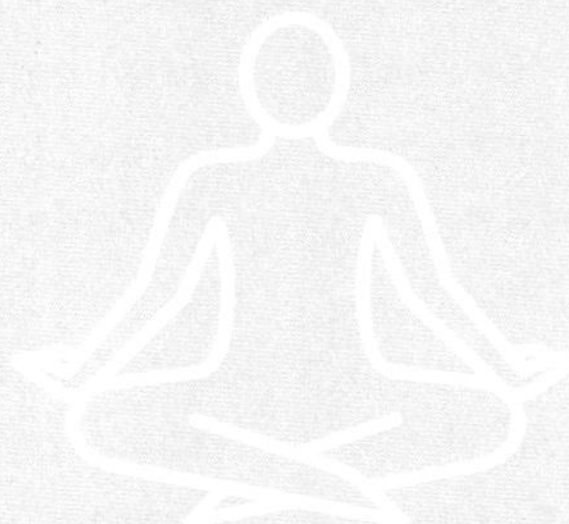

- ✓ Veränderung unseres Verhaltens zu einem gesunden Essen
- ✓ Portionskontrolle
- ✓ Kalorienreduktion

Erfolgreiches Abnehmen hat nicht nur mit unserem Stoffwechsel zu tun, sondern auch ganz viel mit dem, was in unserem Gehirn passiert. Okay, letztendlich hat das Gehirn dann auch wieder Auswirkungen auf unseren Stoffwechsel, aber nicht nur das: Unser Gehirn beeinflusst nämlich auch noch unser Verhalten. Und eins ist klar: Jede Kalorie, die ich nicht heruntergeschluckt habe, kann sich auch nicht an mir festsetzen. Deshalb werden wir uns am Mittwoch ganz unserem Gehirn und seinem Einfluss auf unsere Gewichtsreduktion widmen.

Als ich damals, beim Anschauen meiner ersten eigenen Fernsehsendung, meinen Heureka-Moment hatte und mir vornahm, mein Gewicht zu verändern, ist dieser Wunsch zunächst einmal in meinem Gehirn entstanden. Aber wegen des Fernsehbeitrags hat sich nicht plötzlich mein Insulinstoffwechsel verändert oder gar meine Muskulatur so vermehrt, dass ich von diesem Moment an mehr Kalorien verbraucht hätte. Nein, die Motivation und die Veränderung fand zunächst in meiner Seele statt. Oder in meiner Psyche. Oder in meinen Gedanken. Letztendlich – egal, wie wir es nennen – in meinem Gehirn.

Die Wirkung unseres Gehirns auf unser Körpergewicht ist wirklich nicht zu unterschätzen. Hier finden die Strategien statt, die wir uns für unser Leben zurechtlegen. Hier wird entschieden, wie wir Hunger wahrnehmen bzw. wie resilient wir gegen das Hungergefühl sind. Hier wird entschieden, ob wir den Weg Richtung Kühlschrank antreten oder nicht.

Interessanterweise finden diese Entscheidungen aber meistens nicht in unserem Bewusstsein statt, sondern in deutlich tieferen Schichten: unserem Unterbewusstsein. Und genau das ist es auch, das Unterbewusstsein: eine Schicht unterhalb unseres Bewusstseins. Das klingt vielleicht banal, aber es lohnt sich wirklich, sich darüber einmal Gedanken zu machen.

Wenn etwas in unserem Unterbewusstsein stattfindet, nehmen wir es nicht wahr. Deshalb heißt es ja UNTER-Bewusstsein. Wir können uns selbst und anderen Menschen auch keinen Vorwurf machen, dass wir diese Gedanken nicht wahrnehmen, denn sie sind einfach unserer bewussten Wahrnehmung nicht zugänglich. Das, was wir als Gedanken wahrnehmen, in uns kreisen lassen oder denken, sind meistens schon auf der früheren Ebene des Unterbewusstseins vorgedachte, uns aber nicht bewusste Gedankenfragmente. Man kann sich das ähnlich wie einen tiefen See vorstellen. Ganz unten, in der Tiefe, werden kleine Luftblasen gebildet. Das sind unsere unbewussten Gedanken. Teilweise werden die Blasen so groß, dass sie an die Oberfläche aufsteigen. Dort, an der Oberfläche des Sees, platzen dann diese Luftblasen und wir nehmen sie wahr. Ähnlich wie in diesem Bild funktioniert das mit unseren Gedanken. In den tiefen Hirnstrukturen entstehen Vor-Gedanken, und einige von ihnen treiben dann an die Oberfläche unseres Bewusstseins. Hier nehmen wir sie schließlich wahr und denken sie weiter.

Wenn ich also in meinem Wohnzimmer sitze und das Gefühl habe, ich sollte mal zum Kühlschrank gehen und mir etwas Leckeres herausnehmen, ist diese Entscheidung in der Regel schon viel früher in meinem Gehirn getroffen worden. Allerdings ohne mich wirklich in die Entscheidung mit einzubeziehen. Hinter meinem Rücken – oder vielmehr: in den Tiefen meines Gehirns – haben Strukturen von mir ausgehandelt, dass es vielleicht jetzt an der Zeit wäre, mir den Gedanken in mein Gehirn zu setzen, dass ich zum Kühlschrank gehen sollte.

Wir können uns wegen dieser Gedanken also keinen Vorwurf machen, da wir an ihrer Entstehung zunächst gar nicht beteiligt waren. Warum die tiefen Schichten unseres Gehirns entschieden haben, genau diese Gedankenblase an die Oberfläche unseres Bewusstseins aufsteigen zu lassen, werden wir in der Komplexität niemals verstehen können. Vielleicht war es der Abfall des Blutzuckers oder die leichte Spannung in der Muskulatur. Vielleicht war es das leere Gefühl im Oberbauch oder einfach die Erinnerung an den Pudding im Kühlschrank, den ich dort vor zwei Tagen hingestellt hatte.

Entscheidungsvorgänge in unserem Gehirn sind höchst komplex, und meistens ist es auch gut, dass wir sie nicht verstehen. Wenn wir über alles bewusst nachdenken müssten, wären wir überhaupt nicht entscheidungsfähig. Unser bewusstes Gehirn denkt viel zu langsam und unterkomplex, sodass wir schon längst verhungert oder, noch schlimmer, selber von einem Tiger oder Mammut gefressen worden wären.

Es ist also gut, dass wir viele Entscheidungen, oder zumindest Vorentscheidungen, den tieferen, uns nicht zugänglichen Strukturen des Gehirns überlassen. Also meistens ist es gut. Teilweise führt diese hierarchische Strukturierung allerdings dazu, dass wir nahezu ferngesteuert ein Verhalten an den Tag legen, das uns im Nachhinein gar nicht mehr so gefällt. Und das »Nachhinein« könnte auch ein halbes Jahr später sein, während wir morgens auf der Badezimmerwaage stehen und uns noch vage daran erinnern, wie wir damals doch den Pudding aus dem Kühlschrank genommen haben.

Der Mittwoch soll also genau diese Vorgänge in unserem Leben beleuchten und verändern. Er macht das übrigens im Einklang mit dem Donnerstag, der sich ebenfalls um die Rolle unseres Gehirns bei unserer Gewichtskontrolle kümmert. Der Donnerstag wird dieses in den tiefen Strukturen in Angriff nehmen, den präfrontalen Kortex. Wie wir unser Gehirn und die neurologischen Bahnen in genau dieser wichtigen Körperregion verändern, werden wir dann morgen kennenlernen. Am heutigen Mittwoch und jedem weiteren Mittwoch der nächsten Wochen geht es allerdings um die psychologische Impulskontrolle – ein ganz wesentlicher Faktor für eine gesunde Nahrungszufuhr. Und heute kümmern wir uns um die sogenannten Verzögerungstechniken.

Hintergrund und Einführung

Um bei dem oben genannten Beispiel des Kühlschranks mit dem Pudding in seinem Inneren noch etwas zu bleiben, schauen wir uns vielleicht kurz die Abfolge von Verhalten an, das zumindest in meinem Alltag häufig genau so stattfindet:

- Ich sitze auf der Wohnzimmercouch und plötzlich ereilt mich der Gedanke, dass ich ein wenig Appetit verspüre.
- Ich fange an zu grübeln, was ich gerne essen würde.
- Schnell fällt mir ein, dass im Kühlschrank noch ein Pudding steht.
- Es ist ein Vanillepudding.
- Ich mag Vanillepudding.
- Ich gehe Richtung Kühlschrank, während ich noch überlege, ob es wirklich eine schlaue Idee ist, diesen Pudding zu essen.
- Ich überlege mir auf dem Gang in Richtung Kühlschrank, dass ich mir den Pudding zunächst einmal anschauen werde und erst dann die letzte Entscheidung treffe, ob ich ihn esse oder nicht. Vielleicht gibt es ja etwas anderes im Kühlschrank, etwa einen Apfel.
- Ich öffne die Kühlschranktür und sehe den Pudding.
- Ich sehe auch einen Apfel, aber er interessiert mich nicht mehr.
- Ich entscheide, dass dieser eine Pudding mein Leben nicht verändern wird, aber sicherlich gut schmeckt.
- Ich kann ja morgen weniger essen.
- Ich esse den Pudding.

Ich kann mir vorstellen, dass so oder so ähnlich viele »Entscheidungen« auch in Ihrem Leben stattfinden. Ich habe bewusst das Wort »Entscheidungen« in Anführungszeichen gesetzt, um klarzumachen, dass diese Entscheidungen gar nicht von Ihnen bewusst getroffen wurden, sondern aus viel tieferen Strukturen Ihres Gehirns kommen. Wir finden nur, nachdem die Entscheidung schon getroffen wurde, in unserem Bewusstsein nette Worte dafür, was wir eigentlich gerade tun. Wir rechtfertigen sozusagen unser Verhalten im Nachhinein, auch wenn es uns so vorkommt, als würden wir in Echtzeit gerade Entscheidungen für uns treffen. Dieser ganze Prozess funktioniert so schnell, dass wir mit unserem bewussten Denken gar nicht hinterherkommen. Wir müssten unser Verhalten also künstlich verlangsamen, um mit dem bewussten Denken Schritt zu halten.

Und genau hierbei helfen uns Verzögerungstechniken, Strategien, die ursprünglich aus der Verhaltenstherapie kommen. Sie helfen uns dabei, unerwünschte Verhaltensweisen entweder zu reduzieren oder zumindest zu verändern. Diese Techniken zielen darauf ab, den Moment der sofortigen Befriedigung oder Belohnung, die sich nach einem bestimmten Verhalten einstellen, hinauszuzögern und stattdessen alternative Verhaltensweisen zu fördern. Für die Gewichtsreduktion gut funktionierende und vor allem auch gut in unseren Alltag integrierbare Verzögerungstechniken sind vor allem die folgenden drei: Time-out, verzögertes Handeln und Reaktionsverhinderung.

Zögern Sie sich schlank

Fangen wir mit Time-out an

Beim Time-out wird das unerwünschte Verhalten, in unserem Beispiel also der Griff zum Pudding, durch eine vorübergehende Entfernung aus der aktuellen Umgebung unterbrochen. Wir kennen solche Techniken häufig aus der Kindererziehung, wenn wir einem wütenden oder emotionsgeladenen Kind die Möglichkeit einer Auszeit geben möchten. Häufig macht es Sinn, das Kind aus der gewohnten Umgebung herauszuführen, damit die emotionale Kontrolle wieder einsetzen kann. Genau diese Technik können wir auch in unserem Erwachsenenleben mit uns selbst durchführen. Wenn wir mitbekommen, dass wir nahezu ferngesteuert in Richtung Kühlschrank laufen, mag es Sinn machen, den Raum mit dem Kühlschrank zu verlassen – im Alltag ist das meistens die Küche. Wir nehmen uns sozusagen selber die Chance, das einprogrammierte und ferngesteuerte Verhalten roboterartig fortzuführen, indem wir uns tatsächlich räumlich entfernen. Und wenn ich nicht am Kühlschrank stehe, kann ich mir nicht den Pudding nehmen. Und wenn ich mir nicht den Pudding nehmen kann, kann ich ihn nicht runterschlucken. Und wenn ich ihn nicht runterschlucke, landet er nicht auf meiner Hüfte.

Das klingt erst mal nach einer sehr banalen Technik, aber sie wirkt tatsächlich. Interessant wird es in dem Moment, wenn ich mir überlege, wo ich mein Time-out verbringen werde. Denn die Küche zu verlassen und keine alternative Strategie zu haben führt häufig dazu, dass ich die Küche durch den Hintereingang wieder betrete. Ich muss mir also im Vorhinein überlegen, an welchem Ort ich meinen Körper bringen werde, um den Kühlschrank zu vermeiden. Idealerweise sollte das ein sehr langweiliger und ruhiger Ort sein. Das mag zunächst etwas seltsam klingen, denn eine Ablenkung an einem anderen Ort würde mir zunächst leichter fallen und mich vielleicht den Pudding sogar vergessen lassen. Aber Sie erinnern sich: Wir vergessen nur im Bereich des Bewusstseins. Unser Unterbewusstsein wird weiter seine Blasen bilden und uns in Zukunft, und leider in sehr naher Zukunft, wieder in Richtung Kühlschrank schicken.

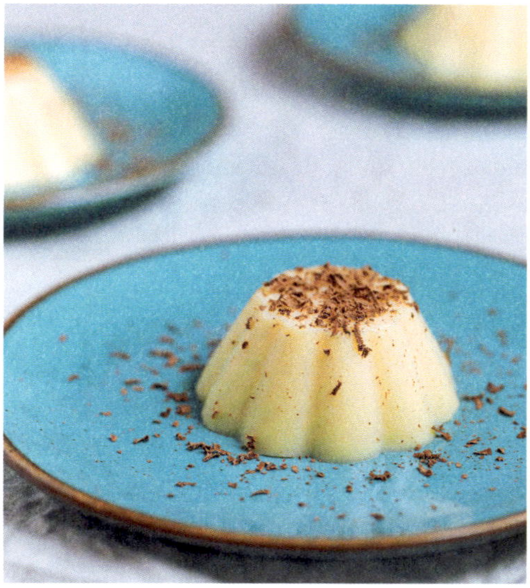

Daher macht es Sinn, einen Time-out-Ort zu wählen, der uns aufgrund seiner Reizarmut die Chance gibt, das Verhalten von eben zu reflektieren. Wir sollten also diese Auszeit dafür nutzen, über das soeben abgespulte automatische Programm nachzudenken. In dem Moment, wo wir versuchen, unser Verhalten in Worte zu packen – und damit meine ich nicht einmal, dass wir mit anderen Leuten darüber reden müssen, es reicht völlig aus, sie allein für uns zu denken –, werden unbewusste Impulse greifbar. Und wenn diese Impulse greifbar sind, können wir mit ihnen arbeiten. Wir werden das am Mittwoch in Woche drei noch genauer kennenlernen, wenn es schließlich darum geht, auslösende Faktoren zu identifizieren und zu verändern. Heute werden wir aber erst mal eine Möglichkeit suchen, uns aus Aktivitätsschleifen und automatisiertem Verhalten herauszuholen.

Verzögertes Handeln

Bei der zweiten Verzögerungstechnik handelt es sich um das sogenannte verzögerte Handeln. Hierbei entfernen wir uns nicht von dem Ort der Handlung, sondern bremsen das Handeln selbst. Wir führen also vor der Durchführung der Handlung bewusst eine Verzögerung ein. Diese Verzögerung gibt uns die Möglichkeit, gedanklich mitzukommen und zu verstehen, was eigentlich gerade passiert. Wir können unterbewusst getroffene Entscheidungen somit bewusst überdenken und vielleicht sogar andere Handlungsmöglichkeiten für uns finden. Diese Technik ist ein wenig störungsanfälliger als das Time-out. Sich vom Ort des Geschehens zu entfernen beraubt uns jeder Möglichkeit, die einmal begonnene Handlung erfolgreich zu Ende zu führen. Wenn der Pudding aus meinem Handlungsspielraum physisch verschwunden ist, ist er für mich keine Gefahr mehr. Wenn ich allerdings vor dem geöffneten Kühlschrank stehe und einfach nur mein begonnenes Verhalten abbremse, kann es immer noch sein, dass ich den Pudding essen werde.

Diese Einschränkung der Technik muss uns bewusst sein, wenn wir sie durchführen. Allerdings hat das verzögerte Handeln auch einen wesentlichen Vorteil: Wir können es nämlich für die Umgebung nahezu unbemerkt durchführen. Stellen Sie sich die Situation vor, dass Sie auf einer Party am kalten Buffet stehen. Hier ist es nun recht schwierig, ein Time-out durchzuführen und einfach die Party zu verlassen. Es wäre vielleicht das letzte Mal, dass Sie auf solch eine Party eingeladen werden. Ein einfaches Abbremsen Ihres eigenen Verhaltens am Buffet stellt aber eine sehr gute und sozialverträgliche Impulskontrolle dar.

Wenn Sie also mitbekommen – und das ist gar nicht einmal so leicht und muss geübt werden –, dass das Verhalten, das Sie gerade an den Tag legen, nicht gut für Ihre Gewichtsreduktion ist, versuchen Sie, einen kurzen Stopp in die Verhaltenskette einzufügen. Sie könnten beispielsweise drei- oder viermal tief durchatmen oder langsam bis zehn zählen. Alles, was Ihnen hilft, Ihre bewussten Gedanken zu sammeln und die Automatisierung des Verhaltens zu unterbrechen, ist hilfreich. Ob Sie letztendlich den

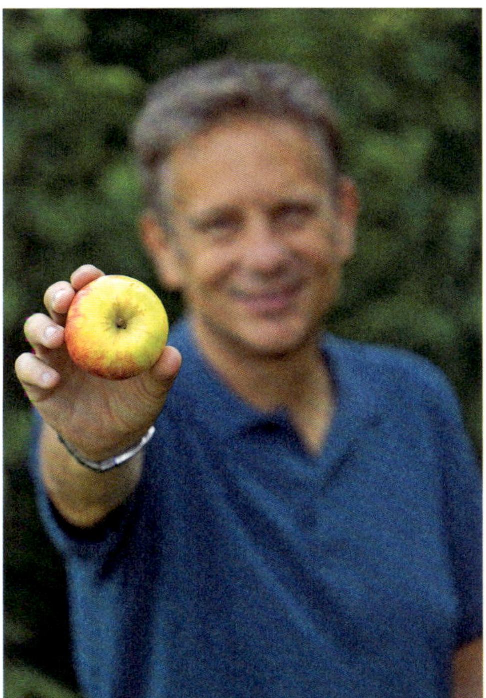

Pudding essen oder am Buffet stehen bleiben, ist eigentlich nebensächlich. Wichtig ist, dass Sie sich aus der Hilflosigkeit befreien, hauptsächlich von Ihrem Unterbewusstsein gesteuert zu werden.

Reaktionsverhinderung

Die dritte Verzögerungstechnik ist die Reaktionsverhinderung. Hierbei wird das unerwünschte Verhalten, also der Griff zum Pudding, unterbrochen oder ganz verhindert und bewusst eine Gegenreaktion oder alternative Handlung durchgeführt. Und hier kommt der Apfel ins Spiel. Wenn Sie also vor dem Kühlschrank stehen, auf den Vanillepudding schauen, keine Möglichkeit eines Time-outs haben und das Abbremsen durch das verzögerte Handeln den Drang zum Griff nach dem Pudding nicht verhindern konnten, bleibt immer noch die Möglichkeit, bewusst und voller Selbstdisziplin zum Apfel zu greifen. Ich weiß, das ist nicht leicht. Mir persönlich hat ein Apfel noch niemals die gleiche Befriedigung verschafft wie ein Vanillepudding – auch wenn ich mir das gerne einreden würde.

Es gibt sogar den sogenannten Apfeltest: Hierbei überlegt man in dem Moment, wenn man Hunger verspürt, ob ein Apfel diesen Hunger beseitigen könnte. Wenn ein Apfel ihn nicht beseitigen würde, ist es kein Hunger. Zumindest kein Bauchhunger, sondern nur ein psychologischer Hunger. Ob uns dieser Apfeltest im Leben weiterbringt, wage ich zu bezweifeln. Aber zumindest bietet der Apfel, der neben dem Vanillepudding im Kühlschrank liegt, eine Möglichkeit der Reaktionsverhinderung. Ich verhindere also die Reaktion (den Griff zum Pudding) und führe ein gewünschtes Verhalten (den Griff zum Apfel) an ihrer Stelle ein. Der Apfel ist hierbei nur sinnbildlich gemeint. Sie können auch zu einer Gurke greifen, einen Tanz aufführen, in die Hände klatschen, mir auf Instagram folgen oder eine Fremdsprache lernen. Was immer Sie davon abhält, den Pudding zu essen, hat meine volle Unterstützung.

Tipps und Tricks und wie geht es weiter?

- Die Impulskontrolle durch Verzögerungstechniken ist ein ganz wesentlicher Bestandteil von Verhaltensänderungen in unserem Alltag. Daher ist es wichtig, Strategien zu finden, die wir wirklich ein ganzes Leben beibehalten können. Allerdings müssen wir auch diese Strategien zunächst einmal üben, bis wir sie nahezu unbewusst draufhaben. Idealerweise setzen nämlich alle Strategien automatisiert ein, ohne dass wir darüber nachdenken müssen.
- Die psychologisch am einfachsten durchführbare Technik ist die Time-out-Technik. Wir müssen nur einmal den Impuls setzen, uns von dem gefährlichen Ort zu entfernen, und das unerwünschte Verhalten wird sofort aufhören. Ich empfehle daher, mit der Time-out-Technik zu beginnen. Wann immer es der Alltag zulässt, üben Sie diese Technik. Es lohnt sich.
- Alle Verzögerungstechniken können wir auch bei weniger emotionalen Verhaltensweisen üben. Wir müssen nicht bei nahrungsbezogenen Verhaltensweisen starten, die eine wesentliche Rolle für unsere Gewichtsreduktion spielen. Verzögern Sie zum Üben doch einfach ein anderes Verhalten, das Ihnen nicht solche Schwierigkeiten im Alltag bereitet. Zählen Sie bis zehn, bevor Sie mit dem Zähneputzen beginnen. Greifen Sie zu einer Zeitschrift oder einem Magazin anstelle eines Buches. Natürlich möchte ich Sie nicht vom Lesen geeigneter Literatur oder gar der Zahnpflege abhalten, aber so fällt es uns viel leichter, ein alternatives Verhalten einzuüben. Und wenn es bei solchen einfachen Situationen gelingt, Sie also schon geübt sind, können Sie es bei den emotional angespannten Situationen der Gewichtsreduktion viel einfacher durchführen.

STEHEN SIE AUF EINEM BLATT

- ✓ Stärkung unserer Willenskraft
- ✓ Etablieren eines gesunden Verhaltens
- ✓ Kalorienreduktion
- ✓ Stärkung des Selbstbewusstseins

Der Satz *You can't teach an old dog new tricks* ist natürlich falsch. Selbstverständlich können auch alte Hunde neue Tricks lernen. Und das ist gut so, denn wie sollte ein alternder Hund sonst auf Veränderungen in seiner Umwelt reagieren?

Aber was hat das alles mit Ihrem Gewicht zu tun? Sehr viel, denn am Donnerstag möchten wir uns um die neuen Tricks kümmern, die Ihnen bei Ihrem Gewichtsverlust helfen werden. Und wir fokussieren uns dabei auf ein bestimmtes Organ in unserem Körper, das eine wesentliche Schlüsselrolle spielt: das Gehirn. Und dieses Gehirn hat eine ganz wesentliche Eigenschaft, die uns bei unserer Gewichtsreise helfen wird: Es ist plastisch. Das bedeutet, dass sich das menschliche Gehirn an neue Erfahrungen anpassen kann und dabei sogar neue neuronale Verbindungen bildet. Wir Mediziner bezeichnen diese Eigenschaft als »Neuroplastizität«.

Wenn wir also unser Verhalten ändern, zum Beispiel weil wir neue Fähigkeiten lernen oder unangenehme Gewohnheiten aufgeben, verändert sich unser Gehirn mit uns. Durch Veränderungen in der Anzahl oder der Stärke der einzelnen Synapsen – den Verbindungen zwischen den einzelnen Nervenzellen in unserem Gehirn – können wieder neue Verbindungen gebildet werden, während weniger genutzte Verbindungen einfach abgebaut werden. Hierdurch passt sich das Gehirn seiner Umgebung an und schreibt sozusagen neue Verhaltensweisen oder Erfahrungen fest.

Darüber hinaus entstehen auch ganz neue Nervenzellen. Diesen Prozess nennen wir Mediziner »Neurogenese« und diese trägt ganz wesentlich zur Lern- und Gedächtnisbildung bei, kann aber auch, und das ist für uns besonders interessant, zu Verhaltensänderungen führen. Wir können also im Laufe unseres Lebens neuronale Schaltkreise in unserem Gehirn umstrukturieren und damit neue Verhaltensweisen im Leben einbauen, verstärken und festigen, während alte, nicht ganz so gewünschte Verhaltensweisen einfach schwächer werden.

Früher dachten Mediziner, dass die Neuroplastizität im Alter abnimmt und daher alte Menschen (und alte Hunde) nichts Neues mehr lernen können. Heute wissen wir allerdings, dass unser Gehirn auch bis ins hohe Alter durchaus in der Lage ist, sich zu optimieren und sogar in seiner Struktur umzubauen.

Eine Region, auf die wir einen besonderen Fokus legen möchten, ist der sogenannte präfrontale Kortex, der sich im vorderen Teil des Stirnlappens befindet. Er ist ein wichtiger Teil unseres Großhirns und spielt bei unserer Verhaltensregulation eine zentrale Rolle. Und wie Sie bereits wissen, hat unser Körpergewicht sehr viel mit unserem Verhalten im Alltag zu tun. Der präfrontale Kortex ist nun mit vielen anderen Regionen im Gehirn verbunden. Er ist dadurch an der Planung von Handlungen, Problemlösungen oder Entscheidungsfindung beteiligt. Aber er spielt auch eine wesentliche Rolle in unserer Impulskontrolle, der Fähigkeit also, wie wir den eigenen Antrieb in unserem Leben in Schach halten können. Außerdem spielt der präfrontale Kortex eine Rolle bei der Empfindung und Regulation von Emotionen sowie bei der Bewertung von Belohnungsreaktionen oder Bestrafungen.

Sie sehen schon, dass der präfrontale Kortex eine sehr komplexe Aufgabenvielfalt in unserem Leben übernimmt. Und wahrscheinlich fallen Ihnen bereits bei der Aufzählung der einzelnen Aufgaben viele Verbindungen zu unserem Gewichtsalltag ein. So spielt der präfrontale Kortex zum Beispiel eine entscheidende Rolle bei Verhaltensänderungen – ganz gleich, ob wir diese wünschen oder nicht. Er hilft uns dabei, unsere Ziele zu definieren, Pläne zu entwickeln, aber auch die Konsequenzen unserer Handlungen zu berücksichtigen. Er ermöglicht uns damit, impulsive Reaktionen einerseits zu kontrollieren, andererseits auch, alternative Handlungsoptionen gegeneinander abzuwägen. Er ist sozusagen eins der Zentren zur bewussten Steuerung unseres Verhaltens.

Wenn wir in unserem Leben versuchen unser Verhalten zu verändern – zum Beispiel eine schlechte Angewohnheit ablegen oder eine gesündere Gewohnheit einführen möchten –, ist der präfrontale Kortex entscheidend. Er unterstützt uns bei bewussten Entscheidungen, langfristigen Zielen und dabei, Versuchungen zu widerstehen. Allerdings lässt sich der präfrontale Kortex nicht so einfach trainieren, wie wir das zum Beispiel bei unserer Skelettmuskulatur können. Während wir für einen starken Bizeps einfach nur in ein Fitnessstudio laufen und ein paar Hanteln stemmen müssen, sind die Übungen für den präfrontalen Kortex deutlich komplexer. Aber auch dieser Teil unseres Gehirns braucht letztendlich lediglich regelmäßiges Training und Wiederholungen neuer Verhaltensweisen, die wir mit einigen Tricks allerdings optimieren können.

Der präfrontale Kortex spielt übrigens auch eine wichtige Rolle, wenn es um unsere Willenskraft geht. Ich beziehe hierbei Willenskraft auf die Fähigkeit, unsere Impulse zu kontrollieren, Versuchungen zu widerstehen und auch langfristige Ziele zu verfolgen. Der präfrontale Kortex ist also für unsere Selbstkontrolle entscheidend, denn er hilft uns schließlich dabei, spontane Reaktionen zu unterdrücken und langfristige Entscheidungen in unserem Verhalten zu berücksichtigen. Wenn wir den präfrontalen Kortex richtig trainieren, wird es uns leichter fallen, kurzfristigen Verlockungen nicht nachzugeben und unseren Verstand über impulsive Wünsche und Bedürfnisse zu stellen.

Ich weiß, dass Willenskraft kein schönes Wort ist und in der heutigen Zeit irgendwie auch nicht mehr ganz en vogue. Aber ich möchte eine Lanze dafür brechen, dass Willenskraft eine positive Eigenschaft in unserem Leben ist und nichts mit Zwangsstörungen zu tun hat. Letztendlich hilft uns eine starke Willenskraft dabei, unsere Ziele – die Gewichtsreduktion – auch über einen längeren Zeitraum durchzuhalten. Und um die Willenskraft aufrechtzuerhalten, müssen wir unseren präfrontalen Kortex trainieren. Durch regelmäßige Übungen und Wiederholungen von selbst kontrollierten Handlungen, wie beispielsweise das Ablehnen von ungesundem Essen oder auch das Durchhalten einer Aufgabe, stärken wir diese Regionen in unserem Gehirn. Und wie beim körperlichen Training im Fitnessstudio macht das Training selbst häufig keinen Spaß. Es wird uns allerdings mit der Zeit leichter fallen, im Alltag das Trainierte anzuwenden. Im Falle des präfrontalen Kortex also Versuchungen zu widerstehen und gesünder zu leben.

Beginnen wir also mit der ersten Aufgabe des Donnerstags und trainieren wir unseren präfrontalen Kortex. Sie brauchen zunächst nichts weiter als ein Blatt DIN-A4-Papier.

Hintergrund und Einführung

Wie eben schon angesprochen, ist unser präfrontaler Kortex unter anderem für unsere Willensstärke verantwortlich. Er hilft uns also dabei, Dinge durchzuhalten, die uns eigentlich keine Freude bereiten oder Spaß machen. Und wir alle wissen, dass es Lebensmittel gibt, die uns wirklich viel Freude bereiten und Spaß machen, aber überhaupt nicht gesund sind und uns nicht wirklich dabei helfen, ein gesundes Körpergewicht zu erzielen. Daneben gibt es Lebensmittel, die uns keinen Spaß machen, wenn wir sie essen, die wir aber aus einer gesundheitlichen Perspektive heraus öfter auf unserem Teller finden sollten.

Nutzen wir also die Kraft unseres Gehirns dabei, häufiger gesunde Essensentscheidungen zu treffen. Und wie so oft verwenden wir den heutigen Micro-Prep als Training für die später folgende Realität. Wir üben stilisiert eine Fähigkeit, um sie später im Alltag wie selbstverständlich abrufen zu können. Und genauso wie sich der Muskel an ein Krafttraining anpasst, wird sich unser Gehirn, hier also der präfrontale Kortex, an unser Verhalten anpassen, neue Bahnen bilden und mithilfe der Neuroplastizität unser Gehirn so umbauen, dass wir später völlig automatisch das neue, gewünschte Verhalten mit in den Alltag nehmen. Das ist Biohacking.

Um die Willenskraft zu trainieren, könnten wir zum Beispiel bei einer Diät sagen: Ab heute esse ich keinen Zucker mehr. Ganz schön heftig! Ich persönlich halte das nicht auf Dauer durch. Aber ich weiß, ich gehe ja auch nicht in ein Fitnessstudio und versuche, sofort die 100-kg-Hantel zu stemmen, sondern gewöhne meinen Muskel zunächst einmal vorsichtig an die später folgende Belastung. Und hierfür verwende ich vielleicht erst einmal die 5-kg-Hantel.

Warum sollte man bei der Gewichtsreduktion anders verfahren als beim Training der Muskeln im Fitnessstudio?

Warum glauben wir eigentlich immer wieder, wir könnten alles auf einmal erreichen, wenn wir unser Gewicht reduzieren möchten?

Null-Diät? Na klar!

Low Carb? Selbstverständlich!

Vegan sein? Easy!

Alles Quatsch, gehen Sie mit kleinen Schritten langsam voran und geben Sie Ihrem Gehirn die Möglichkeit, das Wunder der Neuroplastizität zu starten. Es macht nur Sinn, Schritte zu wählen, die wir auch gehen können, ohne dass sie uns endlos frustrieren. Denn nur was wir heute bewältigen können, macht uns stärker und erweitert unsere Möglichkeiten in der Zukunft. Es bringt uns überhaupt nichts, heute unter einer viel zu hoch gewählten Last zusammenzubrechen. Obwohl, es bringt uns doch etwas: Frust! Aber es bringt uns unserem Wunschgewicht nicht näher. Üben wir also die Willenskraft am heutigen Donnerstag mit einer einfachen Übung:

Stehen Sie eine Minute lang still auf einem Blatt DIN-A4-Papier

Ich weiß, diese Übung klingt etwas verrückt. Und wenn Sie morgen auf eine Party eingeladen und gefragt werden, wie Ihnen denn das neue Buch zur Gewichtsreduktion gefällt und welche tollen Diät-Tipps gegeben werden, und sie dann antworten: »Ich stehe für eine Minute auf einem Blatt Papier«, werden Sie wahrscheinlich etwas seltsam angeschaut werden. Aber Sie wissen ja, worum es geht: um die Neuroplastizität, um ein neues Gehirn und die damit verbundenen neuen, automatisch ablaufenden Verhaltensweisen. Und diese bildet man halt in dem geschützten Rahmen von strukturierten Übungen und überträgt sie dann in den Alltag.

Also, los geht's: Legen Sie ein Blatt DIN-A4-Papier auf den Boden, stellen Sie sich mit beiden Beinen auf dieses Blatt und starten Sie die Stoppuhr. Bleiben Sie für eine Minute an dieser Stelle stehen.

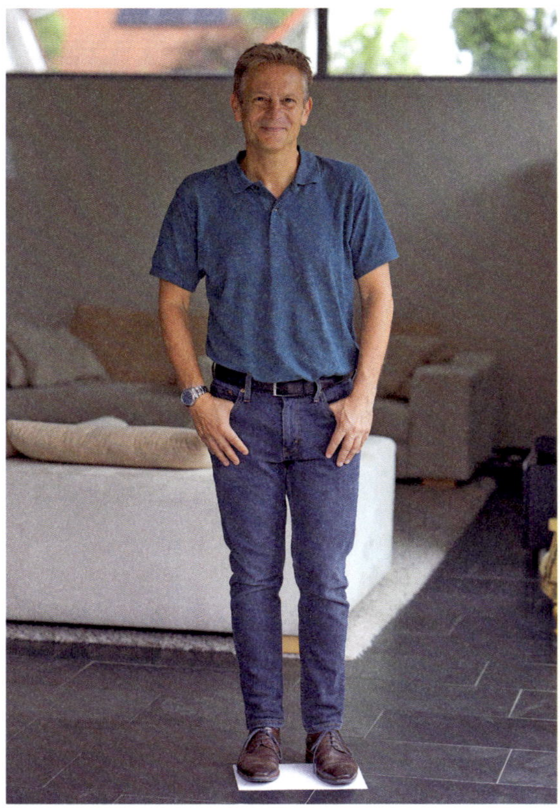

Fortgeschrittene dürfen gerne auch zwei oder drei Minuten stehen bleiben.

Der Sinn hinter der Übung ist klar: Sie tun etwas, was Ihnen überhaupt keinen Spaß macht. Sie könnten 1000 Dinge erledigen, während Sie auf diesem Blatt Papier stehen. Es ist unangenehm, es ist wenig Raum, Sie haben nichts zu tun, Sie kommen sich etwas dämlich vor ... alles Dinge, die aber unbewusst Ihre Willenskraft stärken. Denn schließlich sind Sie ein Held: Sie halten die eine Minute auf dem Blatt Papier durch, ohne zu jammern. Und während Sie den inneren Kampf mit Ihrem Schweinehund führen, ob Sie die Übung vorzeitig abbrechen sollten oder nicht, bildet sich unbemerkt eine kleine neue Bahn in Ihrem präfrontalen Kortex.

Ich weiß auch, dass Sie jetzt nicht vom Papier heruntersteigen und ab sofort nur noch gesunde Lebensmittel essen werden. Aber ich verspreche Ihnen: Es ist in Ihnen etwas passiert. Vor allem, wenn Sie diese Übung häufiger und immer wieder durchführen.

Je schwerer Sie sich Ihr Leben machen, je häufiger Sie den unbequemen Weg gehen, die unschöne, für Sie anstrengende Wahl treffen, desto mehr verstärkt sich Ihre allgemeine Willenskraft. Und diese Willensstärke ist eine Fähigkeit, die nicht streng inhaltsbezogen ist. Das heißt, Sie werden aufgrund der Übung nicht nur zu einem Menschen, der gut auf einem Blatt Papier stehen kann, Sie werden auch zu einem Menschen, der insgesamt unangenehme Aufgaben leichter bewältigen kann. Willenskraft ist eine Eigenschaft, die in alle Richtungen strahlt.

Tipps und Tricks und wie geht es weiter?

- Wir sollten uns unser Leben nicht immer so leicht machen. Kleine Hürden in unserem Alltag stärken unsere Willenskraft, verändern unseren präfrontalen Kortex, bilden neue Bahnen und machen uns resistenter gegen Versuchungen. Und so ist es in der Tat, dass das Stehen auf einem Blatt Papier eine Auswirkung auf unser Essverhalten haben kann.
- Suchen Sie sich in Ihrem Alltag noch andere Tätigkeiten, die Ihnen keinen Spaß machen, die Sie aber trotzdem durchführen können. Suchen Sie sich hierbei Tätigkeiten, die Sie nicht überfordern, aber dennoch fordern. Putzen Sie sich zum Beispiel die Zähne mit der linken Hand, wenn Sie Rechtshänder sind. Es ist anstrengend, schafft aber neue Bahnen im Gehirn.

NUTZEN SIE DEN PROTEIN-PRELOAD

- ✓ Senkung des Insulinspiegels
- ✓ Verminderung der Fettspeicherung
- ✓ Verbesserung der Fettverbrennung
- ✓ Verminderung von Entzündungen

Wenn ich mich entscheiden müsste, welcher Stoffwechselweg am häufigsten bei der Gewichtsreduktion und beim Erhalt eines gesunden Körpergewichts eine Rolle spielt, müsste ich nicht lange darüber nachdenken. Durch die im Laufe der Zeit vielen Patienten in meiner Adipositassprechstunde weiß ich, dass der Zucker- und Insulinstoffwechsel extrem wichtig für die Regulierung unseres Körpergewichts ist. Und meines Erachtens finden sich bei übergewichtigen Menschen in diesem Bereich auch die häufigsten Störungen. Ich möchte nicht unerwähnt lassen, dass natürlich auch andere Erkrankungen – wie zum Beispiel Störungen im Hormonhaushalt – eine Rolle beim Übergewicht spielen können, aber die Erfahrungen aus meiner Sprechstunde haben gezeigt, dass ein Großteil meiner Patienten ein Problem mit der Insulinregulation hat.

Vereinfacht kann man sich das so vorstellen: In einer perfekten Welt essen wir eine Mahlzeit, die unter anderem auch Kohlenhydrate enthält. Diese Kohlenhydrate erfüllen in unserem Körper mehrere Aufgaben. Zum einen bilden sie wesentliche Bestandteile unserer Zellwände und sind am Stoffwechsel unserer Zellen beteiligt. Sie unterstützen darüber hinaus die Aufnahme bestimmter Vitamine und Mineralstoffe, indem sie wie kleine Transportmittel dienen und dadurch die sogenannte Bioverfügbarkeit dieser Nährstoffe steigern. Auch sind Kohlenhydrate Ballaststoffe, die wichtig für unsere Darmfunktion und unsere Verdauung sind. Die Hauptaufgabe der Kohlenhydrate ist allerdings das Versorgen unseres Körpers mit Energie und deren Speicherung. Kohlenhydrate werden im Körper in Glukose umgewandelt, welche dann von den Zellen zur Energiegewinnung genutzt wird.

Gerade unser Gehirn schreit nach Kohlenhydraten, denn normalerweise ist Glukose der Hauptenergielieferant für das Gehirn. Ich sage an dieser Stelle »normalerweise«, denn an einem anderen Freitag werden wir uns mit der Notfallversorgung des Gehirns beschäftigen, nämlich der Nutzung von sogenannten Ketonkörpern – eine wirkliche Geheimwaffe für ein Normalgewicht.

Also, wir nehmen nun eine Mahlzeit zu uns, die auch Kohlenhydrate enthält. Die Aufnahme der Kohlenhydrate beginnt bereits im Mund, denn unser Speichel enthält Enzyme, die mit dem Abbau beginnen. Im Magen und schließlich im Darm werden die Kohlenhydrate dann nahezu vollständig verdaut und bereits im Dünndarm in die kleinste Form, die Glukose, aufgespalten. Die Glukose wird dann vom Blut aufgenommen und zu unseren Organen und Geweben im Körper transportiert. Und hier wirkt sie als Energielieferant wie Treibstoff.

Wir Ärzte können übrigens die Aufnahme der Glukose im Blutsystem nachweisen, indem wir den Blutzucker messen. Das ist auch der Wert, den der Arzt erhält, wenn er Ihnen in den Finger sticht und Ihnen dann Ihr Blutzuckerergebnis mitteilt. Da sich die aufgenommene Glukose nur kurzzeitig im Blut befindet, bevor sie zu den Organen und Geweben transportiert wird, haben wir im Laufe des Tages große Schwankungen unseres Blutzuckerspiegels. Dieser ist nach den Mahlzeiten natürlich höher als nach einer Fastenperiode.

Wenn nun der Blutzucker ansteigt, wird von der Bauchspeicheldrüse das Hormon Insulin ausgeschüttet. Eine der Aufgaben des Insulins ist es, den Transport von Glukose aus dem Blut in die Körperzellen zu ermöglichen. Es öffnet sozusagen die Türen der Zellen, damit Glukose eintreten und als Energiequelle genutzt werden kann. Aber Insulin fördert darüber hinaus auch die Umwandlung von überschüssiger Glukose in Glykogen, welches in unserer Leber und den Muskeln gespeichert wird.

Eine Mahlzeit, die Kohlenhydrate enthält, erfüllt also zwei große Aufgaben: die sofortige Energiebereitstellung sowie das Speichern von überschüssig zugeführter Energie.

Werfen wir einen kurzen Blick auf die Energiebereitstellung und die sofortige Nutzung dieser Energie. Sobald die Glukose mithilfe von Insulin in die Zellen gelangt ist, wird sie mithilfe der Zellatmung in Energie umgewandelt. Diese Zellatmung findet in unseren Mitochondrien statt, die auch als die Kraftwerke der Zellen bezeichnet werden. Wenn unsere Zellen zum Zeitpunkt der Nahrungszufuhr und kurz danach aber gar nicht den Energiebedarf haben, kann die Energie aus der Glukose auch gespeichert werden, indem sie in Glykogen umgewandelt wird. Und das zentrale Organ, das hierfür verantwortlich ist, ist unsere Leber. Hier wird die überschüssige Glukose durch ein Enzym namens Glykogensynthase in Glykogen umgewandelt. Glykogen ist eine verzweigte Kette von Glukosemolekülen, die leicht wieder zu Glukose zurück umgewandelt werden können, um den Energiebedarf des Körpers zu decken – ohne dass wir sie über die Nahrung erneut zuführen müssten.

Das Glykogen wird unter anderem in den Zellen der Leber – einem wichtigen Speicherorgan – gespeichert. Aber auch die Muskeln spielen eine wesentliche Rolle bei der Energiespeicherung, denn auch hier kann Glykogen eingelagert werden und steht dann dem Muskel bei Bedarf als direkte Energiequelle zur Verfügung. Und wann benötigt ein Muskel Energie? Natürlich bei intensiver körperlicher Aktivität.

Die Speicherung des Glykogens in Leber und Muskulatur ermöglicht daher bei Bedarf eine schnelle Freisetzung von Glukose, ohne dass wir erneut Kohlenhydrate über die Nahrung zuführen müssten. Problematisch ist nur, dass wir sehr häufig Kohlenhydrate zuführen und gar nicht groß auf unsere Speicher zurückgreifen müssen. Und hier kommt eine weitere Eigenschaft unseres Stoffwechsels ins Spiel: die Neubildung von Fetten. Der überschüssig zugeführte Zucker wird nämlich nicht nur in Form von Glykogen in unserem Körper gespeichert, sondern kann auch zur Bildung von Fettgewebe führen.

Diesen Mechanismus nennt man

De-novo-Lipogenese, ein trendig klingendes Wort für die alltägliche Katastrophe auf unseren Hüften. Wenn der Körper nämlich einen Energieüberschuss hat und die Glykogenspeicher bereits voll sind, wird der Zucker einfach in Fett umgewandelt. Und das Schlüsselhormon hierfür ist das Insulin – das zwar die Aufnahme von Glukose in den Zellen fördert und dadurch den Blutzuckerspiegel senkt, aber gleichzeitig auch die De-novo-Lipogenese in unserer Leber stimuliert, wo überschüssige Glukose dann in Fettmoleküle umgewandelt wird. Und diese Fettmoleküle werden dann in unseren Fettzellen gespeichert.

Auch hier dienen sie als Energiereserve, auf die wir in Zeiten des Energiemangels dankbar zurückgreifen können. Und diese Fettdepots sind beachtlich. Normalgewichtige Erwachsene allein haben ungefähr 12 kg Speicherfett, was ungefähr 84 000 kcal entspricht. Ich könnte mit dieser Energie mehr als fünf Tage lang Tag und Nacht joggen gehen, ohne auch nur eine einzige Mahlzeit dazwischen essen zu müssen – wenn ich mich nur auf die Fettkalorien in meinem Fettgewebe beschränken würde.

Die möglichen Speichermechanismen unserer zu viel zugeführten Energie, also die Bildung von Glykogen und Speicherfett, haben über Jahrtausende hinweg unser Überleben gesichert. In der heutigen Zeit, wo eine Speicherung in dieser Menge vielleicht gar nicht mehr notwendig ist, da wir ständig Zugriff auf frische Kohlenhydrate haben, treten allerdings einige Probleme auf. Und das Hauptproblem ist das Hormon Insulin. Denn neben der Förderung der Fettspeicherung hemmt Insulin auch die Fettverbrennung von bereits gespeichertem Fett. Das macht durchaus Sinn, denn über diese Blockade der Fettverbrennung signalisiert das Insulin dem Körper, doch bitte die frei verfügbare Glukose aus dem Blut zu verwenden. Wenn frischer Nachschub da ist, macht es schließlich keinen Sinn, an die gespeicherte Substanz zu gehen.

Wenn wir also unserem Körper durch die Nahrung übermäßig viel Energie zugeführt haben, dieser die Energie einerseits als relativ schnell verfügbares Speicher-Glykogen in Leber und Muskulatur gelagert hat, die Speicher allerdings gut gesättigt waren und daraufhin Fettzellen gebildet wurden, werden diese Speicher gut verschlossen gehalten, wenn wir neue Energie über die Nahrung zuführen. Insulin schließt die Ausgangstüren der Speichervorräte ab, öffnet aber gleichzeitig die Eingangstüren. Es ist ein Masthormon!

Je höher allerdings unser Insulinspiegel ist und je häufiger er ansteigt, umso wahrscheinlicher ist es, dass wir eine sogenannte Insulinresistenz entwickeln. Ein chronisch hoher Insulinspiegel kann nämlich dazu führen, dass unsere Zellen weniger empfindlich auf die Wirkung des Insulins reagieren. Unsere Bauchspeicheldrüse muss daher noch mehr Insulin produzieren, um den Blutzuckerspiegel unter Kontrolle zu halten. Ein Teufelskreis beginnt, mehr Insulin bedeutet weniger Fettverbrennung und vermehrtes Einlagern von Fett in unserem Gewebe.

Das wäre alles schon schlimm genug, aber ich lege noch eine Schippe drauf: Insulin führt nämlich auch zu Entzündungsreaktionen im Körper. Und wie wir bereits wissen, führen chronische Entzündungen nicht nur zu Übergewicht, sondern auch zu Herzkrankheiten, der Zuckerkrankheit und anderen chronischen Killern.

Wir werden diese Woche nutzen, unseren Insulinspiegel wieder unter Kontrolle zu bringen – denn hier liegt einer der wesentlichen, wenn nicht der wichtigste Schlüssel zum Normalgewicht. Beginnen wir ganz am Anfang der Stoffwechselkette der Kohlenhydrate: bei unserer Mahlzeit.

Hintergrund und Einführung

Bei der Produktion der Fernsehsendung *Hauptsache Gesund* im MDR-Fernsehen, die ich moderieren darf, treffen wir jede Woche auf interessante Experten aus dem gesamten Spektrum der Medizin. Vom Orthopäden bis zum Psychiater, vom Augenarzt bis zum Neurologen ist regelmäßig alles versammelt, was in der akademischen Medizin Rang und Namen hat. Für mich eine großartige Möglichkeit, nicht nur mit interessanten Menschen in Kontakt zu kommen, sondern auch ganz nebenbei aktuelle Fortbildung zu genießen.

Ich werde nie den Moment vergessen, als die Redaktion und ich uns mit einem bekannten Diabetes-Experten zum Vorgespräch vor der Sendung trafen. Er berichtete von einem Experiment, das er gerade mit einigen Probanden gemacht hatte. Ich saß mit großen Augen und offenem Mund vor ihm, als er mir von den Ergebnissen berichtete – und dieser Moment änderte mein Leben und das meiner Patienten.

Folgendes Experiment führten die Wissenschaftler durch: Sie gaben einer Gruppe Freiwilliger ein paar Gummibärchen zu essen. Im Anschluss an diese sicherlich sehr leckere Mahlzeit wurde mehrfach der Blutzuckerspiegel gemessen. Und wie es auch zu erwarten war, stieg der Blutzuckerspiegel nach den Gummibärchen selbstverständlich an. Schließlich bestehen diese neben Gelatine fast ausschließlich aus Zucker und Glukosesirup. Im zweiten Teil des Experimentes begann allerdings der revolutionäre Teil. An einem anderen Tag gaben die Forscher nämlich ihren Probanden vor der Gummibärchenmahlzeit ein wenig Käse zu essen. Käse besteht aus einem relativ hohen Proteinanteil. Führend ist hier der Parmesankäse mit 35–40 g Protein pro 100 g Käse.

Und dieser Proteinschub vor den Gummibärchen war ein Gamechanger. Zwar stieg der Blutzucker nach den Gummibärchen erwartungsgemäß an,

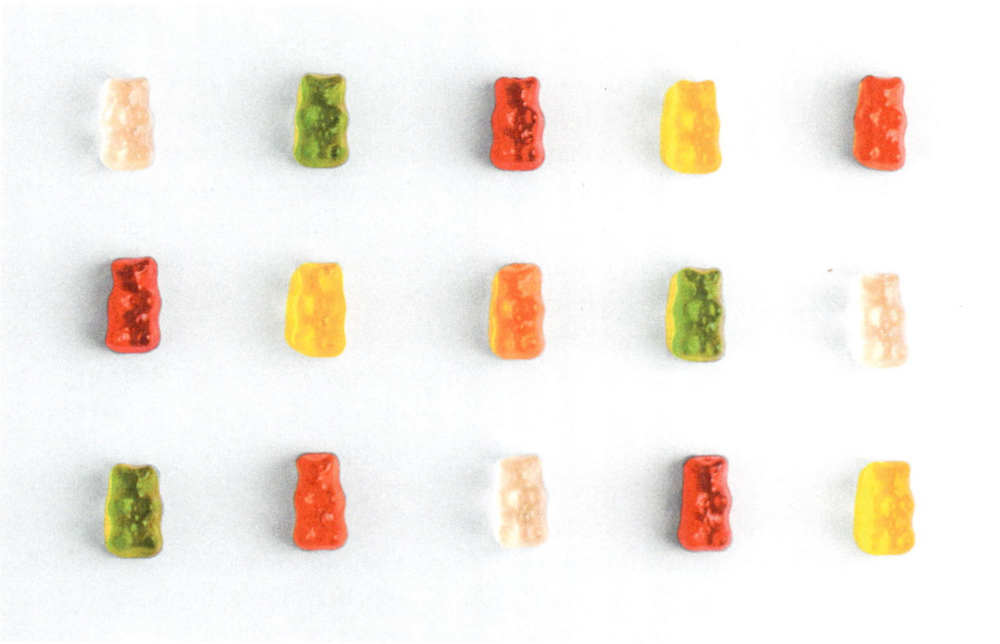

aber nicht so stark und vor allem auch nicht so schnell wie im Experiment davor. Das Eiweiß des Käses veränderte die Zuckeraufnahme der darauf folgenden Mahlzeit.

Lassen Sie uns einen Moment innehalten und das Ganze noch einmal Revue passieren. Wenn ich Kohlenhydrate zuführe, kommt es zu einem Anstieg des Blutzuckerspiegels. Daraufhin schüttet der Körper Insulin aus, was einerseits die Verbrennung der Kohlenhydrate fördert, andererseits aber auch die Speicherung. Darüber hinaus bremst das Insulin den Abbau von Speicherfett und hält die Fettdepots auf unserer Hüfte fest. Jede Zufuhr von Kohlenhydraten hat daher eine Wirkung über die zugeführten Kohlenhydrate hinaus.

Bei einigen Menschen kommt es aufgrund einer Insulinresistenz zu einer gesteigerten Auswurfmenge an Insulin. Dadurch steigert sich nicht direkt die Energieverwertung, denn hier bestand schließlich ursprünglich die Störung, die zu Insulinresistenz führte. Die gesteigerte Ausschüttung von Insulin bei einer Insulinresistenz ist die direkte Folge einer Störung auf zellulärer Ebene und eine Notfallreaktion des Körpers, das letzte bisschen Energie aus den zugeführten Kohlenhydraten zu verwerten.

Bei diesen Menschen mit Insulinresistenz steigert sich also nicht die Energieausbeute per se, sie wird lediglich im günstigsten Fall normalisiert. Aber der Speichereffekt des Insulins wird erhöht – und damit das Festsetzen von ungeliebten Speicherfettdepots. Außerdem führt das übermäßige Insulin zu Entzündungsreaktionen und Zellwachstum.

Für Menschen mit einer Insulinresistenz wäre es daher extrem vorteilhaft, den Anstieg des Insulins zu begrenzen und die Ansprechbarkeit der Zellen auf das Insulin wieder zu erhöhen. Und hier kommt das Eiweiß ins Spiel, zumindest wenn es vor der Kohlenhydratmahlzeit aufgenommen wird.

Lange Zeit haben wir Ärzte ignoriert, dass die Reihenfolge der von uns zugeführten Lebensmittel eine Rolle spielen könnte. Das alte Modell der Ernährungswissenschaftler lautete: Was ich runterschlucke, ist irgendwie im Körper, und was ich dann verbrenne, ist nicht mehr im Körper. Dicke Leute essen entweder zu viel oder verbrennen zu wenig. Deshalb der Ratschlag: Esst weniger und bewegt euch mehr.

Aber dieser Ansatz ist zu kurz gedacht. Zum einen ist es gar nicht einmal so leicht, weniger zu essen und sich mehr zu bewegen, wenn wir letztendlich Spielball unserer Hormone und unseres Mikrobiom sind. Nur mit großer Willenskraft können wir dauerhaft ein Hungergefühl unterdrücken, aber was wäre das für ein Leben? Und es geht schließlich nicht nur um die Menge, die ich esse – auch nicht nur um die Kalorienmenge –, sondern auch um die Zusammensetzung der Nahrung und die Reihenfolge, in der ich bestimmte Lebensmittel esse.

Deswegen ist der Versuch des Wissenschaftlers, der bei mir in der Sendung war, so revolutionär. Er zeigte mit einer unglaublichen Einfachheit des Versuches, dass wir durch die Auswahl unserer Speisen und die Reihenfolge der Mahlzeiten einen großen Einfluss auf unseren Körper nehmen können. Das ist Biohacking – den Körper verstehen, Messungen durchführen und daraufhin mit gezielten Interventionen den Körper optimieren. Ich liebe es!

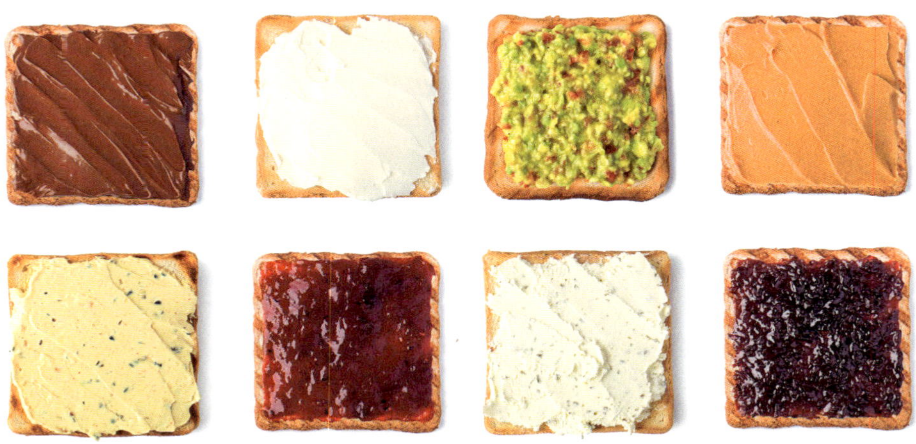

Insulinkontrolle

Der heutige Freitag steht daher im Zeichen der Insulinkontrolle durch die Änderung der Reihenfolge unserer Lebensmittel. Wenn Sie sich morgens fragen, ob sie erst das Marmeladenbrötchen oder erst das Käsebrötchen essen sollen, greifen Sie zuerst zum Käsebrötchen. Durch die Zufuhr des Proteins im Käse werden sie Teile der katastrophalen Auswirkungen der dann folgenden Marmelade vermindern können.

Ganz klar: Das Marmeladenbrötchen führt uns Kalorien zu. Das Marmeladenbrötchen wird den Blutzuckerspiegel erhöhen. Das Marmeladenbrötchen wird dazu führen, dass unser Insulinspiegel ansteigt. Und das Marmeladenbrötchen wird daher unsere Fettverbrennung hemmen. Aber all diese Auswirkungen sind nicht so stark, wenn ich vorher ein Protein-Preloading betrieben habe, also eine Portion Eiweiß gegessen habe.

Vom zeitlichen Rahmen her sollte man ungefähr 15 Minuten vor der Kohlenhydratmahlzeit das Eiweiß gegessen haben. Welches Eiweiß Sie nehmen, spielt keine Rolle. Es muss kein Käse sein, es kann auch ein Ei, Quark oder eine vegane Alternative wie zum Beispiel Hülsenfrüchte, Tofu, Nüsse oder Samen oder auch Haferflocken sein. Das Eiweiß wird uns nicht nur etwas sättigen – das ist allseits bekannt. Es wird vor allem den Anstieg unseres Blutzuckerspiegels verlangsamen und begrenzen. Und wie bereits oben mehrfach besprochen, wird es die Insulinreaktion moderat halten.

Tipps und Tricks und wie geht es weiter?

- Versuchen Sie, wann immer es möglich ist, Ihre Mahlzeit mit ein wenig Eiweiß zu beginnen. Idealerweise machen Sie einen kleinen zeitlichen Abstand zwischen dem Eiweiß und den folgenden Kohlenhydraten.
- Wenn Sie unterwegs sind, können Sie sich auch Eiweißpulver mitnehmen und einen kleinen Shake zubereiten, bevor Sie etwas anderes essen. Das funktioniert auch gut in Restaurants oder auf Partys. Kurz bevor das Essen serviert wird, ein kleines bisschen Eiweiß zwischendurch.
- Gut transportables Eiweiß ist ein hart gekochtes Ei, es enthält ungefähr 6 g Protein. Und übrigens: keine Angst vor dem Eigelb! Der Gedanke, dass ein Eigelb unseren Cholesterinspiegel in bedenkliche Höhen bringen würde, damit das Tor zur Hölle geöffnet wird und wir einen qualvollen Herztod sterben, ist Medizin aus dem letzten Jahrhundert.

SAMSTAG: KALORIENSÜNDEN KORRIGIEREN

VERWENDEN SIE DIE SKIP-A-MEAL-TECHNIK

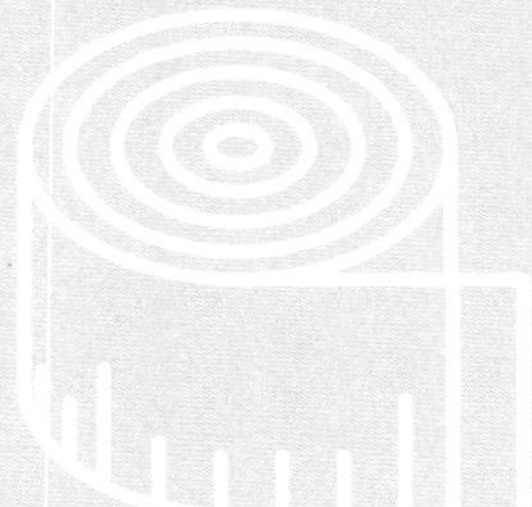

- ✓ Kalorienkontrolle
- ✓ Kurze Fastenperioden
- ✓ Verhinderung von Muskelabbau
- ✓ Zufuhr von Mirkonährstoffen

Gewichtsreduktion und das darauf hoffentlich folgende Normalgewicht ist eine Aufgabe fürs ganze Leben. Ich bezeichne mich selbst gerne als »trockenen Dicken«, analog zu einem »trockenen Alkoholiker«. Ich möchte keinesfalls Übergewicht mit einer Alkoholkrankheit gleichsetzen, aber die Mechanismen, die wir als »trockene Süchtige« in unserem Leben nach der Sucht in uns haben, sind schon sehr ähnlich. So weiß ich, dass ich jederzeit wieder übergewichtig werden kann, ja sogar ein höheres Risiko dafür in mir trage als Menschen, die niemals dick gewesen sind. Zum einen funktioniert mein Stoffwechsel einfach anders, nachdem ich einmal übergewichtig war, zum anderen habe ich noch viele Verhaltensweisen in mir, die zu Übergewicht führen können.

An den Samstagen unserer Challenge kümmern wir uns um Strategien, die uns ein Leben lang begleiten sollen. Sie sollen uns ermöglichen, trotz der Neigung in uns, wieder zuzunehmen, am normalen sozialen Leben teilnehmen zu können. Auf Partys, Festen, Veranstaltungen oder Reisen – immer dann, wenn es uns in ein soziales Aus bringen würde, wenn wir unsere selbst gemachten Speisen dabeihätten oder uns in die Ecke zurückziehen müssten, um einen Brokkoli zu knabbern. Und diese Strategien nenne ich: Redoo.

Hintergrund und Einführung

Meine Oma war eine wahre Künstlerin des Verzichts, vor allem beim Essen. Nicht etwa, dass sie nicht auch gefeiert und auch über die Maßen zugeschlagen hätte, wenn etwas Leckeres auf dem Tisch stand. Da konnte meine Oma so richtig reinhauen. Aber am nächsten Tag, nachdem die Völlerei vorüber war, aß sie nur noch sehr bescheiden. »Das war gestern ein bisschen viel«, sagte sie dann. »Da muss ich heute mal ein wenig zurückstecken.« Meine Tante hingegen sagte immer: »Wenn ich so viel essen würde, wie ich wollte, wäre ich nicht schlank.« Und sie war wirklich schlank. Deshalb war ich auch immer wieder erstaunt, wenn sie auf Familienfeiern die Erste am Buffet war. »Morgen esse ich dann weniger«, sagte sie lachend.

Jetzt aber genug von meinen Familiengeschichten, allerdings zeigen diese beiden wichtigen Menschen in meinem Leben, wie man mit Phasen der Völlerei umgehen kann. Denn eins ist klar: Wir leben unser Leben. Wir leben dieses Leben nur einmal und müssen versuchen, das Beste daraus zu machen. Und selbstverständlich gehören auch Feiern und Völlerei mit dazu.

Unsere Nahrungszufuhr hat nicht nur die Aufgabe, Nährstoffe und Energie in unseren Körper zu schaufeln, sondern erfüllt auch ganz wichtige soziale Funktionen. Essen dient auch als soziales Bindemittel und fördert den Austausch und die Interaktion zwischen Menschen. Es ermöglicht uns, gemeinsame Mahlzeiten mit Familie und Freunden zu genießen und dabei Zeit miteinander zu verbringen. Diese gemeinsamen Essensmomente schaffen eine Atmosphäre der Geselligkeit und des Zusammenhalts, stärken Beziehungen und bieten Raum für Unterhaltungen, Lachen und den Austausch von Erfahrungen.

Und darüber hinaus kann die Nahrungsaufnahme auch kulturelle und traditionelle Aspekte umfassen. Sie spiegelt die Vielfalt und Einzigartigkeit unserer kulturellen Identität wider. Gerichte und kulinarische Traditionen sind ein Ausdruck unserer Geschichte, unserer Werte und unserer sozialen Verbundenheit. Und in all diesen Bereichen sollten wir uns nicht dauerhaft beschränken müssen, nur weil wir übergewichtig sind oder es einmal waren. Aber meine Oma und meine Tante hatten schon recht, wenn sie sagten: »Das war gestern wohl etwas zu viel des Guten«, und versuchten, es am Folgetag wieder rückgängig zu machen.

Wir wissen aus den vorherigen Kapiteln, dass es nicht nur um die Zufuhr von Kalorien geht, wenn wir über die Entwicklung eines Übergewichts sprechen. Es geht schließlich auch um die Insulinkatastrophe, die mit jeder Mahlzeit bei uns eintreten kann. Und diese können wir nicht einfach am Folgetag ungeschehen machen. Nichtsdestotrotz dreht sich unser Leben nicht nur um die Gewichtsreduktion, sodass wir einzelne Ausbrecher durchaus tolerieren sollten. Aber genau für diese Ausbrecher, für diese hoffentlich seltenen Momente des Entgleitens – diese, auf Neudeutsch, »Cheat Days« – benötigen wir Strategien. Und diese Strategien habe ich »Redoo« genannt.

Redoo ist ein Kunstwort, bestehend aus der Silbe »re« und dem Wort »do«. Die Silbe »re« kommt aus dem Lateinischen und ist eine Präfixsilbe mit verschiedenen Bedeutungen (Achtung, es folgt ein kurzer bildungsbürgerlicher Poser-Erklärtext):

1. Wiederholung oder zurück: Das Präfix »re-« kann darauf hinweisen, dass eine Aktion wiederholt wird oder zurückgeführt wird. Zum Beispiel: *repetere* bedeutet »wiederholen« und *reducere* bedeutet »zurückführen«.
2. Zurückgewinnen oder wiederherstellen: »re-« kann auch darauf hinweisen, dass etwas wiedererlangt oder wiederhergestellt wird. Zum Beispiel: *recuperare* bedeutet »sich erholen« oder »wiedererlangen«.
3. Umkehr oder Gegenteil: In einigen Fällen kann »re-« auch eine Umkehrung oder ein Gegenteil anzeigen. Zum Beispiel: *revertere* bedeutet »sich umdrehen« oder »umkehren«.

So, Ende der Lateinstunde, für mich war es das schlimmste Fach meiner Schulzeit. Aber der kurze linguistische Exkurs zeigt deutlich, warum Redoo die Silbe »re« enthält. Denn irgendwie wollen wir etwas wiederherstellen, was uns entglitten ist. Wir wollen sozusagen die Reset-Taste drücken und den gestrigen Tag am liebsten ungeschehen machen – zumindest kalorisch gesehen.

Der Wortteil »doo« heißt eigentlich nur »do« – also aus dem englischen »machen«. Redoo heißt: »Mach es ungeschehen.« Das zweite »o« habe ich nur hinzugefügt, damit es cooler aussieht und wir uns die Strategie besser merken können.

Mache es ungeschehen

Die Redoo-Strategie

Wir werden den Samstag also damit zubringen, die Völlerei des Freitags auszugleichen. Völlig klar: Wenn Sie am Freitag keine Völlerei betrieben haben, dann nutzen Sie den Samstag einfach dazu, zu trainieren, was passieren würde, wenn sie an einem anderen Tag über die Stränge geschlagen hätten.

Eine wunderbare Möglichkeit, die übermäßige Energiezufuhr des Vortages auszugleichen, besteht darin, dass wir am Folgetag einfach eine Mahlzeit weglassen. Und wenn ich besonders viel zugeschlagen habe, dann muss ich vielleicht zwei oder gar drei Mahlzeiten der Folgetage auslassen.

Bei der Redoo-Strategie greife ich durchaus noch einmal auf die alte Kalorienzähl-Methode zurück, auch wenn wir inzwischen wissen, dass sie bestenfalls die halbe Wahrheit ist. Aber heute soll es nicht um den Insulinspiegel gehen. Die einzige Möglichkeit, die uns am Folgetag bleibt, ist es, die übermäßige Kalorienzufuhr des Vortags am nächsten Tag einzusparen.

Wir müssen also zunächst einmal überschlagen, wie viel wir eigentlich am Vortag zu viel gegessen oder getrunken haben. Hierbei helfen uns natürlich Tabellen aus dem Internet oder kleine Apps für unser Smartphone, die die Kalorien von Lebensmitteln ausrechnen können. Sie müssen hierfür nicht jede einzelne Kalorie im Blick haben, ein grobes Überschlagen reicht. Denn schließlich wissen wir nicht, wie viele der Kalorien wirklich bei Ihnen im Körper angekommen sind, wie viele sofort verstoffwechselt wurden und wie viele einfach an Ballaststoffe gebunden ihren Weg durch den Darm in die Toilette gefunden haben.

Hier ein einfaches Rechenbeispiel für eine typische Party, was für unsere Bedürfnisse genügen sollte: Wir genießen eine Feier mit einer Brokkolicremesuppe als Vorspeise, einer großen Portion Spaghetti Carbonara als Hauptgericht, danach folgt ein Stück Schwarzwälder Kirschtorte. Dazu gibt es zwei bescheidene Gläser Rotwein. Kalorisch sieht der Abend also geschätzt wie folgt aus:

Lebensmittel	Ungefähre Kalorien (kcal)
Brokkoli-Cremesuppe	200
Spaghetti Carbonara	700
Schwarzwälder Kirschtorte	500
Rotwein	300

Oje, wir haben also bei unserer Feier ungefähr 1700 kcal zugeführt – und dabei sind noch nicht einmal Chips und Knabbereien berücksichtigt. Nicht schlecht! Das ist fast ein gesamter Tagesbedarf an Kalorien für einen erwachsenen Menschen. Nun gut, hiervon müssen wir erst einmal die Kalorienmenge einer »normalen Mahlzeit« abziehen, denn ganz nüchtern wollten wir den Abend schließlich nicht verbringen, selbst wenn wir alleine zu Hause geblieben wären. Bleiben also ungefähr 1000 kcal, die wir partybedingt gegessen haben. War es das wert? Ich denke schon, schließlich war es eine tolle Party!
Diese Frage, ob es das wert war, sollten wir uns übrigens immer stellen, damit wir einerseits seelischen Frieden mit uns schließen, andererseits doch das eine oder andere Mal auf übermäßiges Essen verzichten können.
Nun aber zurück zur Rechnung: Wenn ich 1000 kcal am Folgetag einsparen möchte, müsste ich eigentlich fast zwei Mahlzeiten weglassen. Dass ist relativ viel, sodass ich in unserem Beispiel die Redoo-Strategie über zwei Tage durchführen würde. Ein Tag der Völlerei führt also zu zwei Tagen mit weggelassenen Mahlzeiten, um irgendwie zu versuchen, alles ungeschehen zu machen. Aber komplette Mahlzeiten wegzulassen mag uns nicht immer gelingen. Wir könnten daher die Mahlzeiten auch einfach reduzieren, und das gegebenenfalls über einen längeren Zeitraum.
Und in der heutigen ersten Woche wollen wir das mithilfe eines Proteinshakes schaffen. Aber wir wären keine richtigen Biohacker, wenn wir uns diesen Shake nicht selbst herstellen würden. Denn schließlich wollen wir nur Gutes und Gesundes in diesem Shake haben – und vor allem auf zusätzliche Kohlenhydrate verzichten.

Skip-a-Meal-Shake

Hier also ein Rezept für meinen Lieblingsshake, frisch aus dem Mixer. Für circa fünf Portionen Eiweißshake-Pulver brauchen Sie:

- 20 EL Vollkornhaferflocken
- 5 EL Haselnüsse
- 8 TL Sonnenblumenkerne
- 8 TL Leinsamen
- 8 TL Kürbiskerne

Die Zutaten geben Sie einfach in einen kräftigen Mixer und malen Sie auf höchster Stufe zu einem Pulver. Dieses können Sie dann trocken und luftdicht lagern und zwei Wochen lang verwenden (danke an: https://www.smarticular.net/proteinpulver-eiweissshakes-pflanzlich-selbermachen-rezept).

Jeweils vier Esslöffel dieses Pulvers mischen Sie dann bei Bedarf mit 300 ml Pflanzenmilch. Das Pulver hat pro Portion ungefähr 130 kcal. Hinzu kommen dann noch ca. 150 kcal aus der Pflanzenmilch, sodass eine Proteinmahlzeit unseres Shakes aus rund 300 kcal besteht. Wenn Sie also eine typische Mittagsmahlzeit zugrunde legen, die uns üblicherweise zwischen 600 und 1000 kcal zuführt,

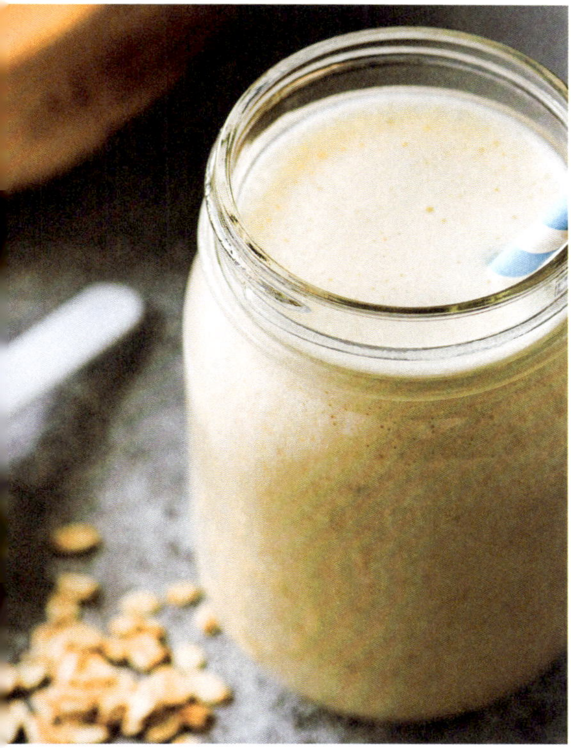

sparen Sie zwischen 300 und 700 kcal ein, wenn Sie stattdessen den Shake trinken. Und lassen Sie sich sagen: Unser Eiweißshake sättigt wirklich und führt sogar wichtige Nährstoffe zu – anders als viele Shakes, die man kommerziell kaufen kann.

Bei unserer theoretischen Party müssten Sie also zwei Mahlzeiten der Folgetage durch eine Shake-Mahlzeit ersetzen. Das klingt doch gar nicht mal so schlecht, oder? Vor allem, wenn Sie dafür auf der Party kein schlechtes Gewissen haben müssen, sich doch noch für die Kirschtorte entschieden zu haben. Aber noch einmal: Die Party ist die Ausnahme! Denn die Auswirkungen der Kirschtorte auf unseren Insulinspiegel können wir nicht rückgängig machen, egal, wie viele Shakes wir am Folgetag trinken.

Tipps und Tricks und wie geht es weiter?

- Stellen Sie sich gerne größere Mengen des Pulvers her, die Sie vorrätig haben. Es gibt nichts Unangenehmeres, als am verkaterten Tag nach der Party den Mixer anschmeißen zu müssen.
- Diese Hürde ist häufig so hoch, dass wir es dann gänzlich sein lassen und doch wieder zur vollen Hauptmahlzeit greifen.
- Sie können gerne mit den Zutaten des Proteinpulvers experimentieren. Vielleicht mögen Sie eher Dinkelflocken als Haferflocken oder Walnüsse statt Haselnüsse? Testen Sie es!
- Wenn Sie die Idee, die Mahlzeit auszulassen und durch einen Proteinshake zu ersetzen, uncool finden, nennen Sie die Sache doch einfach bei dem Namen, den ich der Shake-Mahlzeit gegeben habe: »Skip-a-Meal«. Alleine der Name macht eine Menge aus, ob wir etwas gerne in unser Leben einführen wollen oder nicht.

SONNTAG: KOCHEN UND PACKEN

WRAPS

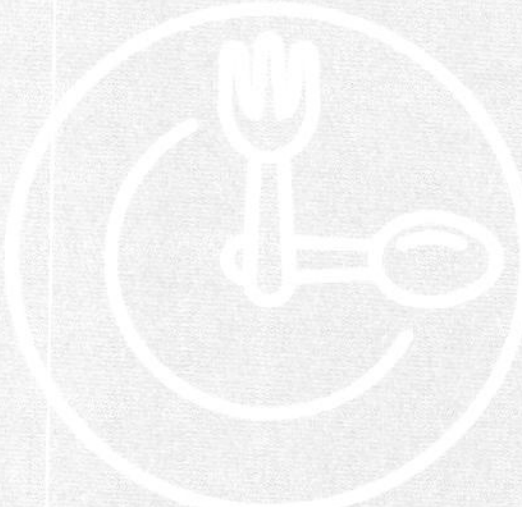

- ✓ Auswahl gesunder Lebensmittel
- ✓ Erhöhung der Nährstoffdichte
- ✓ Vermeidung industrieller Produkte

An den Sonntagen unserer Challenge wollen wir uns um all das Gute in unserem Essen kümmern – und, die Kehrseite, natürlich auch um das Schlechte, das man in unseren Lebensmitteln heutzutage findet. Aber unser Essen wird durch den Challenge-Sonntag nicht nur gesünder, sondern auch noch besser schmecken und uns bei unserer Gewichtsreise helfen. Denn am Sonntag werden wir das tun, was unsere Großeltern immer gemacht haben: Wir werden in die Küche gehen und kochen und packen. Ja, das ist kein Rechtschreibfehler: Wir werden kochen und packen, nicht etwa kochen und backen. Denn das, was wir heute kochen, können wir auch morgen noch essen – und zwar nicht nur zu Hause, sondern auch unterwegs.

Wenn meine Frau und ich einkaufen gehen, schlendere ich gerne durch den Supermarkt und schaue mir die einzelnen Produkte an. Vor allem die Labels auf den Verpackungen haben es mir angetan, diese kleingedruckten Stellen, bei denen man Informationen über Nährstoffgehalt und Inhalt der Lebensmittel findet. Meine Frau ist dann immer ziemlich genervt, denn sie möchte besonders schnell die Lebensmittel im Einkaufswagen haben und keine endlosen Diskussionen mit mir über Nährstoffgehalt und die furchtbare Nahrungsmittelindustrie führen. Aber was soll ich tun? Einmal Biohacker, immer Biohacker.

Und so kommt es vor, dass ich vor dem Joghurtregal stehe und mir verschiedene Joghurts von unterschiedlichen Herstellern anschaue. Ich könnte endlos die Packungen miteinander vergleichen und mich gleichzeitig freuen und ärgern. Freuen darüber, dass es durchaus Produkte gibt, deren Zuckergehalt sich in Grenzen hält. Und ärgern darüber, dass die meisten Produkte allerdings sehr viel Zucker enthalten. Da ich selber wahnsinnig gerne meinen eigenen Joghurt zu Hause herstelle, weiß ich, dass ein Naturjoghurt gut schmecken kann und man den zugesetzten Zucker nicht wirklich benötigt. Gerade Joghurts mit Fruchtgeschmack sind wahre Kalorien- und Zuckerbomben. Es sei erneut daran erinnert, dass es nicht nur um die Kalorien geht, sondern um die Insulinkatastrophe, die eintritt, wenn wir ein gesüßtes Produkt essen. Etwas, an das viele bei einem gesunden Joghurt nicht denken.

Oder nehmen wir so etwas Profanes wie Tomatensoße. Hallo? Tomatensoße! Was gehört bitte schön in eine Tomatensoße? Nun, sicherlich zunächst einmal Tomaten. Dann vielleicht ein paar Zwiebeln und Knoblauch, einige Kräuter und Gewürze und ein Basisfett, wie zum Beispiel ein gutes Olivenöl. Man könnte auch noch ein paar Karotten, Sellerie oder Paprika für ein zusätzliches Aroma hinzufügen. Aber was finden wir nicht in einer hausgemachten Tomatensoße? Richtig: zugesetzten Zucker! Und wenn ich mir die industriell hergestellte Tomatensoße im Supermarktregal anschaue, dann bin ich immer wieder entsetzt, wie viel Zucker da beigemischt wird. Es gibt

Produkte, die mehrere Teelöffel Zucker pro Portion enthalten. Etwas, was eigentlich nicht sein muss.

Aber warum macht die Industrie das? Stimmen die Verschwörungstheorien, dass uns die Big Player wirklich süchtig machen wollen? Dass die großen Firmen quasi unsere Dealer sind?

Natürlich geht es zunächst einmal um den Geschmack der Soße. Tomaten haben von Natur aus eine gewisse Säure, die einige Menschen als sehr intensiv empfinden würden. Durch die Zugabe von Industriezucker kann der Geschmack ausgeglichen und abgerundet werden. Dadurch erzielt man eine angenehmere Geschmacksnote – so die Theorie. Aber was bedeutet eigentlich eine »angenehmere Geschmacksnote«? Diese Geschmacksnote bezieht sich auf den Durchschnittsgeschmack. Es gibt Menschen, die mögen es etwas saurer, andere hingegen etwas süßer. Wenn wir allerdings den kleinsten gemeinsamen Nenner suchen, etwas, auf das wir uns alle gemeinsam verständigen könnten, dann wäre es: Süß ist lecker! Und da die Industrie möglichst viele Kunden erreichen möchte, setzt sie auf den kleinsten gemeinsamen Nenner. Aber möchten Sie der kleinste gemeinsame Nenner sein?

Die Industrie muss auch noch einen anderen Faktor berücksichtigen: den kleinsten gemeinsamen Nenner der verwendeten Tomaten. Denn als Naturprodukt schwankt natürlich der Geschmack von Tomate zu Tomate. Einen Tag ist sie saurer, den anderen Tag etwas bitterer, den nächsten Tag etwas süßer. Da die fertige Soße aber möglichst immer gleich schmecken soll, wird der Geschmack einfach mit Zucker so angeglichen, dass er immer halbwegs gleich schmeckt. So können Sie als Kunde sicher sein, dass irgendwie immer das gleiche Erlebnis in dem Glas Tomatensoße auf Sie wartet, Sie können sich aber auch sicher sein, dass das nicht wahnsinnig gesund sein wird.

Neben dem Geschmack, der sich von Tomate zu Tomate unterscheiden kann, kann sich auch die Konsistenz der Tomaten unterscheiden. Und wenn Gläser mit industrieller Tomatensoße mal dickflüssig, andere hingegen dünnflüssiger sind ... dieses Kauferlebnis wollen Sie bestimmt nicht haben. Zucker wird also auch zur Konsistenzverbesserung eingesetzt.

Mit der industriellen Tomatensoße haben Sie ein immer gleich schmeckendes Produkt, auf das Sie sich verlassen können. Aber Sie können sich auch darauf verlassen, dass sich Ihr Insulinstoffwechsel nicht besonders über den zugesetzten Zucker freuen wird.

Es wäre also deutlich besser, wenn wir uns unsere Tomatensoße einfach selber herstellen. Sie würde dann nämlich genau das enthalten, was in eine richtig gute Tomatensoße hineingehört: Tomaten, Zwiebeln, Kräuter und Gewürze und vielleicht einige Feinheiten, die Sie persönlich mögen. Diese selbst gemachte Tomatensoße wäre an einem Tag etwas stärker, am anderen Tag etwas schwächer. Sie wäre den einen Tag etwas weicher und dann wieder etwas dickflüssiger. Aber es wäre Ihre Tomatensoße. Und es wäre ein Naturprodukt. Und Naturprodukte dürfen sich naturgemäß von Tag zu Tag voneinander unterscheiden.

Wir sollten also versuchen, so weit es geht, auf industriell gefertigte Lebensmittel zu verzichten. Und das ist gar nicht einmal so leicht, wie ich es hier schreibe. Denn das Problem ist, dass wir nicht immer nur zu Hause essen. Unser Leben ist bewegt und wir sind mobil. Viele unserer Mahlzeiten nehmen wir außer Haus zu uns. Und es hat sich längst eingebürgert, dass wir uns ein Brötchen an der Tankstelle holen oder eine Currywurst an der Bude. Und genau das wollen wir am heutigen Sonntag nicht tun.

In der Zeit, in der ich nicht nur vegetarisch, sondern auch vegan gelebt habe, war es teilweise sehr schwierig, unterwegs vegane Lebensmittel zu finden. Es war außerdem zu der Zeit, als ich gerade mit einem Regisseur meine Bühnenshow vorbereitet habe. Ich musste also mit der Bahn regelmäßig von Berlin nach Bielefeld pendeln, um dort zu den Proben zu gehen. Ich hatte mir angewöhnt, einen großen Wanderrucksack mitzunehmen, in dem ganz viele Schalen mit veganen Lebensmitteln drin waren. Denn unterwegs konnte ich mich nicht darauf verlassen, etwas veganes Essbares zu finden. Damals litt ich praktisch an »Tupperkulose«, weil ich immer so viele Tupperdosen dabeihatte.

Nun wäre es heute überhaupt nicht mehr schwer, sich auch unterwegs vegan zu ernähren, schließlich bieten selbst einige Fast-Food-Ketten inzwischen vegane Gerichte an. Aber wenn man ehrlich ist, sind diese nicht immer wirklich gesund. Auch wenn ich der Industrie sehr dankbar bin, dass sie inzwischen eine Vielzahl an fleischlosen Alternativen auf Pflanzenbasis im Angebot haben, so sind es doch wieder einmal Produkte geworden, die häufig hoch prozessiert sind und damit einige gesundheitliche Probleme mit sich bringen.

Eine goldene Regel ist hier: Was man nicht selbst zu Hause in der Küche nachbasteln kann, ist ein Produkt und sollte nicht in unserem Einkaufswagen landen.

Es gibt aber eine Lösung: selber kochen und mitnehmen. Und Sie wissen schon: Ein toller Name hilft uns, tolle Methoden in unser Leben einzuführen. Mit dem *Self-Cooking* und *Pre-Packing* macht dieser Micro-Prep sogar Spaß.

Hintergrund und Einführung

Werfen wir noch einmal einen Blick auf die Vorteile, die selbst hergestellte Mahlzeiten haben und industriell vorgefertigte Produkte uns nicht bieten können:

1. Kontrolle über die Zutaten: Beim Selberkochen haben Sie die volle Kontrolle über die Auswahl der Zutaten. Sie können frische, hochwertige Lebensmittel verwenden und auf zugesetzten Zucker, ungesunde Fette und künstliche Zusätze verzichten. Indem Sie gesunde, nährstoffreiche Zutaten wählen, können Sie eine ausgewogene Ernährung fördern und so Ihr Körpergewicht besser kontrollieren.
2. Portionen anpassen: Wenn Sie Ihre Mahlzeiten selbst zubereiten, haben Sie die Möglichkeit, die Portionsgrößen nach Ihren Bedürfnissen anzupassen. Indem Sie Ihre Portionen kontrollieren und auf Ihre individuellen Kalorienbedürfnisse abstimmen, können Sie eine gesunde Kalorienbilanz erreichen.
3. Bewusstes Essverhalten: Das Zubereiten von Mahlzeiten zu Hause erfordert bewusstes Engagement. Sie haben die Möglichkeit, sich mit den Lebensmitteln, die Sie verwenden, vertraut zu machen und bewusster zu entscheiden, was Sie in Ihren Körper geben. Durch das Planen und Zubereiten von Mahlzeiten können Sie sich Zeit nehmen, um über Ihre Ernährung nachzudenken und bewusste Entscheidungen zu treffen, die zu einem gesunden Körpergewicht beitragen können.
4. Bessere Nährstoffaufnahme: Beim Selberkochen können Sie sicherstellen, dass Ihre Mahlzeiten eine Vielzahl von Nährstoffen enthalten, die Ihr Körper benötigt. Durch die Verwendung frischer, ganzer Lebensmittel können Sie von einer breiten Palette an Vitaminen, Mineralien und Antioxidantien profitieren, die in industriell verarbeiteten Produkten möglicherweise nicht in der gleichen Menge vorhanden sind.
5. Kostenersparnis: Das Zubereiten von Mahlzeiten zu Hause kann kostengünstiger sein als der Kauf von Fertigprodukten oder Essen außerhalb. Sie haben die Möglichkeit, in größerer Menge einzukaufen, preiswerte Zutaten zu verwenden und Reste zu verwerten. Dies kann Ihnen helfen, Geld zu sparen und gleichzeitig eine gesunde Ernährung aufrechtzuerhalten.
6. Kreativität und Genuss: Das Selberkochen ermöglicht es Ihnen, kreativ zu sein und neue Rezepte auszuprobieren. Sie können verschiedene Aromen, Gewürze und Zubereitungsmethoden erforschen, um Ihre Mahlzeiten abwechslungsreich und geschmacklich ansprechend zu gestalten. Indem Sie das Kochen als eine angenehme Aktivität betrachten, können Sie Ihre Mahlzeiten mehr genießen und ein gesundes Essverhalten fördern.

7. Zeitersparnis und Effizienz: Obwohl das Selberkochen zunächst mehr Zeit erfordert, kann es auch zu einer langfristigen Zeitersparnis führen. Indem Sie Ihre Mahlzeiten im Voraus planen und vorbereiten, können Sie Zeit in der Küche sparen und vermeiden, jeden Tag über Ihre Mahlzeiten nachdenken zu müssen. Durch die Nutzung von Meal-Prep-Techniken können Sie Mahlzeiten vorbereiten und mitnehmen, was den Alltag erleichtert und dazu beiträgt, gesunde Essgewohnheiten beizubehalten.
8. Familien- und Gemeinschaftsbindung: Das Zubereiten von Mahlzeiten zu Hause kann eine Gelegenheit sein, Zeit mit der Familie oder Freunden zu verbringen. Gemeinsam zu kochen schafft eine positive Atmosphäre und fördert den Austausch von Mahlzeiten in einer angenehmen Umgebung. Durch das Teilen von selbst zubereiteten Mahlzeiten kann eine stärkere Bindung und soziale Verbindung entstehen.

All diese Vorteile wollen wir an unseren Sonntagen genießen. Diese Woche fangen wir damit an und stellen uns gut transportable und schmackhafte Wraps her.

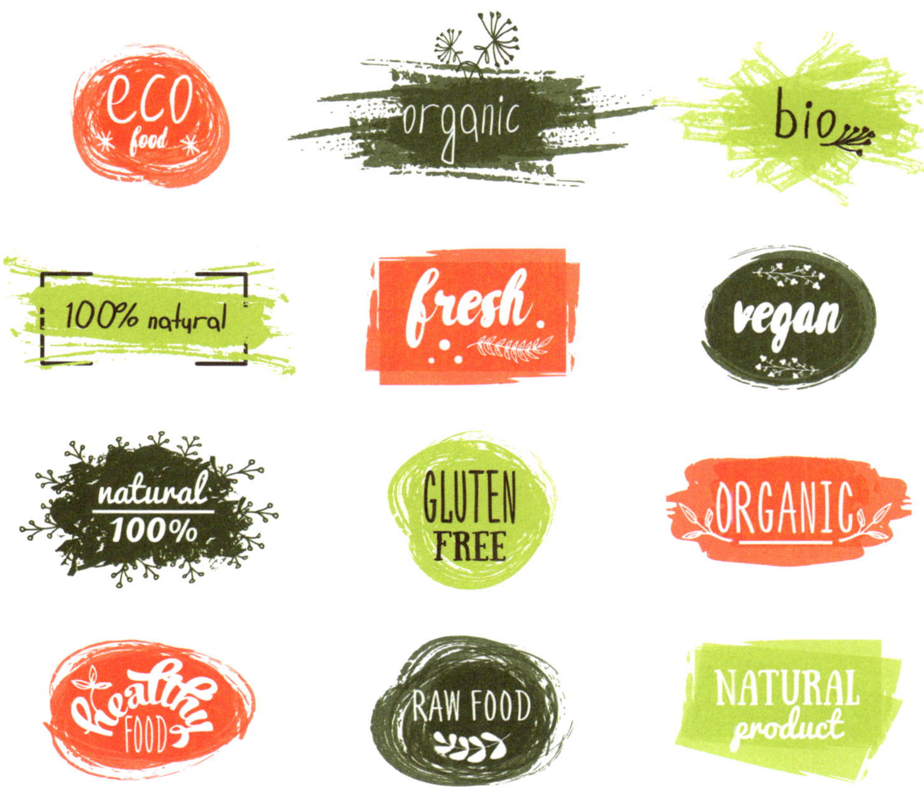

Rezept für Gemüse-Wraps

Zutaten:

- 4 große Blätter Romanasalat oder Grünkohl als Wrappersatz
- 1 Tasse Quinoa, gekocht
- 1/2 Tasse Hummus (am besten selbst gemacht oder eine zuckerfreie Variante)
- 1 Tasse bunte Gemüsestreifen (z.B. Paprika, Gurke, Karotte, Radieschen)
- 1/2 Tasse gewürfelte Avocado
- 1/4 Tasse frische Kräuter (z.B. Koriander oder Petersilie)
- Saft einer halben Zitrone
- Salz und Pfeffer nach Geschmack

Zubereitung:

1. Die Wrappersatz-Blätter gründlich waschen und trockentupfen.
2. In einer Schüssel die gekochte Quinoa mit Zitronensaft, Salz und Pfeffer vermengen.
3. Auf jedes Blatt Wrappersatz einen Esslöffel Hummus verstreichen.
4. Die Quinoa gleichmäßig auf die Wrappersatz-Blätter verteilen.
5. Gemüsestreifen, Avocado und frische Kräuter über die Quinoa geben.
6. Nach Belieben zusätzliche Gewürze oder Dressing hinzufügen.
7. Die Wrappersatz-Blätter vorsichtig einrollen, um die Füllung zu umschließen.
8. Die Wraps nach Bedarf in Frischhaltefolie einwickeln und kalt stellen.
9. Vor dem Verzehr die Wraps in der Mitte durchschneiden und servieren.

Diese Gemüse-Wraps sind ideal zur Gewichtskontrolle, denn sie sind reich an Ballaststoffen, Proteinen, gesunden Fetten und Vitaminen, enthalten aber nur wenige Kalorien (so ungefähr 500 kcal. Genau kann man das natürlich nicht sagen, da die Wraps nicht industriell hergestellt sind und sich daher von Mal zu Mal unterscheiden. Das ist aber auch nicht wichtig, denn es handelt sich um ein sehr hochwertiges Lebensmittel mit hoher Nährstoffdichte und geringer Energiedichte). Sie sind eine leichte, kalorienarme Alternative zu traditionellen Tortilla-Wraps und bieten eine Vielzahl von Nährstoffen. Sie können auch nach Belieben mit anderen Gemüsesorten oder proteinreichen Zutaten wie Hühnchen, Tofu oder Bohnen angepasst werden.

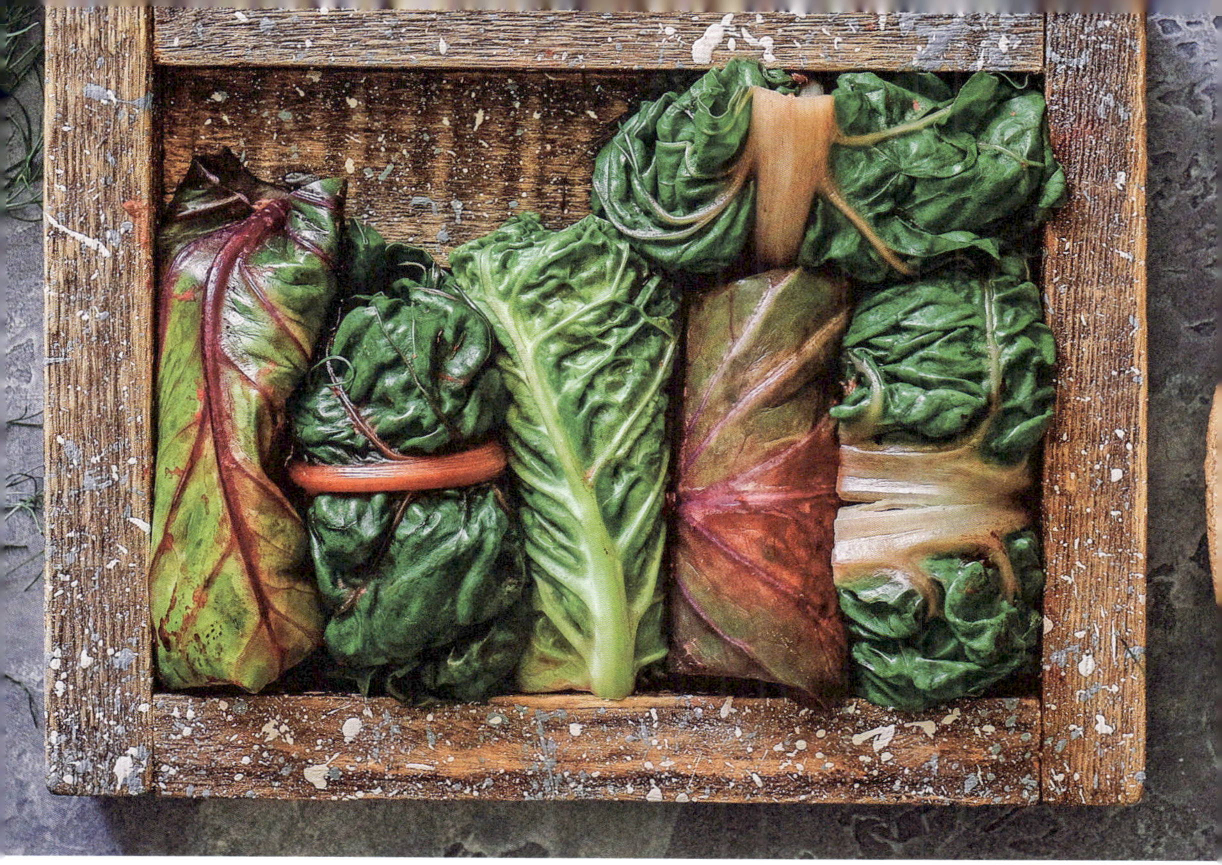

Tipps und Tricks und wie geht es weiter?

- Der Sonntag ist für Sie zum Experimentieren da. Kochen und brutzeln Sie, was das Zeug hält, suchen Sie sich selber schmackhafte Alternativen. Es geht nicht um die minimale Kalorienzahl, es geht vor allem darum, dass Sie auswärtiges Essen und damit industrielle Produkte vermeiden. Bereiten Sie am Sonntag bereits das vor, was Sie im Laufe der Woche essen wollen. Viele Lebensmittel können mehrere Tage im Kühlschrank aufbewahrt werden, gegebenenfalls kann man sie einfrieren. Packen Sie alles in Boxen und freuen Sie sich, dass Sie zum wöchentlichen Selbstversorger geworden sind.
- Gute Transportboxen sind der Schlüssel. Sie müssen sich gut verschließen lassen, möglichst Flüssigkeiten im Inneren halten und möglichst überhaupt keine Schadstoffe an das Essen im Inneren abgeben. Das Internet bietet viele Varianten und einige von denen sehen sogar cool aus.

WOCHE 2

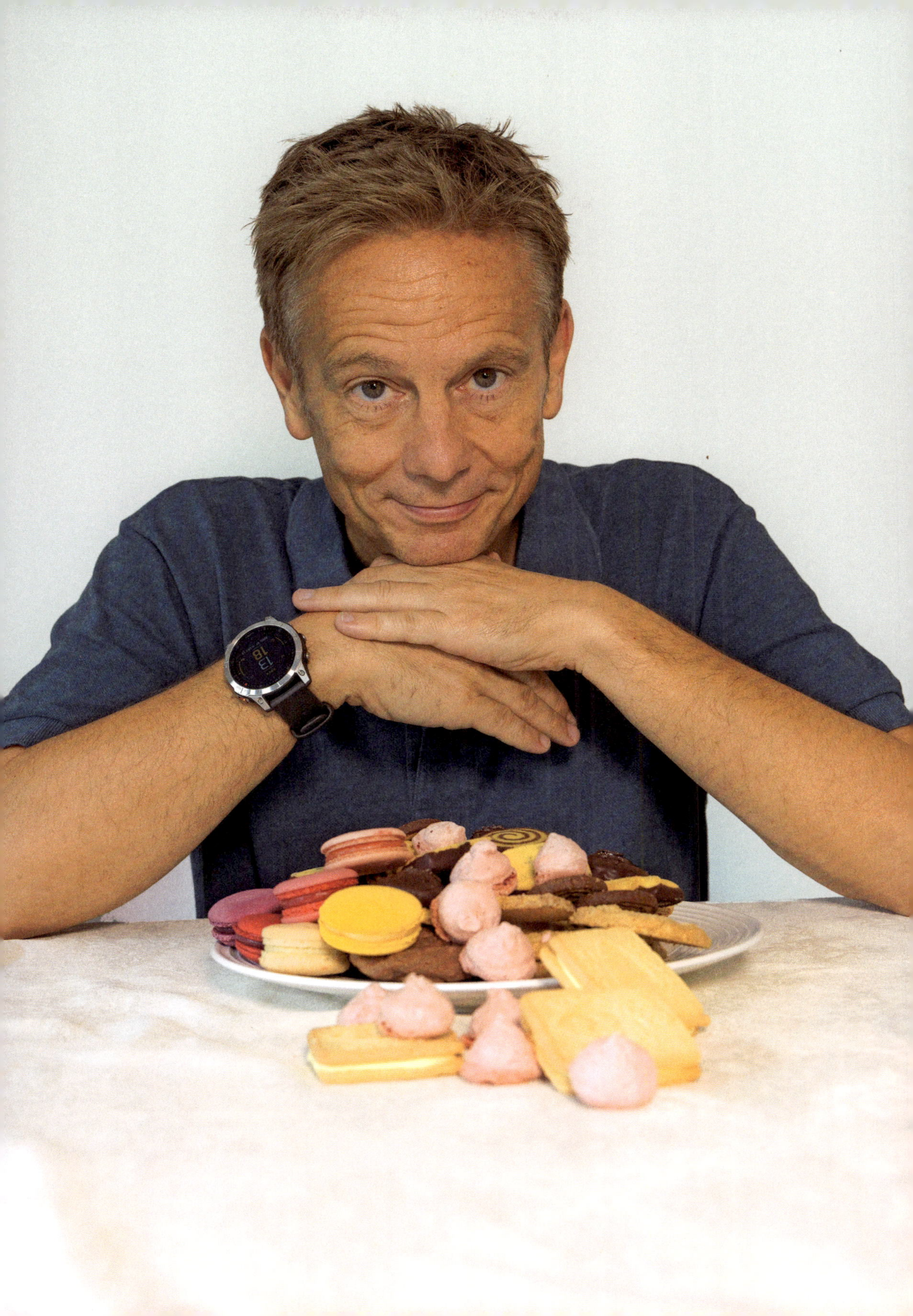

MONTAG: UNSER MIKROBIOM

STECKEN SIE NICHT DEN KOPF IN DEN SAND, SONDERN DIE HÄNDE

- ✓ Vermehrung der Vielfalt der Darmbakterien
- ✓ Verbesserter Stoffwechsel
- ✓ Verbesserte Kohlenhydratverdauung
- ✓ Entspannung und Stressabbau

Heute widmen wir uns erneut unserem faszinierenden Mikrobiom. Es ist einfach unglaublich, wie viele Mikroorganismen sich in unserem Darm tummeln. Tatsächlich haben Forscher herausgefunden, dass es dort mehr Darmbakterien gibt als eigene Körperzellen. Eine Studie aus dem Jahr 2016 schätzte, dass rund 40 Billionen Mikroorganismen im Darm leben, während wir nur etwa 30 Billionen menschliche Körperzellen haben. Daher möchte ich meinen heutigen Micro-Prep mit den Worten beginnen: »Hallo, liebe Darmbakterien, schön, dass ihr euren Menschen mitgebracht habt!«

Hintergrund und Einführung

In unserer schnelllebigen Zeit haben wir den Bezug zur Natur oft verloren. Diese Entfremdung von der Natur wirkt sich auch auf unseren Körper aus, insbesondere auf unser Mikrobiom.

Wie bereits erwähnt, handelt es sich bei unserem Mikrobiom um die faszinierende Welt von Milliarden von Mikroorganismen, die in unserem Körper, insbesondere in unserem Verdauungstrakt, leben. Es spielt eine entscheidende Rolle für unsere Gesundheit, indem es uns bei der Verdauung unterstützt, unser Immunsystem stärkt und wichtige Nährstoffe produziert. Es hilft uns auch dabei, unser Gewicht zu regulieren, was – als sei es geplant – perfekt zu unserem Buchthema passt. Allerdings hat sich die Diversität unseres Mikrobioms in der modernen Zeit verringert – ähnlich wie die Biodiversität auf unserem Planeten abnimmt. Unter Diversität verstehen wir die Vielfalt und Unterschiedlichkeit von Dingen in der Welt. Wenn wir über die Diversität der Darmbakterien sprechen, meinen wir die verschiedenen Arten von Bakterien, die in unserem Darm leben. Genauso wie es auf der Erde viele verschiedene Tier- und Pflanzenarten gibt, gibt es auch viele verschiedene Arten von Bakterien in unserem Darm.

Die Diversität der Darmbakterien ist von großer Bedeutung, da jede Bakterienart eine spezifische Aufgabe erfüllt und zu einem gesunden Gleichgewicht beiträgt. Wenn die Diversität der Bakterien in unserem Darm abnimmt, können Probleme wie Verdauungsstörungen, ein geschwächtes Immunsystem oder unerwünschte Gewichtszunahme auftreten.

Leider ist die Diversität der Darmbakterien in den letzten Jahren zurückgegangen. Die Gründe dafür sind vielfältig. Eine ballaststoffarme Ernährung, übermäßiger Einsatz von Antibiotika, Umweltverschmutzung und der Mangel an direktem Kontakt zur Natur haben zur Verringerung der Vielfalt an Mikroorganismen in unserem Darm beigetragen.

Doch es gibt gute Nachrichten: Durch den direkten Kontakt zur Natur können wir die Diversität unseres Mikrobioms wiederherstellen und somit unsere Gesundheit positiv beeinflussen. Eine Möglichkeit dazu ist die Gartenarbeit. Indem wir Erde berühren, Pflanzen anbauen und uns um unseren eigenen Garten oder Balkon kümmern, kommen wir in direkten Kontakt mit einer Vielzahl von Mikroorganismen aus der natürlichen Umgebung. Das bedeutet, dass wir das Mikrobiom verbessern und stärken können, ohne unsere Ernährung zu ändern.

Die vielfältige Mikroorganismenwelt im Boden, auf den Pflanzen und in der Luft kann unsere Darmbakterien bereichern und die Biodiversität in unserem Mikrobiom erhöhen. Darüber hinaus kann der Kontakt zur Natur auch Stress reduzieren, das allgemeine Wohlbefinden steigern und uns ein tieferes Gefühl von Verbundenheit und Ausgeglichenheit vermitteln. Und wir wissen, dass Stress bei einigen Menschen zu Gewichtszunahme führen kann. Daher spielen Entspannungsmethoden bei der Gewichtskontrolle und dem Kampf gegen Übergewicht eine wichtige Rolle.

Es ist also an der Zeit, den Kontakt zur Natur wiederherzustellen und die Vielfalt in unserem Mikrobiom zu fördern, um unser eigenes Wohlbefinden und, ganz nebenher, die Gesundheit unseres Planeten zu unterstützen.

Selbst in einer hoch technologisierten Welt bleibt für unsere Gesundheit und unser Wohlbefinden die enge Verbindung zur Natur von entscheidender Bedeutung. Der moderne Lebensstil hat uns von den natürlichen Rhythmen und Kräften entfremdet, die unseren Körper und Geist seit Jahrtausenden geprägt haben.

Diese Veränderung wirkt sich auf unser Mikrobiom aus. Indem wir uns wieder mit der natürlichen Umwelt verbinden, kann auch die Vielfalt der Mikroorganismen in unserem Körper zunehmen. Gartenarbeit bietet eine großartige Möglichkeit, wieder in Kontakt mit der Erde zu kommen und dabei die Biodiversität unseres Mikrobioms zu fördern. Durch das Bearbeiten des Bodens, das Einpflanzen von Samen, das Jäten von Unkraut und das Pflegen der Pflanzen kommen wir mit einer Vielzahl von Mikroorganismen in Berührung, die sich positiv auf unsere Darmgesundheit auswirken können.

Gartenarbeit kann für jeden zugänglich sein. Selbst auf einem Balkon oder einer Fensterbank können wir Kräuter, Gemüse oder Blumen anbauen.

Aber wenn ich hier von »Gartenarbeit« spreche, meine ich nicht wirklich Arbeit. Natürlich wäre es schön, wenn wir alle wieder anfangen würden, unser eigenes Obst und Gemüse anzubauen. Aber das ist nicht das Ziel. Es geht darum, bewusst Zeit in der Natur zu verbringen und unsere Hände in die Erde zu stecken. Ja, Sie haben richtig gelesen! Es geht wirklich um den Kontakt mit dem Mutterboden. Denn der direkte Kontakt unserer Hände mit der Erde hat Auswirkungen auf unser Mikrobiom.

Wenn wir mit unseren Händen den Mutterboden berühren und danach, unbewusst, in unser Gesicht fassen oder Lebensmittel essen, können einige dieser Bakterien auf unsere Haut und in unseren Verdauungstrakt gelangen. Wenn nun neue Bakterien aus der Umgebung, wie dem Mutterboden, in unseren Darm kommen, können sie zur Vielfalt unseres Mikrobioms beitragen. Und darum geht es: ein reichhaltiges und vielfältiges Mikrobiom zu fördern!

Und so funktioniert es

Stecken Sie einfach Ihre Hände in den Sand. Okay, es sollte kein Sand sein, sondern Mutterboden. Im Sand finden sich nicht so viele Bakterien. Mutterboden – auch als Oberboden bezeichnet – enthält nämlich eine Fülle von organischen Materialien wie abgestorbene Pflanzenreste, Tierkot und Mikroorganismen, die eine ideale Umgebung für das Wachstum und die Vermehrung von Bakterien bieten – genau diese Bakterien, die wir benötigen. Durch diese organischen Substanzen wird der Mutterboden zu einem nährstoffreichen Lebensraum für verschiedene Mikroorganismen, einschließlich der gewünschten Bakterien. Daher ist die Anzahl der Bakterien im Mutterboden im Allgemeinen viel höher als im Sand. Es macht also durchaus einen Unterschied, ob Sie im Garten buddeln oder eine Sandburg am Strand bauen – zumindest für Ihr Mikrobiom.

Natürlich werden Sie keinen wesentlichen Effekt auf Ihr Mikrobiom und Ihr Körpergewicht haben, wenn Sie einmalig kurz die Hände in einen Blumentopf stecken. Es geht eher um die regelmäßige Beschäftigung mit der Natur und dem Kontakt zur Erde. Ein immer wieder neuer und regelmäßiger Kontakt mit der natürlichen Umgebung unseres Lebensraums verbessert unser Mikrobiom und macht es vielfältig.

Tipps und Tricks und wie geht es weiter?

- Der Kontakt mit der Natur hat über unser Mikrobiom hinaus vielfältige Auswirkungen auf unseren Körper. Daher macht es Sinn, wann immer es geht, Zeit draußen in der Natur zu verbringen.
- Auch ein Spaziergang durch den Wald, bei dem man immer wieder einmal Bäume oder Pflanzen berührt, sich bückt und den Waldboden anfasst, hat Auswirkungen auf unser Mikrobiom.
- Nutzen Sie jede Chance, Zeit im Freien zu verbringen. Der Stadtpark, ein See, Felder, der eigene Garten oder Balkon: Die Verbindung mit der Natur hat direkte Auswirkungen auf unser Körpergewicht.

DIENSTAG: AKTIVITÄT UND BEWEGUNG

SETZEN SIE HIMMEL UND HÖLLE IN BEWEGUNG

- ✓ Muskelaufbau
- ✓ Steigerung des Grundumsatzes
- ✓ Kalorienverbrauch
- ✓ Kräftigung der Knochenstruktur
- ✓ Verbesserung des Zuckerstoffwechsels

Am heutigen Dienstag geht es nun aber tatsächlich um Bewegung. Also für alle, die etwas enttäuscht waren, dass wir bei unserem Micro-Prep für Bewegung letzte Woche Dienstag im Bett gelandet sind, kommen wir jetzt zu den wirklich schweißtreibenden Übungen. Aber keine Sorge: Es macht trotzdem Spaß!

Hintergrund und Einführung

Kennen Sie noch das alte »Himmel und Hölle«-Spiel aus Ihrer Kindheit? Einige von uns kennen es vielleicht eher unter dem Namen »Himmel und Erde« – was für einige Menschen auf das Gleiche hinausläuft. Es ist dieses traditionelle Kinderspiel, das meistens draußen auf der Straße gespielt wird. Auf dem Boden werden entweder mit ein wenig Kreide oder, sollte der Boden sandig sein, einfach mit einem Stock, Kästchen gezeichnet. Die Anzahl und das Muster der Kästchen können dabei variieren und sehr vielfältige Formen annehmen. Üblicherweise werden diese Kästchen dann nummeriert, angefangen mit der Zahl 1 bis zu einer bestimmten Zahl nach oben.

Die Spieler beginnen damit, einen kleinen Stein oder einen anderen Gegenstand in das erste Kästchen zu werfen, und hüpfen dann mit einem Bein, oder mit beiden Beinen, über das erste Kästchen hinweg und landen im nächsten. Dabei versuchen Sie, das Kästchen zu überspringen, in dem der Stein liegt, um weiter fortzufahren.

Meistens müssen die Spieler bestimmte Regeln beachten, während sie hüpfen. Zum Beispiel müssen sie mal auf einem Bein in den Kästchen landen, mal auf beiden Beinen. Das Spiel geht dann weiter, indem die Spieler immer weiter hüpfen und versuchen, die Kästchen in der richtigen Reihenfolge zu erreichen. Wenn ein Mitspieler einen Fehler macht, ist der nächste Spieler dran.

Okay, die intellektuelle Herausforderung dieses Spiels ist vergleichbar mit modernen Spielen wie Pokémon oder Moorhuhnschießen. Aber zumindest fördert »Himmel und Hölle« bei den Kindern Bewegung, Koordination und Geschicklichkeit. Aber jetzt kommt's: Wenn Erwachsene dieses Spiel spielen, verbessert es ebenfalls die Bewegung, Koordination und Geschicklichkeit. Und es verbrennt Kalorien. Und das nicht zu knapp.

Für eine grobe Schätzung, wie viele Kalorien man bei »Himmel und Hölle« verbrennt, können wir uns an das Compendium of Physical Activities halten. Als »hauptsächliches Spring- und Hüpfspiel« kann »Himmel und Hölle« als moderate bis intensive körperliche Aktivität eingestuft werden. Und das wäre dann immerhin so viel wie zum Beispiel Jogging. Sportmedizinisch geht man davon aus, dass beim Joggen ungefähr 7 kcal/min für eine Person mit einem

Körpergewicht von 70 kg verbrannt werden – und bei »Himmel und Hölle« auch! Nehmen wir einmal an, dass eine Stunde »Himmel und Hölle« spielen einem konstanten Aktivitätsniveau entspricht, das wie oben angegeben etwa 5–7 kcal pro Minute verbraucht. In diesem Fall könnte ein durchschnittlich erwachsender Mensch, abhängig von seinem Gewicht, etwa 300–420 kcal in einer Stunde »Himmel und Hölle« verbrennen.

»So«, mögen Sie jetzt sagen, »aber ich werde sicherlich nicht eine Stunde lang ›Himmel und Hölle‹ spielen.« – »Okay«, werde ich Ihnen antworten, »das müssen Sie auch gar nicht am Stück tun.« Denn bei unseren Dienstag-Bewegungen geht es vor allem darum, dass wir Bewegungen in unseren Alltag integrieren. Sport können Sie ja gerne trotzdem machen. Wichtig ist allerdings, dass wir im Laufe unseres Alltags immer wieder kleine Bewegungsinseln haben, um unseren Stoffwechsel über die Dauer des Tages immer wieder anzutreiben und nicht nur einmal in einer definierten Zeit am Morgen oder am Abend.

Wenn ich eine Mahlzeit zu mir nehme und dadurch meinen Zuckerspiegel in die Höhe treibe, schüttet mein Körper Insulin aus. Dieses Insulin senkt zwar einerseits den Zucker in meinem Blut, zum anderen verhindert es aber auch die Verbrennung von Fett. Eine wesentliche Aufgabe ist daher, den aufgenommenen Zucker so schnell wie möglich aus dem Blut wieder herauszubekommen. Und das gelingt am besten durch körperliche Aktivität.

Angenommen, ich esse vormittags ein Brötchen mit Marmelade. Wenn ich dann am Abend zehn Kilometer durch den Stadtpark jogge, ist das schön und gut und wird Kalorien verbrennen und eine Menge Spaß bereiten. Aber es wird nicht die Belastung der Kohlenhydrate durch das Frühstücksbrötchen mit Marmelade vom Vormittag bekämpfen. Um tatsächlich das Frühstück zu verbrennen, müssen wir es direkt nach dem Frühstück verbrennen. Und dabei helfen uns die eingebauten Aktivitätsinseln im Laufe des Tages.

Himmel und Hölle

Was spricht eigentlich ernsthaft dagegen, wenn Sie Himmel und Hölle in Bewegung setzen und »Himmel und Hölle« in Ihren Alltag einbauen? Ich habe das tatsächlich einmal in meiner Praxis gemacht. Ich habe mit Klebestreifen (es war ein Tapeverband) die typischen Kästchen auf den Flur vor meinem Tresen geklebt. Und immer wenn ich aus meinem Sprechzimmer zum Tresen gegangen bin, um ein Rezept zu unterschreiben, bin ich nicht mehr gegangen, sondern gehüpft. Das hat mich zwar einerseits außer Atem gebracht, auf der anderen Seite aber auch ein Lächeln in mein Gesicht und in das Gesicht meiner Patienten gezaubert. Und vor allem hat es meinen Insulinspiegel gesenkt, wenn ich doch wieder einmal einen Keks in meiner Sprechstunde geknabbert hatte. Mir ging es nur darum, Bewegung in meinen Alltag hineinzubringen. Und zwar in einer Zeit, in der die Bewegung nicht im Vordergrund steht – nämlich in meiner Sprechstunde.

Ein einfaches »Himmel und Hölle«-Spiel können Sie sicherlich auch bei sich im Büro auf den Boden zaubern. Oder Sie gestalten sich einige Kästchen im heimischen Wohnzimmer. Oder Sie denken sich einfach Kästchen, die physisch gar nicht vorhanden sind. Oder Sie benutzen sowieso vorhandene Gehwegplatten auf dem Weg zur Arbeitsstelle – die Möglichkeiten für Ihren persönlichen Himmel sind endlos.

Wenn Sie im Laufe Ihres Alltags immer wieder kleine Bewegungsinseln mit Aktivität einbauen, werden am Ende des Tages eine beträchtliche Anzahl an Bewegungsminuten auf Ihrem gedachten Bewegungskonto eingezahlt sein. Vielleicht kommen Sie im Laufe des Tages ja sogar auf eine ganze Stunde Springen – und haben so zusätzliche 400 kcal verbrannt.

Aber auch wenn Sie weniger hüpfen: Wichtig ist die Aktivität. Denn es geht, wie Sie bereits wissen, vor allem um die Wirkungen auf unseren Stoffwechsel. Denn dieser soll im Laufe unseres wachen Tages so wenig wie möglich zur Ruhe kommen. Damit nicht der Blutzucker ansteigt, der Insulinspiegel reagiert und die Katastrophe der gehemmten Fettverbrennung ihren Lauf nimmt.

Tipps und Tricks und wie geht es weiter?

- Sie können natürlich auch andere Kinderspiele mit Aktivitäten in Ihren Alltag einbauen – nur bitte nicht Moorhuhnschießen. Allein das Hüpfen auf einem Bein schult die Koordination, ist anstrengend und einfach durchzuführen. Vielleicht üben Sie das auf dem Weg zum Einkaufen einmal in einer ruhigen Straße, wo Ihnen nicht alle Leute hinterherstarren. Aber wenn Sie später sehr geübt sind, können Sie das natürlich auch auf der Königsallee Ihrer Stadt machen.
- Erinnern Sie sich noch daran, dass wir als Kinder teilweise versucht haben, nicht auf die Kanten von Pflastersteinen zu treten? Auch das eignet sich als perfektes Hüpfspiel. Alles, was Ihnen Freude macht und Bewegung in den Alltag bringt, ist erlaubt.
- Okay, die Streber unter Ihnen können das Hüpfen natürlich professionalisieren. Kaufen Sie sich ein Trampolin, stellen Sie es sich in den Garten und hüpfen Sie los. Das ist gelenkschonend, Kalorien verbrennend und sicherlich eine der besten sportlichen Aktivitäten, die es gibt. Aber wie gesagt: Sie brauchen dafür ein Gerät und Sie haben sich dann die Auszeichnung »Streber« verdient. Aber das ist ja nichts Schlechtes.

MITTWOCH: SEELE UND PSYCHE

DRÜCKEN SIE DIE FAST-FORWARD-TASTE

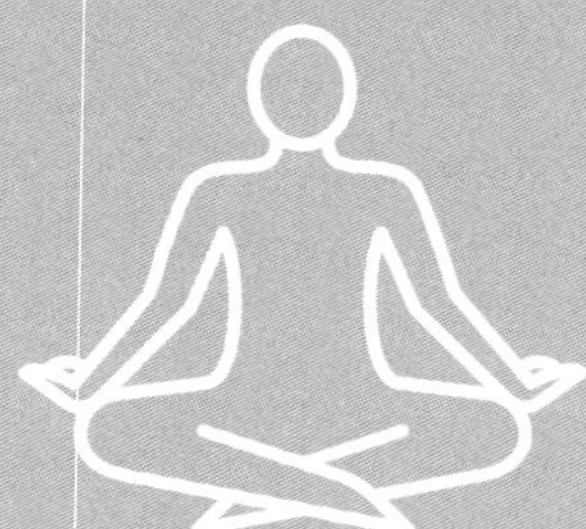

- ✓ Kalorienkontrolle
- ✓ Portionskontrolle
- ✓ Langfristige Verhaltensänderungen

Am heutigen Mittwoch geht es wieder einmal um die Kontrolle unserer Impulse, also letztendlich um die Kontrolle unseres Verhaltens. Nachdem wir uns letzte Woche mit verschiedenen Verzögerungstechniken vertraut gemacht haben, soll es in dieser Woche um die gedankliche Begleitung unseres Verhaltens gehen. Wir werden gemeinsam einen Blick in die Zukunft werfen, indem wir einen Turbo einlegen: die Fast-Forward-Taste.

Hintergrund und Einführung

Kennen Sie noch diese alten Kassettenrekorder, mit denen viele von uns in der Jugend Musik gehört haben? Ich persönlich bin ein gefühltes Kind der Achtziger, habe also in den Achtzigerjahren meine musikalische Jugend erlebt. Und der Soundtrack meiner Jugend befand sich auf der Sammlung meiner Musikkassetten. Natürlich gab es Musikstücke, die mir nach einiger Zeit nicht mehr ganz so gut gefallen haben, die aber trotzdem mitten auf meiner Musikkassette waren.

Während heute dieses Problem relativ einfach zu lösen ist, indem man entweder die MP3-Datei löscht oder den Titel aus der Streamingliste entfernt, war das in meiner Jugend eine halbe Katastrophe. Denn immer wenn ich zu dem von mir nicht mehr ganz so geliebten Titel kam, musste ich ihn mir entweder anhören oder dreieinhalb Minuten die Vorwärtstaste drücken, um zum nächsten Lied zu kommen.

Was mich in meiner Jugend bestenfalls genervt hat, ist heute eine gute Strategie zur Gewichtskontrolle. Wir bauen nämlich eine mentale Schnellvorlauftaste, also Fast Forward, in unser Leben ein.

Wäre es nicht schön, wenn wir einen Blick in die Zukunft werfen könnten? Wenn wir vor unserem inneren Auge genau sehen könnten, was die Zukunft für uns bringen wird? Okay, sicherlich nicht immer, denn vieles wollen wir vielleicht gar nicht wissen. Aber einiges wäre doch ganz interessant, oder?

Eine erstaunliche Fähigkeit unseres Gehirns ist, dass wir uns ein Abbild unserer Zukunft erträumen können. Wir fantasieren häufig über unsere Zukunft, aber natürlich können wir sie nicht genau vorhersagen. Schließlich gibt es zu viele einzelne Elemente, die unsere Zukunft bestimmen. Aber häufig können wir vor unserem inneren Auge ein etwaiges Abbild unserer Zukunft entstehen lassen. Und ich glaube, es ist nicht ganz vermessen zu behaupten, dass wir durchaus eine Vorstellung davon haben, was die Tüte Kartoffelchips, die wir heute essen, in den nächsten Wochen mit uns anstellen wird. Oder was die Tüte Kartoffelchips zusammen mit der Torte, der großen Portion Wiener Schnitzel und dem Vanilleeis mit Sahne gemeinschaftlich in den nächsten Wochen mit uns anstellen werden.

Die Fast-Forward-Taste

Die Technik der Fast-Forward-Taste besteht darin, dass wir mental genau diese Taste drücken und schauen, was die Zukunft für uns bringen wird. So einfach, so effektiv. Wenn wir, bevor wir die Chips essen, uns vorstellen, was der Genuss in der Zukunft bei uns anrichten wird, haben wir in der aktuellen Gegenwart zumindest die Chance zu überdenken, ob es das wirklich wert ist. Die Fast-Forward-Taste eröffnet uns eine faszinierende psychologische Möglichkeit: Indem wir unsere persönliche Zukunft antizipieren, können wir unsere Gegenwart bewusst gestalten und somit eine Veränderung in unserer Zukunft herbeiführen – alles durch unser gegenwärtiges, nunmehr verändertes Verhalten.

Wir müssen übrigens unser gegenwärtiges Verhalten überhaupt nicht ändern, wenn wir mit unserer Zukunft zufrieden sind. Und wir müssen es auch nicht ändern, wenn wir nicht ganz mit der Zukunft zufrieden sind, uns aber die gegenwärtige Verhaltensweise wichtig ist. Die Frage lautet nur: Ist es uns das wert? Genau diese Frage sollte uns so in Fleisch und Blut übergehen, dass wir sie uns im Laufe des Tages immer wieder stellen. Wir entfernen damit einen Essens-Automatismus und ersetzen ihn durch bewusste Essensentscheidungen.

Ich persönlich habe genau diese Frage ganz oft in meinen Alltag eingebaut. Häufig beantworte ich sie mir im Stillen mit »Ja, genau das möchte ich jetzt und das ist es mir auch wert«. Alles gut, keine Reue. Aber teilweise, wenn ich einen gedanklichen Blick in meine Zukunft werfe, merke ich dann schon, dass der zukünftige Preis meines heutigen Verhaltens vielleicht ein wenig zu hoch ist. Habe ich wirklich gerade jetzt Lust auf dieses Stück Schokolade, wenn ich mir die Zukunft dieser Schokolade in meinem Stoffwechsel und in und an meinem Körper vorstelle? Müssen es wirklich drei Kugeln Eis sein, wenn vielleicht auch zwei reichen, um ein gutes Gefühl zu haben?

Wir haben in der letzten Woche ja bereits über Verzögerungstechniken gesprochen, also Methoden, die ein automatisches Verhalten unterbrechen und uns die Möglichkeit geben, mit unseren langsamen, bewussten Gedanken den schnellen, unbewussten Gedanken hinterherzueilen. Letztendlich ist die Fast-Forward-Taste eine ganz ähnliche Strategie. Wir halten das aktuelle Verhalten kurz an, werfen einen imaginären Blick in unsere Zukunft, kehren dann in die Gegenwart zurück und stellen uns die Frage, ob noch alles in unserem Sinne läuft. Und dann haben wir die bewusste Entscheidungsmöglichkeit: »Jawoll, alles weiter so.« Oder vielleicht auch: »Nein, da gibt es etwas zum Optimieren.« Wir bringen uns sozusagen zurück ans Steuer unseres Lebens, zurück aus der Position des Beifahrers in den Fahrersitz. Und wir versuchen diese Entscheidung anhand von objektivierbaren Faktoren zu treffen,

nämlich den Auswirkungen auf unsere persönliche Zukunft.
Wie jede andere Technik in diesem Buch muss auch die Technik der Fast-Forward-Taste geübt werden – sie wird sich nicht von allein verselbstständigen und unser Leben begleiten. Und auch hier macht es Sinn, diese Technik zunächst in vielen verschiedenen Bereichen des Lebens einzuüben und nicht nur im Bereich der Gewichtsreduktion. Denn unsere wunden Stellen – diese Bereiche, in denen wir sehr emotional reagieren – lassen sich besonders schwer durch bewusste Entscheidungen verändern. Und ich gehe mal davon aus, dass die Gewichtsreduktion zu Ihren wunden Stellen gehört. Bei mir ist es zumindest so.

Daher empfehle ich, die Fast-Forward-Taste zunächst in weniger emotionalen Bereichen zu testen. Soll ich das Auto nehmen oder mit dem Bus fahren? Ein einfacher Druck auf die Fast-Forward-Taste ermöglicht mir eine sinnvolle Entscheidung. Wie wird die nächste Stunde in meinem Leben aussehen, wenn ich das Auto nehme? Und wie, wenn ich den Bus nehme? Und wie sieht es am nächsten Tag aus, wenn ich heute den Bus genommen habe? Oder in fünf Jahren? Wird es einen Unterschied machen? Nachdem ich die mentale Fast-Forward-Taste gedrückt und wieder losgelassen habe, kann ich nach meinem fantasierten Blick in die Zukunft eine informiertere Entscheidung in der Gegenwart treffen.

Tipps und Tricks und wie geht es weiter?

- Üben, üben, üben. Es ist wirklich schwer, unser unbewusstes und automatisiertes Verhalten zu verändern, und es gelingt keinesfalls in wenigen Tagen. Teilweise ist es eine Aufgabe für das ganze Leben. Aber gerade der Blick in unsere persönliche Zukunft, auch wenn es nur ein erträumter Blick ist, kann uns in der Gegenwart die Augen öffnen. Denn immerhin ist der Traum unserer Zukunft von Fakten untermauert. Fakten, die wir in der heutigen Gegenwart schaffen. Also trauen Sie sich, die Fast-Forward-Taste, wann immer es geht, zu nutzen.
- Trauen Sie sich auch, die Frage »Ist es mir das wert« mit »Ja« zu beantworten. Egal ob gegenwärtiger oder trockener Dicker: Wir neigen häufig dazu, allzu streng mit uns zu sein. Leben hat auch mit Genuss zu tun, aber auch ganz viel mit Balance. Wichtig ist nur, dass wir bewusste Entscheidungen treffen, mit deren Hilfe wir die Balance zwischen Selbstdisziplin und Genießen finden.

GENIESSEN SIE EINEN TELLER KEKSE, ABER RICHTIG

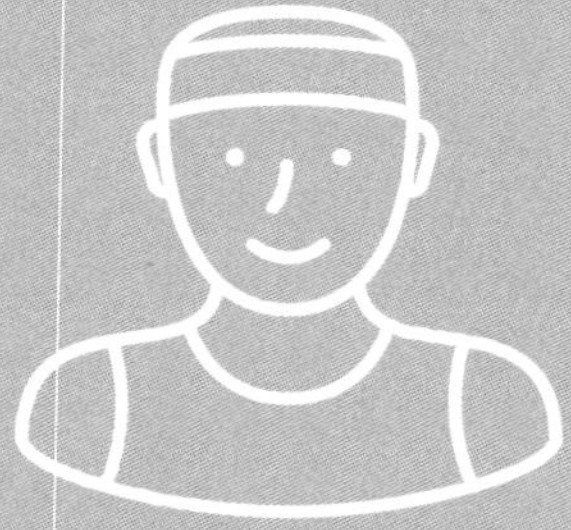

- ✓ Verbesserung der Willenskraft
- ✓ Kalorienreduktion
- ✓ Nahrungskontrolle
- ✓ Verminderung von industriellem Zucker

Erinnern Sie sich noch an den präfrontalen Kortex von letzter Woche? Das ist diese Struktur im Gehirn, die unter anderem für unsere Willensstärke verantwortlich ist. Letzte Woche Donnerstag haben wir auf einem Blatt Papier gestanden, um unsere Willenskraft zu verbessern und neue Bahnen in unserem präfrontalen Kortex zu bilden. Heute werden wir erneut unser Gehirn neuroplastisch verändern, um als natürliche Art des Biohackings unser Gewicht dauerhaft in Richtung schlank zu bewegen. Und wir machen das heute mit: einem Teller Kekse!

Hintergrund und Einführung

Während wir letzte Woche unsere kostbare Lebenszeit stehend auf einem Blatt Papier zugebracht haben, werden wir heute unsere Gehirnumbauprozesse in den normalen Alltag integrieren. Das klingt zunächst einfach, aber warten Sie es ab.

Was glauben Sie, wie lange es dauert, bis wir Verhaltensweisen in unserem Leben dauerhaft verändern können? Wissenschaftler gingen früher davon aus, dass es ungefähr drei Wochen dauern würde. Diese Untersuchungen gehen auf die Arbeit des Chirurgen Dr. Maxwell Maltz zurück, der in den Fünfzigerjahren bemerkte, dass seine Patienten etwa 21 Tage brauchten, um sich an ihr neues Aussehen zu gewöhnen. Dr. Maltz war nämlich plastischer Chirurg. Nun mag es zwar im Durchschnitt drei Wochen dauern, sich an eine neue Nase zu gewöhnen, diese Beobachtungen des Arztes können allerdings nicht uneingeschränkt auf andere Gewohnheiten angewendet werden.

Wenn man sich zum Beispiel vorstellt, dass man nach einem dreiwöchigen Urlaub am Mittelmeer, in dem man vor allem körperlich aktiv war und viel Meeresfrüchte gegessen hat, in der Lage wäre, dieses dreiwöchige Verhalten nahtlos in den Alltag mitzunehmen, wird man sehr enttäuscht sein. Zurück in Deutschland, werden sich mit hoher Wahrscheinlichkeit relativ schnell wieder die alten Verhaltensweisen einstellen. Und ganz ehrlich, das ist auch gut so! Wenn sich unser Körper nach so kurzer Zeit problemlos an neue Verhaltensweisen gewöhnen würde, wären wir schlichtweg nicht überlebensfähig. Unser Körper hat eine gewisse Trägheit in sich wohnen, die zu einer Konstanz in unserem Leben führt. Eine Anpassung an die Umwelt, an Ereignisse, soziale Kontakte oder auch an eigene Verhaltensweisen muss zwar stattfinden, aber nicht in dieser hohen Geschwindigkeit.

Neuere Untersuchungen legen daher nahe, dass die Zeit, die für eine Verhaltensänderung benötigt wird – je nach Komplexität des Verhaltens, der individuellen Motivation, der Umgebung und anderen Faktoren –, stark variieren kann. Einige Untersuchungen deuten darauf hin, dass es im Durchschnitt eher 66 Tage dauert, um eine neue Gewohnheit im Leben zu etablieren. Und das ist nur der Durchschnitt! Andere Studien zeigen auf, dass es hier eine große Vielfalt gibt, und legen eher einen Zeitrahmen zwischen 18 und 254 Tagen nahe.

Jetzt mögen Sie aber wahrscheinlich nicht 254 Tage lang auf einem Blatt Papier stehen. Daher benötigen wir weitere Strategien, um unseren präfrontalen Kortex zu kräftigen. Und eine dieser Strategien beinhaltet einen Teller voller Kekse.

Nehmen Sie sich genau KEINEN Keks

Hier die Aufgabe: Holen Sie sich eine große Menge traumhaft schöner Kekse. Sie wissen, ich bin ein Freund des Selbermachens, daher reicht es vielleicht sogar aus, wenn Sie sich nur die Zutaten für traumhaft schöne Kekse besorgen und diese traumhaft schönen Kekse dann selber backen.

Was auch immer, auf jeden Fall sollte am Ende des Tages ein großer Haufen Kekse herauskommen. Ich persönlich liebe besonders Kekse mit Schokolade oder Vanillefüllung, auch gerne welche mit Nüssen oder anderen Krümeln drauf. Auf jeden Fall sollen diese Kekse für Sie attraktiv sein und es sollte Ihnen das Wasser im Munde zusammenlaufen, wenn Sie diese Kekse nur anschauen. Dann legen Sie die Kekse auf einen großen Teller und stellen ihn an einen Platz in Ihrer Wohnung, wo Sie mehrfach am Tag vorbeikommen.

Und nun die Aufgabe: Wann immer Sie an diesem Teller vorbeikommen, nehmen Sie sich genau KEINEN Keks. Ja, Sie haben es richtig gelesen: Bitte nehmen Sie sich keinen Keks, sondern lassen Sie die Kekse da, wo sie sind, nämlich auf dem Teller. Versuchen Sie aber nicht, am Teller vorbeizuschauen oder andere Strategien zu entwickeln, um den Keksteller zu ignorieren. Sie erinnern sich vielleicht: Wir trainieren unseren präfrontalen Kortex und damit unsere Willensstärke dadurch, dass wir kleine Entscheidungen für unsere Gesundheit treffen, die uns ein klein wenig wehtun oder unangenehm sind, bei denen wir aber dennoch in der Lage sind, sie mit eigener Kraft zu bewältigen. Es ist wieder einmal wie mit der Hantel im Fitnessstudio: leicht genug, dass wir sie stemmen können, aber schwer genug, um unseren Muskel wachsen zu lassen.

Wenn Sie nun also an dem fantastischen Keksteller vorbeigehen und die Entscheidung treffen, keinen Keks zu essen, wird Ihnen das vielleicht ein wenig schwerfallen. Sie haben allerdings entgegen Ihrem eigentlichen Willen eine Entscheidung getroffen, die Ihre Willensstärke des Verzichts kräftigt. Und los geht's, der präfrontale Kortex wird eine lohnende Bahn verknüpfen. Die kleine

Entscheidung des Verzichts im jetzigen Moment wird eine große Auswirkung auf Ihre persönliche Zukunft haben. Denn wenn Sie jetzt diesen Keks nicht essen, wird Ihr Gehirn von ganz allein die Willenskraft stärken und spätere Entscheidungen anders treffen. Denn, ganz ehrlich, wenn Sie diesen tollen Keks schon nicht gegessen haben, warum sollten Sie nachher eine zweite Portion Eis essen?

Für mich haben Kekse daher eine doppelte Bedeutung. Zum einen handelt es sich um ein köstliches Gebäck, welches ich wirklich gerne esse. Zum anderen handelt es sich aber auch um ein Akronym der Buchstaben K, E, K und S. Und diese Buchstaben bedeuten für mich: »Kleine Entscheidungen – Kleine Schritte«.

Mit nur kleinen, machbaren Entscheidungen und kleinen Schritten, die wir, ohne zu stolpern, selbstständig gehen können, nähern wir uns einem größeren Ziel. Wenn Sie diese Übung wirklich einmal durchführen und vielleicht für einige Zeit in Ihr Leben einbauen, werden Sie überrascht sein, dass sie tatsächlich Auswirkungen hat. Es handelt sich hier nicht um Hokuspokus, sondern um Biohacking unseres Gehirns.

Ich weiß nicht, ob sie 21, 66 oder 254 Tage benötigen, an denen Sie an einem Keksteller vorbeigehen müssen. Allerdings sollten Sie von Zeit zu Zeit die Kekse erneuern und den vorhandenen Teller Ihren Freunden, Feinden oder Nachbarn schenken – denn schließlich sollen die Lebensmittel nicht im Müll landen. Aber eins sollten Sie auf keinen Fall tun: die Kekse essen. Nicht einen einzigen! Niemals! Nicht von diesem Teller!

Die Idee der Keksstrategie begleitet mich und meine Patienten nun schon seit einigen Jahren und ich bin immer wieder überrascht, wie effektiv sie ist. Wenn Sie keine Kekse mögen, müssen Sie auf den Teller natürlich etwas anderes Attraktives legen. Wie wäre es mit einem Donut? Oder Gummibärchen? Oder was immer Sie gerne essen und nicht so schnell verdirbt, wenn es auf einem Teller im Wohnzimmer oder Flur liegt – ein Hummer wäre also eine denkbar schlechte Idee.

Kekse bieten sich zur Kräftigung des präfrontalen Kortex im Rahmen der Gewichtsreduktion natürlich an. Schließlich geht es ums Essen, um gesunde Lebensmittel, um die Vermeidung von industriellem Zucker und Blutzuckerspitzen. Aber letztendlich helfen die Kekse einerseits auch dabei, andere Entscheidungen im Leben besser zu treffen, die gar nichts mit einer Gewichtsreduktion zu tun haben. Andererseits können aber auch andere Bio-Hacks unseres präfrontalen Kortex unsere Gewichtsabnahme unterstützen – und zwar Bio-Hacks, die gar nichts mit dem Essen zu tun haben. Einen davon haben Sie bereits letzte Woche in Form des DIN-A4-Papiers kennengelernt.

Sie können sich natürlich auch viele andere Sachen suchen, an denen Sie »vorbeilaufen«. Es geht immer um das eine: Dieser Micro-Prep muss in Ihnen bewusst eine kleine Entscheidung her-

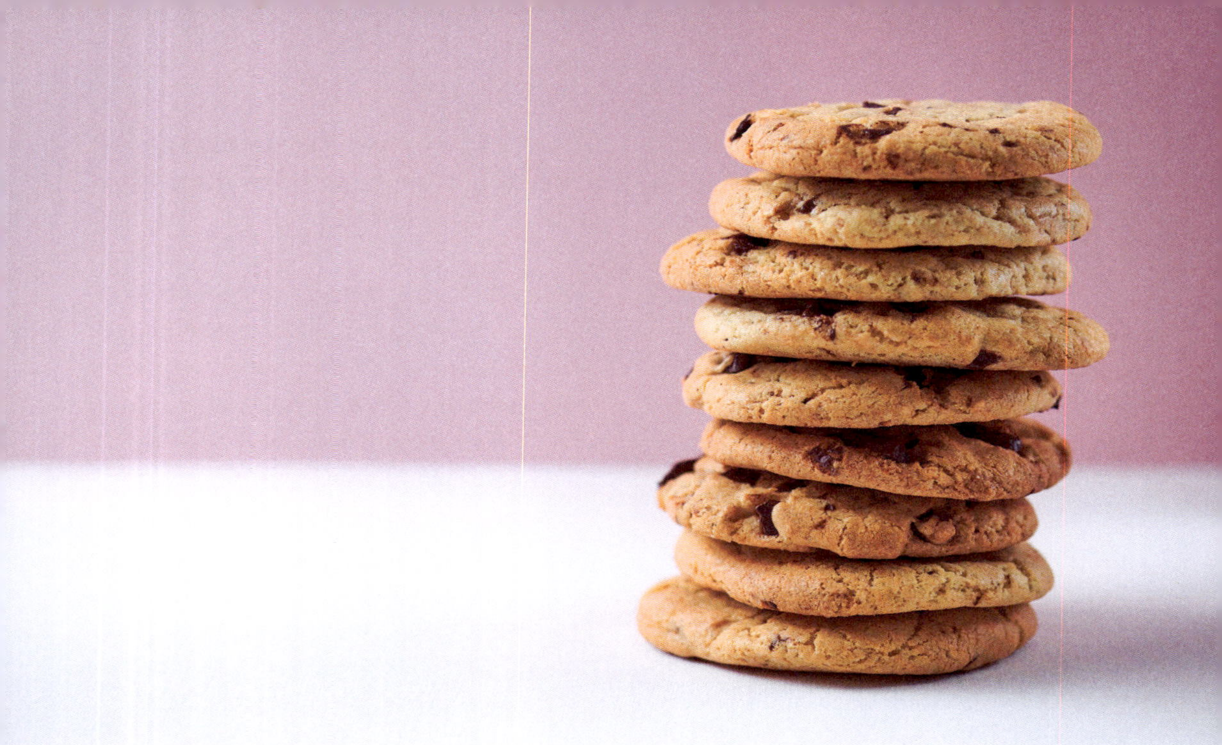

vorrufen. Diese eine Entscheidung soll unangenehm, aber für Sie ohne Weiteres durchführbar sein. Letztendlich geht es um das kurzzeitige Verlassen unserer Komfortzone, das kurze Aus-dem-Gleichgewicht-Bringen, was wir normalerweise in unserem Leben zu vermeiden versuchen. Es erinnert Sie vielleicht an den alten Spruch »Alles, was mich nicht umbringt, macht mich stark« – und letztendlich ist es auch genau das. Es ist eine Stärkung unserer Resilienz, also unserer Fähigkeit, mit Herausforderungen, Rückschlägen und Stress umzugehen und uns davon schnellstmöglich zu erholen. Und in der Tat kann ein Teller voller schmackhafter Kekse in uns eine Stressreaktion auslösen, wenn wir dem Drang nicht nachgeben, einen dieser Kekse zu essen. Wir benötigen wirklich eine psychische Widerstandsfähigkeit, der Verlockung nicht nachzugeben.

Die moderne Psychologie geht davon aus, dass Resilienz keine angeborene Eigenschaft ist, sondern durchaus erlernt und entwickelt werden kann. Wir benötigen einige Bewältigungsstrategien, um mit den Stressfaktoren in unserem Leben umzugehen. Und der Micro-Prep am Donnerstag, der sich um unseren präfrontalen Kortex kümmert, entwickelt genau diese Bewältigungsstrategien – nahezu im Vorbeigehen.

Und wenn wir schon beim Thema »Vorbeigehen« sind, fassen wir doch noch einmal kurz zusammen, was in uns passiert, während wir an dem Teller Kekse vorbeigehen:

1. Ausübung der Selbstkontrolle: Selbstkontrolle ist ein wesentlicher Bestand-

teil der Willenskraft. Indem Sie bewusst auf den Keks verzichten, kontrollieren Sie Ihre impulsiven Wünsche und Gelüste. Sie trainieren Ihre Fähigkeit, kurzfristige Bedürfnisse zugunsten langfristiger Ziele zu unterdrücken.

2. Aufbau von »Willenskraft-Muskeln«: Durch regelmäßige Ausübung von Selbstkontrolle und Verzicht können Sie Ihre Willenskraft »muskulär« stärken. Indem Sie immer wieder kleine Herausforderungen wie das Vorbeigehen an Versuchungen meistern, entwickeln Sie die Fähigkeit, widerstandsfähiger gegenüber Verlockungen zu werden.
3. Steigerung des Selbstvertrauens: Wenn Sie erfolgreich auf den Keks verzichten, kann dies zu einem Gefühl der Zufriedenheit und des Selbstvertrauens führen. Jedes Mal, wenn Sie Ihre Willenskraft erfolgreich einsetzen, wird Ihr Vertrauen in Ihre Fähigkeit gestärkt, zukünftige Herausforderungen zu bewältigen.
4. Stärkung der Disziplin: Indem Sie sich bewusst gegen den Keks entscheiden, üben Sie Disziplin und Entschlossenheit. Dies kann sich auf andere Bereiche Ihres Lebens übertragen und Ihnen helfen, auch in anderen Situationen widerstandsfähiger zu sein.

Tipps und Tricks und wie geht es weiter?

- Führen Sie den Keksteller in Ihr Leben ein. Machen Sie das tatsächlich physisch mit einem Teller Kekse. Nur das Lesen des Kapitels führt nicht dazu, dass Sie Ihre Willenskraft stärken – Sie müssen wie immer üben, üben, üben.
- Wann in der Vergangenheit haben Sie nachgegeben, obwohl Sie eigentlich eine andere Entscheidung treffen wollten? Ist es vielleicht der kleine Spaziergang zur Arbeit, wo Sie aus Bequemlichkeit lieber den Bus genommen haben? Ist es die eine Etage, in die Sie mit dem Fahrstuhl fuhren, statt die Treppe zu nehmen? Oder ist es der Moment in Ihrer Lieblingspizzeria, in dem Sie wieder einmal die Nudeln anstelle des Lachsfilets bestellt haben? Machen Sie aus diesen Begebenheiten Ihren persönlichen »Keksteller«. Es gibt wahrscheinlich viele Momente und Situationen in Ihrem Leben, in denen Sie Ihre Willensstärke trainieren können. Jede kleine Übung hilft, Ihr neuroplastisches Gehirn so zu verändern, dass es Sie in Ihren Zielen unterstützt, anstelle Ihnen im Weg zu stehen.

STARTEN SIE DEN AFTER-MEAL-BURNER

- ✓ Senkung der Insulinausschüttung
- ✓ Verbesserung der Fettverbrennung
- ✓ Kräftigung der Muskulatur
- ✓ Abbau von Stress
- ✓ Verhinderung von Entzündungsreaktionen

Es ist schon wieder Freitag und wir sollten uns erneut unserer Insulinkontrolle widmen. Wie wir schon mehrfach besprochen haben, ist Insulin ein Schlüsselhormon bei der Entwicklung von Übergewicht und steht uns häufig im Weg, wenn wir abnehmen wollen, um unser Wohlgefühl- oder Wunschgewicht zu erreichen. Letzte Woche hatten wir die Insulinausschüttung begrenzt, indem wir gelernt haben, vor der Zufuhr von Kohlenhydraten eine eiweißhaltige Mahlzeit zu uns zu nehmen. Diese Woche werden wir den Kohlenhydraten an einer anderen Stelle an den Kragen gehen.

Hintergrund und Einführung

Am Freitag der letzten Woche wollten wir den katastrophalen Auswirkungen eines erhöhten Insulinspiegels aus dem Weg gehen, indem wir den Anstieg des Hormons nach einer kohlenhydratreichen Mahlzeit begrenzt haben. Dieses konnten wir damit erreichen, dass wir eine kleine Portion Eiweiß vor der eigentlichen Mahlzeit zugeführt haben, denn wissenschaftliche Untersuchungen haben gezeigt, dass der Insulinspiegel nicht so stark ansteigt, wenn vor den Kohlenhydraten Eiweiß gegessen wird.

Aber Sie erinnern sich: Kohlenhydrate werden in unseren Muskeln oder der Leber oder auch in unserem Fettgewebe nicht nur gespeichert, um bei schlechten Zeiten wieder ausgepackt zu werden. Sie sind auch dafür da, direkt in Energie umgewandelt zu werden.

Wenn die Kohlenhydrate mithilfe des Insulins in die Zellen gelangen, dort von den Mitochondrien aber gleich zur Energiegewinnung genutzt werden, muss der Körper sie nicht in Form von Glykogen oder Speicherfett einlagern. Und ich wage sogar zu behaupten, dass die Kohlenhydrate, vor allem die schnell verfügbaren Zucker, dafür eigentlich gemacht sind.

Es ist überhaupt kein Problem, wenn Sie eine Tafel Schokolade essen, sich dann sofort die Sportschuhe anziehen und durch den Stadtpark laufen. Ihr Körper wird keine Notwendigkeit darin sehen, die Energie des Schokoladengenusses in Leber oder Fettgewebe einzulagern – er benötigt die Energie schließlich für Ihren Lauf. Aber wie wäre es, wenn Sie die Schokolade als Nachtisch nach Ihrem Mittagessen vernaschen, aber erst am Abend Zeit für Ihre Joggingrunde haben?

Jahrelang haben uns Ärzte und Ernährungsexperten gesagt, es ginge nur um die Kalorien. Wenn ich also eine Tafel Schokolade mit ungefähr 600 kcal vertilge, müsste ich am gleichen Tag ungefähr eine Stunde joggen gehen und hätte die Katastrophe der Schokolade somit ungeschehen gemacht.

Aber wann endet der Tag? Um 24:00 Uhr? Nachts um zwei? Oder bereits um 22:00 Uhr, wenn ich ins Bett gehe? Reicht es aus, wenn ich am Abend nach der Schokolade eine halbe Stunde laufe, am Folgetag dann noch mal eine halbe Stunde? Oder könnte ich vielleicht zehn Minuten pro Tag an sechs Tagen in Folge laufen?

Wenn wir unseren Stoffwechsel wie eine Bilanz beim Steuerberater verstehen, könnten wir theoretisch zum Quartalsjogger werden oder einen Jahresabschlusslauf machen. Die alleinige Berücksichtigung der Kalorienzahl als Maßeinheit der zugeführten Energie greift einfach zu kurz. Die Zahl der Kalorien, die auf der Schokoladentafel aufgedruckt sind, entspricht nicht der biologischen Wirkung. So werden zum Beispiel Kalorien in Nüssen von unserem Körper ganz anders aufgenommen als die Kalorien in Gummibärchen.

Zum einen spielt hier die biologische Verpackung der zugeführten Energie eine wesentliche Rolle. Je komplexer ein Kohlenhydrat ist, je mehr Faserstoffe die Matrix der zugeführten Lebensmittel enthält, umso weniger katastrophal wird die Auswirkung der zugeführten Energie auf unseren Stoffwechsel sein. Aber selbst wenn wir im Rahmen eines theoretischen Gedankenexperimentes davon ausgehen, dass die Kohlenhydrate in ihrer Gesamtheit schnell von unserem Körper aufgenommen würden, ist deren Schicksal immer noch abhängig davon, was unser Stoffwechsel aus den aufgenommenen Kohlenhydraten macht.

Wenn wir unseren Zellen die Chance geben, die Kohlenhydrate sofort als Energielieferant zu nutzen und in den Mitochondrien zu verbrennen, wird es keine wesentliche Einlagerung in Form von Glykogen oder Fettdepots geben. Über die Zeit hinweg würde dann wahrscheinlich auch keine Insulinresistenz entstehen, da unsere Insulinspiegel nicht endlos ansteigen müssen, nur weil wir ein paar Gummibärchen genascht haben.

Und genau das haben unsere Vorfahren getan. Sie haben gegessen und sich bewegt. Und zwar beides zeitnah nacheinander. Selbst meine Oma sagte immer: »Nach dem Essen sollst du ruhen oder 1000 Schritte tun.« Und sie machte das auch meistens und ging nach der Mahlzeit in den Garten, um die Hecke zu schneiden, den Rasen zu mähen oder nach dem Salat zu schauen, den sie bei der nächsten Mahlzeit essen würde.

Wir dürfen zwischen der Aufnahme von Kohlenhydraten und der Bewegungsaktivität nicht zu viel Zeit verstreichen lassen. Eine Stunde Jogging im Stadtpark verbrennt ungefähr 600 kcal und die Schokolade hat genau diese 600 kcal. Aber wenn der Abstand zwischen dem Lauf und dem Schokoladeessen groß ist, findet die gesamte Hormon- und Stoffwechselkatastrophe statt, ehe die Mitochondrien mit der Verbrennung der Energie beginnen konnten. Zuckeranstieg, Insulinanstieg, Entzündungsreaktionen, Speicherung von Energie im Fettgewebe, Hemmung des Fettstoffwechsels, ungewünschtes Zellwachstum, ungewünschte Entzündungsreaktion.

Wenn Sie Ihre Fettverbrennung hormonell vermindern, weil Sie vorher Kohlenhydrate essen, so dauert die Wirkung der schlechteren Fettverbrennung sehr lange. Wenn Sie zum Beispiel um 10:00 Uhr ein Marmeladenbrötchen essen, wird die Mahlzeit um 12:00 Uhr anders verstoffwechselt, als hätten Sie das Marmeladenbrötchen nicht gegessen. Die Katastrophe der Kohlenhydrate beschränkt sich also nicht auf die Mahlzeit der Kohlenhydrate, sondern hat eine Auswirkung auf die Stunden danach.

Deshalb ist es so wichtig, dass wir unsere Kohlenhydratzufuhr in den Griff bekommen und darüber den Anstieg des Insulins mäßigen können. Eine Verminderung von Kohlenhydraten oder zumindest eine Konzentration auf Kohlenhydrate, die sich in einer guten Verpackung befinden – und damit meine ich nicht die lilafarbene Verpackung der Schokolade, sondern die natürliche Verpackung der Kohlenhydrate innerhalb des Lebensmittels, wie zum Beispiel die pflanzliche Matrix von Gemüse – ist daher immens wichtig bei einer Gewichtsreduktion.

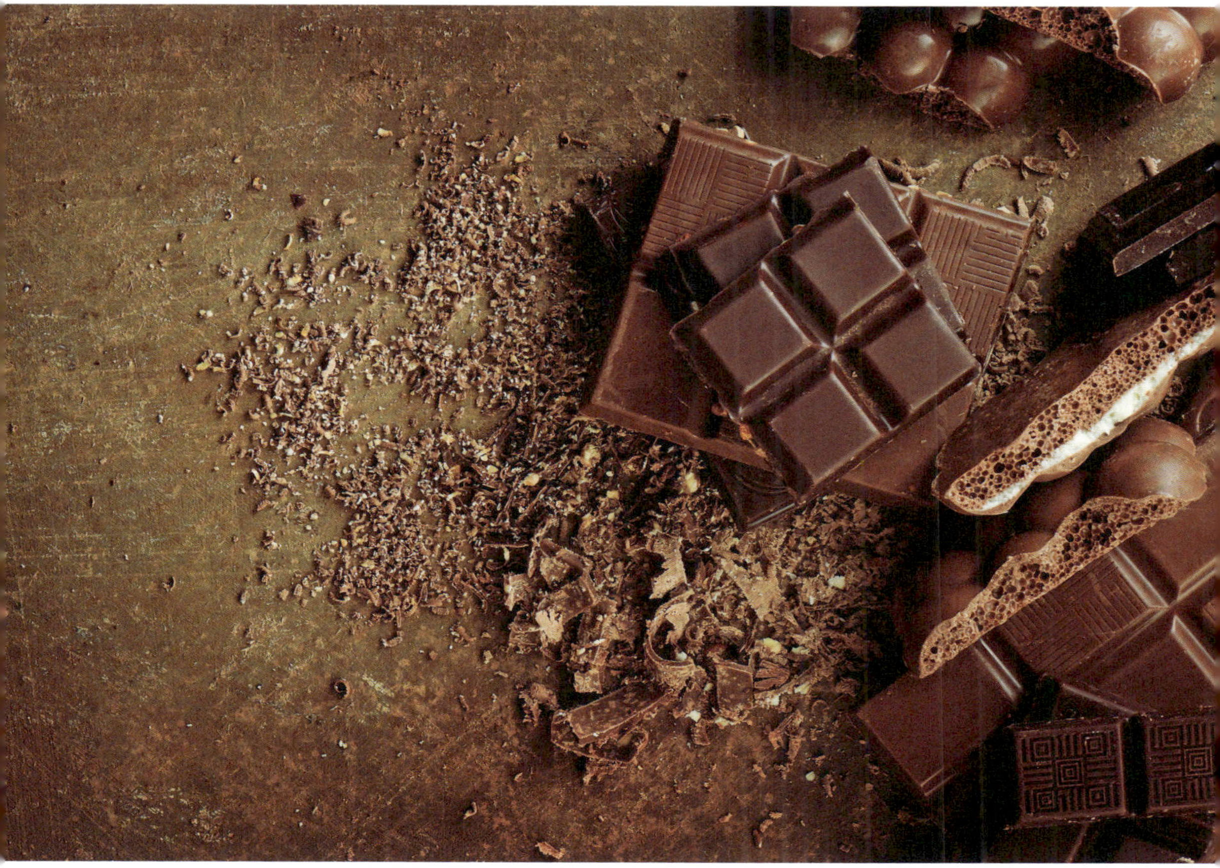

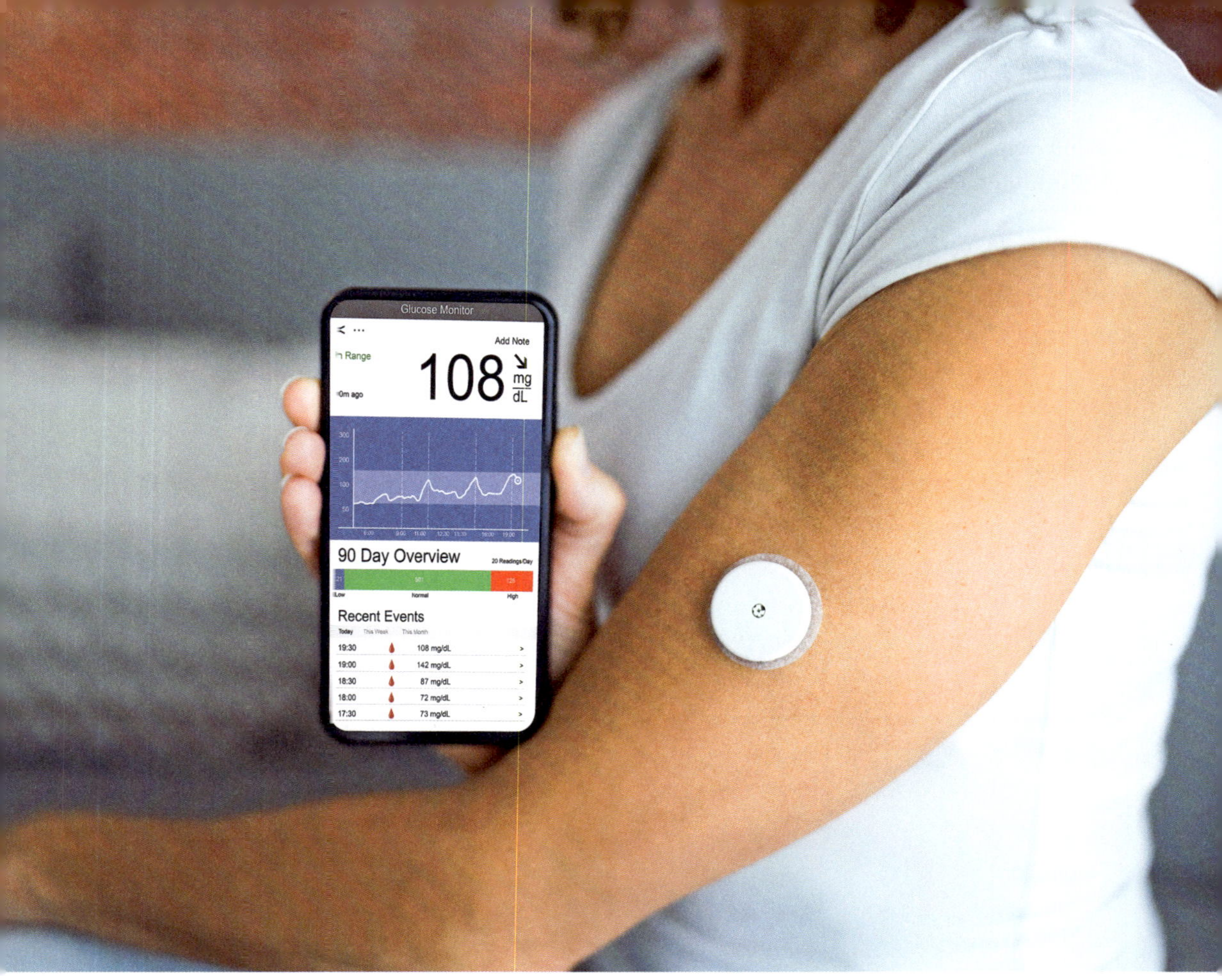

Machen Sie einen Spaziergang

Nachdem wir in der letzten Woche vor der Mahlzeit etwas Eiweiß zu uns genommen haben, sollten wir in dieser Woche nach der Mahlzeit die Verbrennung starten. Und zwar wirklich zeitnah! Nicht mit einem zeitlichen Abstand irgendwann im Laufe des Tages. Ein guter Zeitpunkt, mit der körperlichen Aktivität zu starten, ist ungefähr 15–20 Minuten nach der Mahlzeit. Es muss kein Lauf durch den Stadtpark sein, ein lockerer Spaziergang reicht völlig aus. Hauptsache, die Muskulatur fängt an zu arbeiten und damit, Energie zu verbrennen.

Ich habe bei mir selbst Blutzuckermessungen durchgeführt, um zu schauen, wie lange ich Bewegung benötige, um typische kohlenhydratreiche Mahlzeiten abzufangen. Ich war sehr überrascht festzustellen, dass ich mich relativ lange bewegen muss, um den Anstieg der Kohlenhydrate wirklich zu vermindern. Ein Spaziergang von 20 Minuten reichte bei mir in der Regel nicht aus, es

mussten schon 45 Minuten sein. Habe ich zu früh meinen Spaziergang beendet, stieg der Blutzuckerspiegel einfach wieder an. Mein einziger Ausweg, den ich durch meine Messungen gefunden habe, war, vor dieser Mahlzeit außerdem Eiweiß zu mir zu nehmen. Die Kombination des Protein-Preload und des After-Meal-Burner, wie ich meinen Spaziergang trendy nenne, scheint eine optimale Lösung zu sein. Dadurch fange ich bereits bei der Zufuhr der Mahlzeit einen Teil der Katastrophe ab und verringere zusätzlich die nach der Mahlzeit durchgerutschten Kohlenhydrate.
Ich habe diese Blutzuckermessungen mit vielen meiner Patienten ebenfalls durchgeführt. Wir verwenden hierfür einen in die Haut gesetzten Blutzuckermesschip. Dieser Chip kann kontinuierlich Zucker im Gewebe messen und überträgt die Werte direkt an das Smartphone. Hierdurch kann man sehr gut nachvollziehen, welche Mahlzeit welche Auswirkungen auf unseren Stoffwechsel hat. Da sich das von Mensch zu Mensch sehr unterscheiden kann, empfehle ich jedem, diese Messung einmal durchführen zu lassen. Denn im Rahmen von Biohacking-Interventionen ist es wichtig zu wissen, was wir tun. Verstehen, Messen, Intervention – der Dreiklang des Biohackings.

Tipps und Tricks und wie geht es weiter?

- Welche Art von Aktivitäten Sie durchführen, ist letztendlich egal, Hauptsache Sie aktivieren Ihre Muskulatur und verbrennen dadurch Energie. Spaziergänge, Hampelmänner, Tanzen, Treppensteigen ... Ihrer Fantasie sind keine Grenzen gesetzt.
- Achten Sie aber darauf, dass die körperliche Aktivität wirklich sehr zeitnah nach der Mahlzeit durchgeführt wird. Sonst machen Sie zwar Sport und Bewegung, und das finde ich großartig, aber Auswirkungen auf den Stoffwechsel hat es nur, wenn wenig Zeit zwischen der Zufuhr und dem Verbrennen der Kalorien vergangen ist.
- Besonders schwierig ist die körperliche Aktivität natürlich durchzuführen, wenn man im Restaurant oder auf Partys eingeladen ist. Aber vielleicht werden Sie zum großen Motivator und können die gesamte Gesellschaft dazu bewegen, mit Ihnen gemeinsam einen Verdauungsspaziergang zu machen. Oder Sie gehen direkt nach dem Essen auf die Tanzfläche. Seien Sie kreativ!

NUTZEN SIE DIE TÖFFEL-STRATEGIE

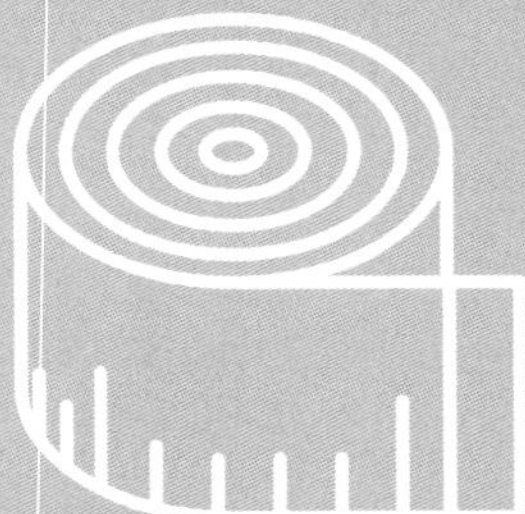

- ✓ Portionsmengenbegrenzung
- ✓ Reduktion der aufgenommenen Kalorien
- ✓ Neuentdeckung des Sättigungsgefühls

Letzte Woche Samstag hatten wir bereits die Methode des Redoo kennengelernt, also den Versuch, kleine alltägliche Sünden unseres Lebens im Nachhinein wieder auszugleichen. Und auch zum Beginn dieses Wochenendes geht es um den kalorischen Ausgleich. Aber diesmal stellen wir kein Proteinpulver her, sondern gehen an die Werkzeuge des Essens: den Teller und den Löffel – also die Töffel!

Hintergrund und Einführung

Eine Portionskontrolle, also die Beachtung der Menge von dem, was wir essen, ist für viele übergewichtige Menschen extrem wichtig. Auch wenn viele der Patienten, die mich in meiner Adipositassprechstunde aufsuchen, ein tief liegendes Problem des Insulinstoffwechsels haben, spielt die Menge des täglichen Essens ebenfalls eine wichtige Rolle.

»Ich verstehe das nicht, ich esse doch gar nicht so viel« war ein Satz, dem ich früher nicht so ganz traute. Sehr häufig saßen mir schwer übergewichtige Patienten gegenüber und beteuerten, dass sie die Mengen des Essens doch im Griff hätten und eigentlich »wie ein Spatz« essen würden. Ich ging damals davon aus, dass diese Menschen mich und sich selbst belügen würden und wahrscheinlich gar nicht mehr mitbekommen, wie viel sie eigentlich essen.

Das stimmt natürlich nur bedingt, denn die Störung des Stoffwechsels kann durchaus dazu führen, dass auch kleinere Portionen zu einem Übergewicht führen. Dennoch ist häufig die Menge des Gegessenen zu hoch. Das muss gar nicht an mangelnder Selbstkontrolle liegen, sondern kann einfach Folge des Insulinstoffwechsels sein. Der Hunger hört dann einfach nicht auf.

Deshalb spielt bei der Gewichtsreduktion die Portionskontrolle eine wichtige Rolle. Aber auch hier gibt es kleine Tipps und Tricks, wie wir uns das erleichtern können. So gibt es zum Beispiel Studien, die gezeigt haben, dass das Essen von kleineren Tellern zu einer geringeren Nahrungsaufnahme führen kann. Und hierbei geht es nicht um den großen Teller am Buffet, den man nach Herzenslust füllt, sondern um einen vorpositionierten Teller, der bereits gefüllt ist. Je größer der Teller ist, umso mehr wird im Durchschnitt auch gegessen.

Wahrscheinlich liegt das an der visuellen Wahrnehmung, die sich durch die Begrenzung des verfügbaren Platzes auf dem Teller verändert und in uns das Gefühl entstehen lässt, die Portion wäre eigentlich kleiner, als sie tatsächlich ist. Denn bei jedem Essen beurteilen wir unbewusst die visuelle Größe der Portion – und lassen uns dadurch verleiten, mehr oder weniger zu essen. Wenn wir nun Speisen auf einem kleinen Teller serviert bekommen, tritt die sogenannte Delbœuf-Illusion ein.

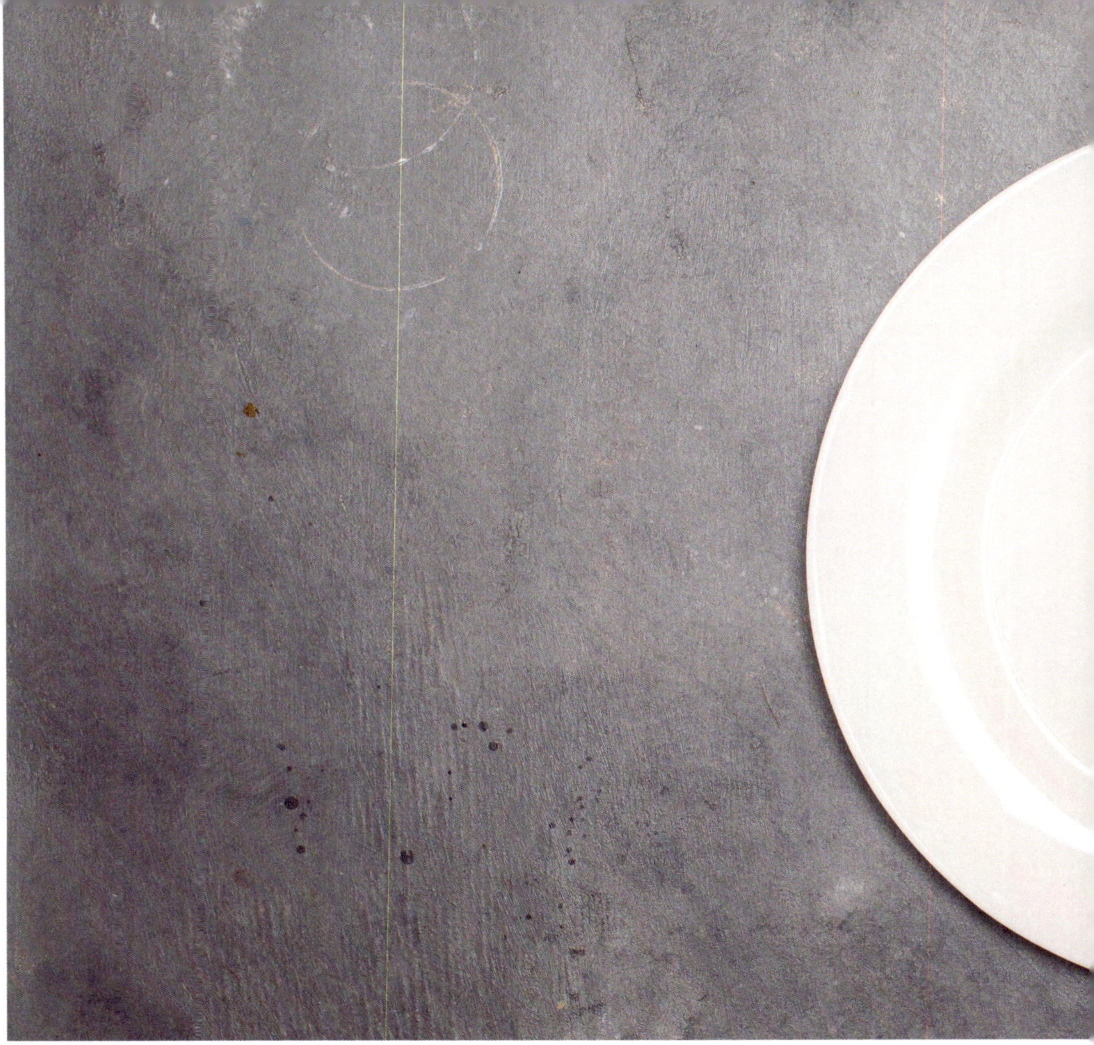

Psychologie und Wahrnehmung

Hierbei handelt es sich um eine visuelle Täuschung, bei der die wahrgenommene Größe eines Objekts von der Größe des umgebenden Kreises beeinflusst wird. Dabei erscheint ein kleiner Kreis größer, wenn er von einem größeren Kreis umgeben ist – und umgekehrt. Wir schätzen also schlicht die Portion auf unserem Teller falsch ein, weil wir sie in Relation zu der Tellergröße sehen.

Aber auch die Farbe des Tellers kann eine Rolle dabei spielen, wie viel wir essen. Und hier spielt wahrscheinlich die visuelle Kontrastwahrnehmung eine Rolle und beeinflusst unsere Portionseinschätzung. Wissenschaftliche Untersuchungen zeigten, dass Personen dazu neigten, auf Tellern mit nur geringem Farbkontrast größere Portionen zu servieren und dann auch mehr davon zu es-

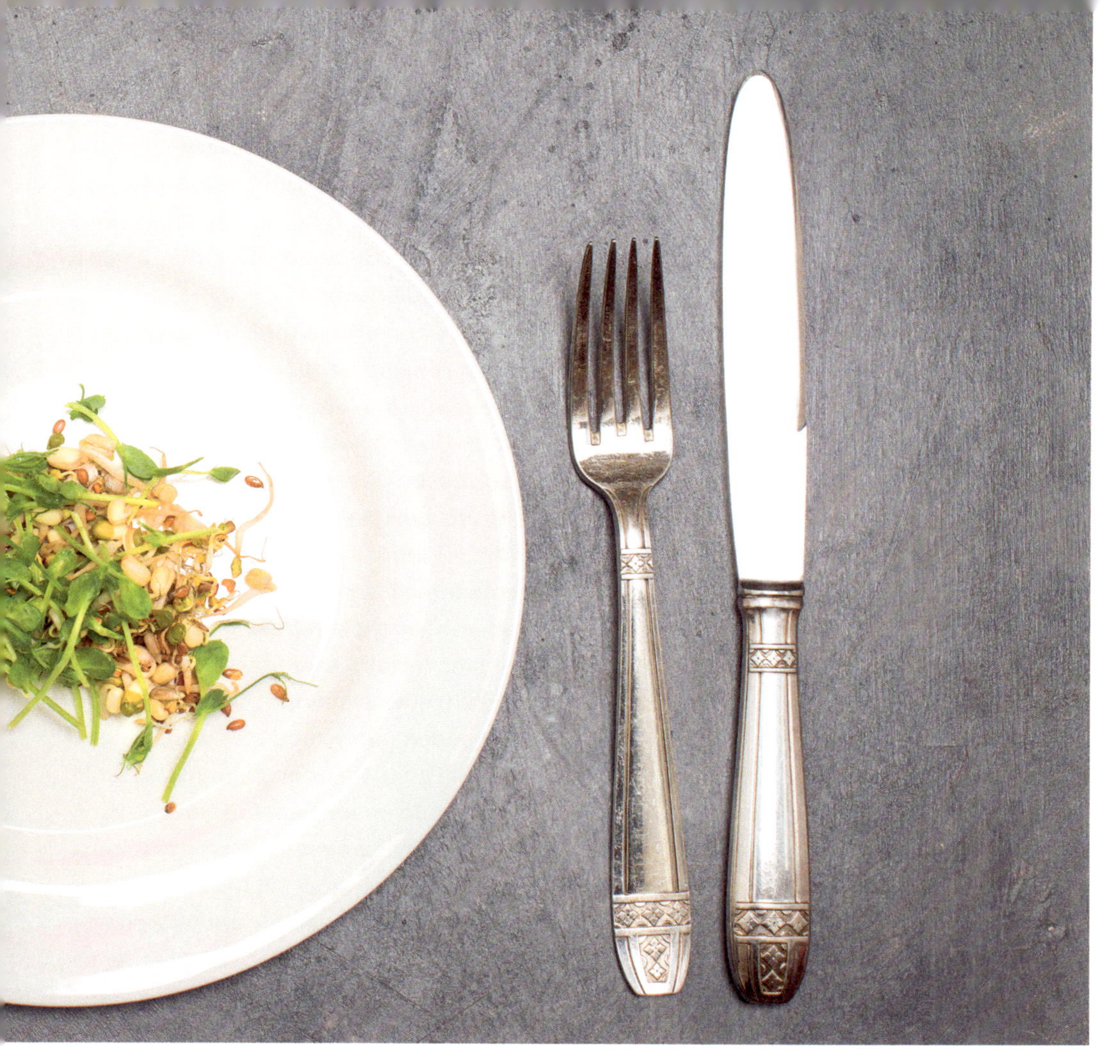

sen. Spiegeleier auf einem weißen Teller sind also problematisch, auf einem schwarzen Teller machen Sie uns schneller satt.

Aber der Teller ist bei unseren Mahlzeiten nur ein Werkzeug. Auch der Löffel kann eine Rolle bei der Kalorienzufuhr spielen. Die Verwendung größerer Löffel führt dazu, dass wir auch größere Bisse nehmen und am Ende der Mahlzeit einfach mehr gegessen haben. Das Unangenehme daran: Es fällt uns gar nicht auf. Diese Mechanismen der großen Teller und großen Löffel entziehen sich unserer bewussten Wahrnehmung, sie sind auf der anderen Seite aber eine großartige Möglichkeit, unser Essverhalten zu verändern.

Es tut uns nicht wirklich weh, kleinere Löffel oder einen dunklen Teller zu wählen. Wir spielen nur ein wenig mit unserer Wahrnehmung und unserer Psychologie.

Natürlich sollten wir jeden Bissen bewusst wahrnehmen und möglichst langsam essen. Es kann auch helfen, einige Pausen zwischen den einzelnen Bissen zu machen. Diese Pausen sollten wir allerdings feiern und den Löffel sogar ablegen – denn die Pausen gehören zum kulinarischen Genuss dazu.

Ich empfehle sogar, innerhalb einer Mahlzeit eine ganze Minute Pause zu machen. Dabei das Besteck hinzulegen, sich zurückzulehnen und die restliche Portion auf dem Teller anzuschauen. Und ein bisschen zu sinnieren, wie es bislang geschmeckt hat, was die Mahlzeit in mir ausgelöst hat und wie ich mich zu diesem Zeitpunkt fühle. Habe ich tatsächlich noch Hunger? Oder habe ich nur Appetit. Oder esse ich eigentlich nur noch aus Geselligkeit weiter. Und wenn ich mich dann entscheide, dass ich eigentlich genauso gut aufhören könnte, dann sollte ich das auch tun. Wenn ich zu Hause esse, könnte ich die restliche Mahlzeit zum Beispiel in den Kühlschrank stellen und zu einem späteren Zeitpunkt – bzw. zu einer späteren Mahlzeit – weiteressen. In einem Restaurant ist es meistens möglich, eine Box zu bestellen, um die restlichen Speisen mit nach Hause zu nehmen.

Aber noch einmal zurück zu den Löffeln: Wenn Sie diesen Tipp beherzigen, dann achten Sie doch bitte darauf, ob Sie wirklich weniger essen und kleinere Bissen zu sich nehmen. Denn wie es häufig in der Wissenschaft ist, gibt es Untersuchungen, die sich hier widersprechen. Einige Menschen nehmen nämlich kleinere Bissen zu sich, wenn sie größere Gabeln oder Löffel benutzen. Dann würde die Wahl des kleineren Löffels eher in die falsche Richtung laufen. Schauen Sie also, was die Besteckgröße bei Ihnen persönlich ausmacht.

Hier noch ein paar weitere Tipps, um die Portionsgröße im Griff zu behalten:

1. Essen Sie mit der nicht dominanten Hand: Wenn Sie also Rechtshänder sind, essen Sie mit der linken Hand und als Linkshänder mit der rechten Hand. Durch diese kleine Übung der Achtsamkeit essen Sie langsamer. Dadurch wird die Nahrungszufuhr bewusster erlebt und das Sättigungsgefühl früher erreicht.
2. Verwenden Sie Kräuter und Gewürze statt Salz: Salz macht uns hungrig und durstig und in der Regel essen wir von salzigen Speisen mehr als von laschen Speisen. Da wir aber nicht völlig ungewürzt durchs Leben gehen wollen, sollten Sie Salz durch verschiedene Gewürze ersetzen. Besonders eignen sich hierfür Knoblauch- oder Zwiebelpulver, Zitronensaft, Basilikum, Oregano, Thymian oder Rosmarin, aber auch fertige Gewürzmischungen mit Paprika oder Chili. Hierdurch ersetzen Sie nicht nur Salz, sondern intensivieren den Geschmack und führen neue Noten in Ihre Mahlzeiten ein.
3. Verwenden Sie hohe und schmale Gläser: Denn diese enthalten weniger Flüssigkeit als breite und kurze Gläser und führen dazu, dass Sie weniger trinken. Wenn Sie natürlich nur Wasser trinken, spielt dieser Tipp keine Rolle. Bei süßen Getränken, wie zum

Beispiel Softdrinks, sollten Sie ihn allerdings beherzigen.

4. Essen Sie mit Stäbchen: Das erfordert etwas mehr Geduld und Konzentration und zwingt Sie zu langsamem Essen, zumindest wenn Sie normalerweise keine Essstäbchen verwenden. Sie können so jeden erfolgreich in den Mund gelangenden Bissen feiern. Und es muss nicht unbedingt asiatisches Essen sein, was Ihnen mit Stäbchen schmeckt.
5. Verwenden Sie Duftkerzen: Auch Düfte können unseren Appetit regulieren. Untersuchungen haben gezeigt, dass bestimmte Düfte wie zum Beispiel Vanille, grüner Apfel oder Pfefferminze unseren Appetit dämpfen können. Verwenden Sie während der Mahlzeiten also Duftkerzen oder ätherische Öle mit diesen Duftnoten, um Ihren Hunger zu kontrollieren.
6. Greifen Sie bei Gemüse zu großen Tellern: Wenn wir für unsere Mahlzeiten eher kleine Teller wählen, dürfen wir für die kalorienarmen Speisen durchaus große Teller verwenden. Nehmen Sie sich also einen riesigen Teller für den Salat oder das Gemüse, aber nur einen kleinen Teller für die kohlenhydratreichen Anteile wie die Nudeln oder den Reis.

Tipps und Tricks und wie geht es weiter?

- Die Portionskontrolle ist nicht nur wichtig bei unserer Redoo-Strategie, sondern generell in unserem Alltag. Beherzigen Sie die oben genannten Tipps, wann immer es geht, und achten Sie auf eine angemessene Portionsgröße.
- Diese Anregungen müssen Sie natürlich nicht befolgen, wenn Sie auf einer Feier oder Party sind. Hier geht es tatsächlich um ausgelassene Völlerei und nicht um Verzicht.
- Je häufiger Sie die Portionskontrolle durchführen und auf Ihr eigenes Sättigungsgefühl achten, desto besser werden Sie lernen, den wirklichen Kalorienbedarf einzuschätzen, den Ihr Körper hat. Es dauert während einer Mahlzeit einige Zeit, bis das Sättigungsgefühl eintritt. Also seien Sie auch beim Essen geduldig und essen Sie nicht zu schnell.

OMELETT-MUFFINS

- ✓ Sättigendes Lebensmittel
- ✓ Hoher Eiweißanteil für unsere Muskulatur
- ✓ Gut portitionierbar

Es ist Sonntag und damit Vor-Koch-Tag. Wie in der vorigen Woche werden wir uns auch heute wieder um unser Essen kümmern. Wir wollen aber nicht nur gesünder kochen, unser Essen soll auch noch besser schmecken und uns bei der Gewichtsabnahme helfen. Wir werden unsere Expertenschaft im Self-Cooking und Prepacking weiter ausbauen.

Hintergrund und Einführung

Selbst hergestellte Mahlzeiten haben viele Vorteile, die uns industriell vorgefertigte Produkte nicht bieten können. Werfen wir noch einmal einen Blick darauf:

Sie haben beim Selberkochen die Kontrolle über die Zutaten, können die Portionen nach Ihren Bedürfnissen anpassen und so eine gesunde Kalorienbilanz erreichen. Durch das Zubereiten der Mahlzeiten zu Hause haben Sie die Möglichkeit, sich mit den Lebensmitteln, die Sie verwenden, vertraut zu machen und bewusster zu entscheiden, was Sie essen wollen und was nicht.

Durch die Verwendung frischer Lebensmittel profitieren Sie von einer breiten Palette an Vitaminen, Mineralien und Antioxidantien, die in industriell verarbeiteten Produkten möglicherweise nicht in der gleichen Menge vorhanden sind.

Das Zubereiten von Mahlzeiten zu Hause kann kostengünstiger sein als der Kauf von Fertigprodukten oder das Essen außerhalb. Außerdem ist es eine gute Gelegenheit, Zeit mit der Familie oder mit Freunden zu verbringen.

Doch nun Schluss mit der langen Vorrede, es geht los.

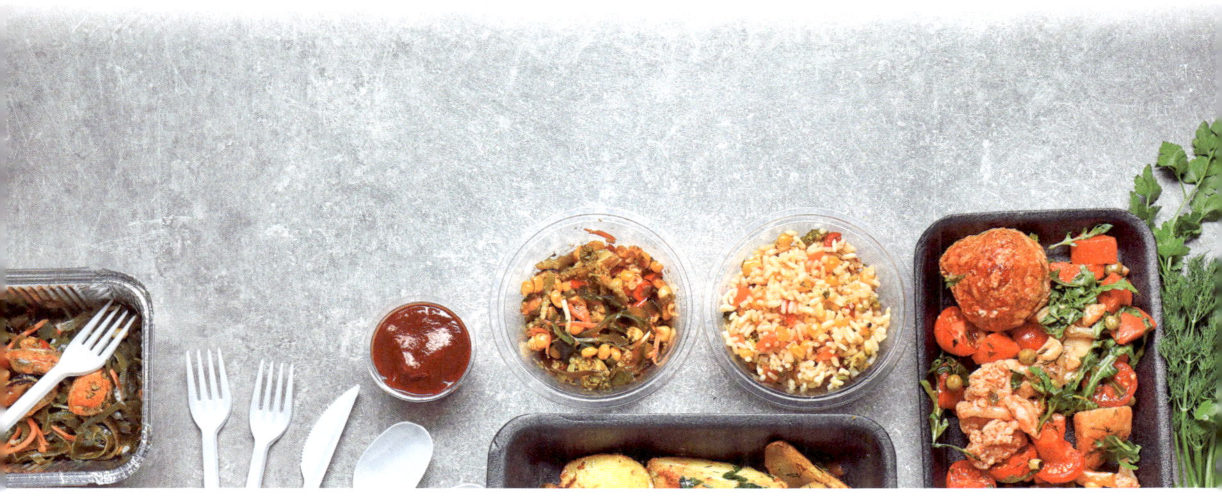

Rezept für Omelett-Muffins

Zutaten:

- 6 Eier
- 1/4 Tasse Milch (oder Pflanzenmilch)
- 1/2 Tasse gewürfeltes Gemüse (z.B. Paprika, Zwiebel, Spinat, Tomate)
- 1/4 Tasse gewürfelte Schinkenwürfel oder zerbröselter Feta (optional)
- Salz und Pfeffer nach Geschmack
- Eine Prise Paprikapulver oder andere Gewürze (optional)

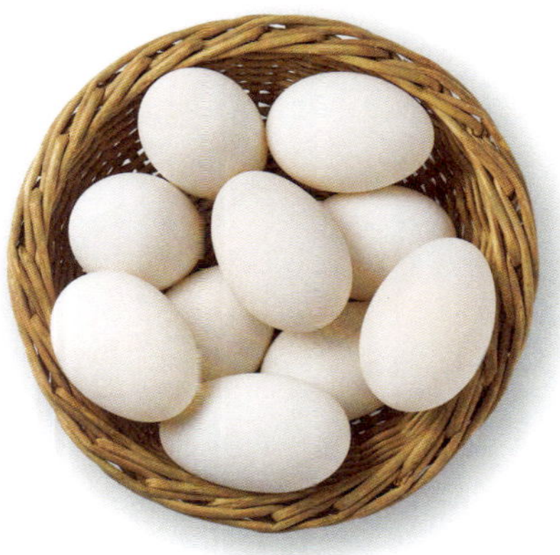

Zubereitung:

1. Den Ofen auf 180 °C Ober-/Unterhitze vorheizen. Eine Muffinform leicht einfetten oder mit Papierförmchen auslegen.
2. In einer Schüssel die Eier und die Milch verquirlen. Mit Salz, Pfeffer und Paprikapulver nach Geschmack würzen.
3. Das gewürfelte Gemüse und nach Belieben Schinken oder Feta zur Ei-Mischung hinzufügen und gut vermengen.
4. Die Ei-Mischung gleichmäßig in die Muffinformen gießen, dabei nur etwa 2/3 jeder Form befüllen, um Platz zum Aufgehen zu lassen.
5. Die Omelette-Muffins für ca. 15–20 Minuten im vorgeheizten Ofen backen, bis sie goldbraun und fest sind.
6. Die Muffins aus dem Ofen nehmen und etwas abkühlen lassen. Sie können warm oder bei Raumtemperatur serviert werden.

Diese Omelett-Muffins sind vielseitig, gesund und einfach zuzubereiten. Das Gemüse und die Zutaten können je nach Geschmack variiert und angepasst werden. Sie eignen sich gut zum Frühstück, als Snack oder als Teil eines Brunch-Buffets. Natürlich kann man sie auch im Kühlschrank aufbewahren, um sie entweder kalt zu essen oder bei Bedarf schnell aufzuwärmen.

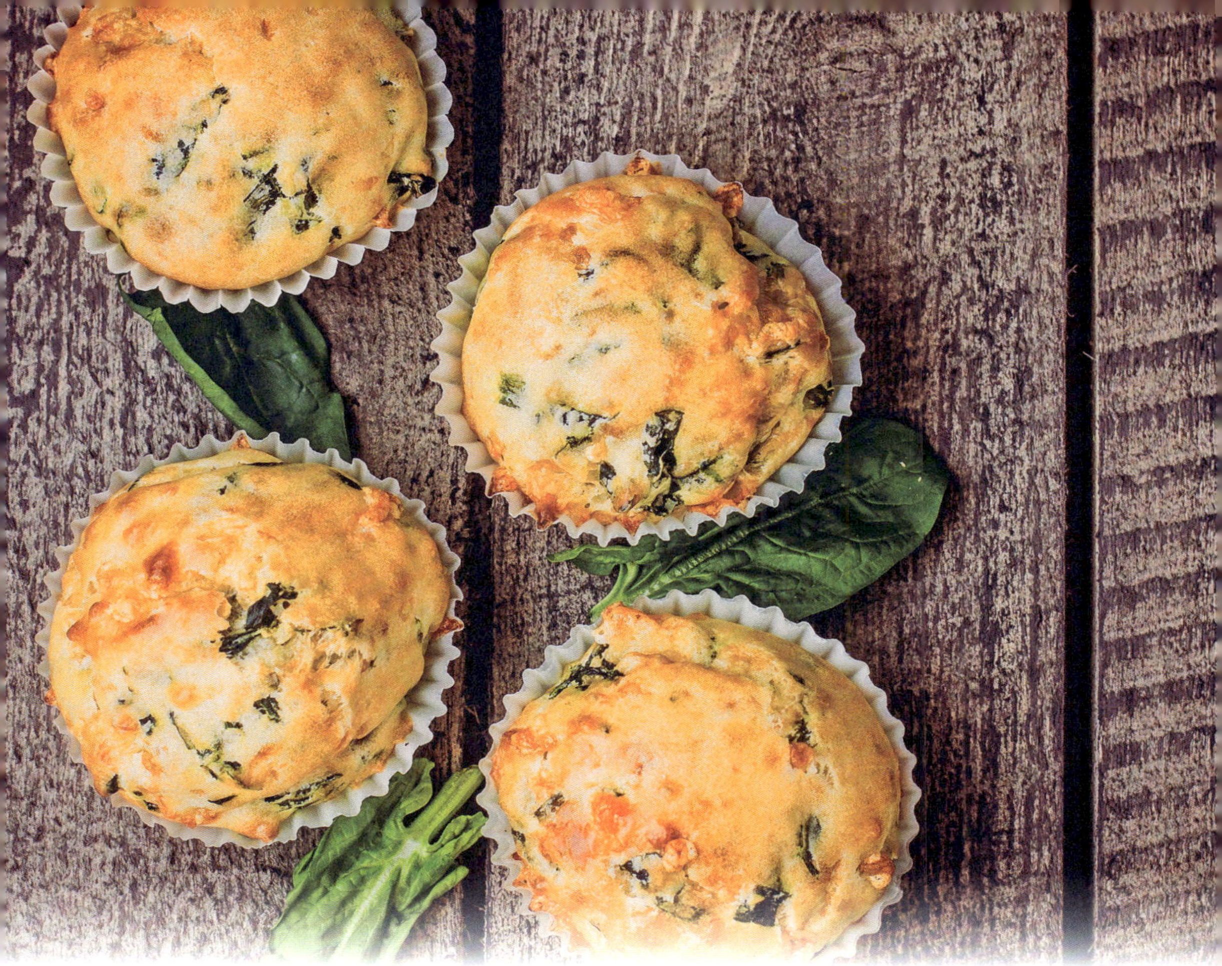

Tipps und Tricks und wie geht es weiter?

- Wie auch schon in der letzten Woche nutzen Sie den Sonntag als Experimentiertag, um selbst schmackhafte Alternativen zuzubereiten und auswärtiges Essen sowie industrielle Produkte zu vermeiden. Planen Sie Ihre Mahlzeiten für die kommende Woche und bewahren Sie sie in gut verschließbaren Transportboxen im Kühlschrank auf.
- Achten Sie darauf, dass diese Boxen Flüssigkeiten im Inneren halten und keine Schadstoffe an das Essen abgeben. Das Internet bietet zahlreiche Optionen, einige davon sehen sogar richtig toll aus. Mit dieser Methode werden Sie zum wöchentlichen Selbstversorger.

WOCHE 3

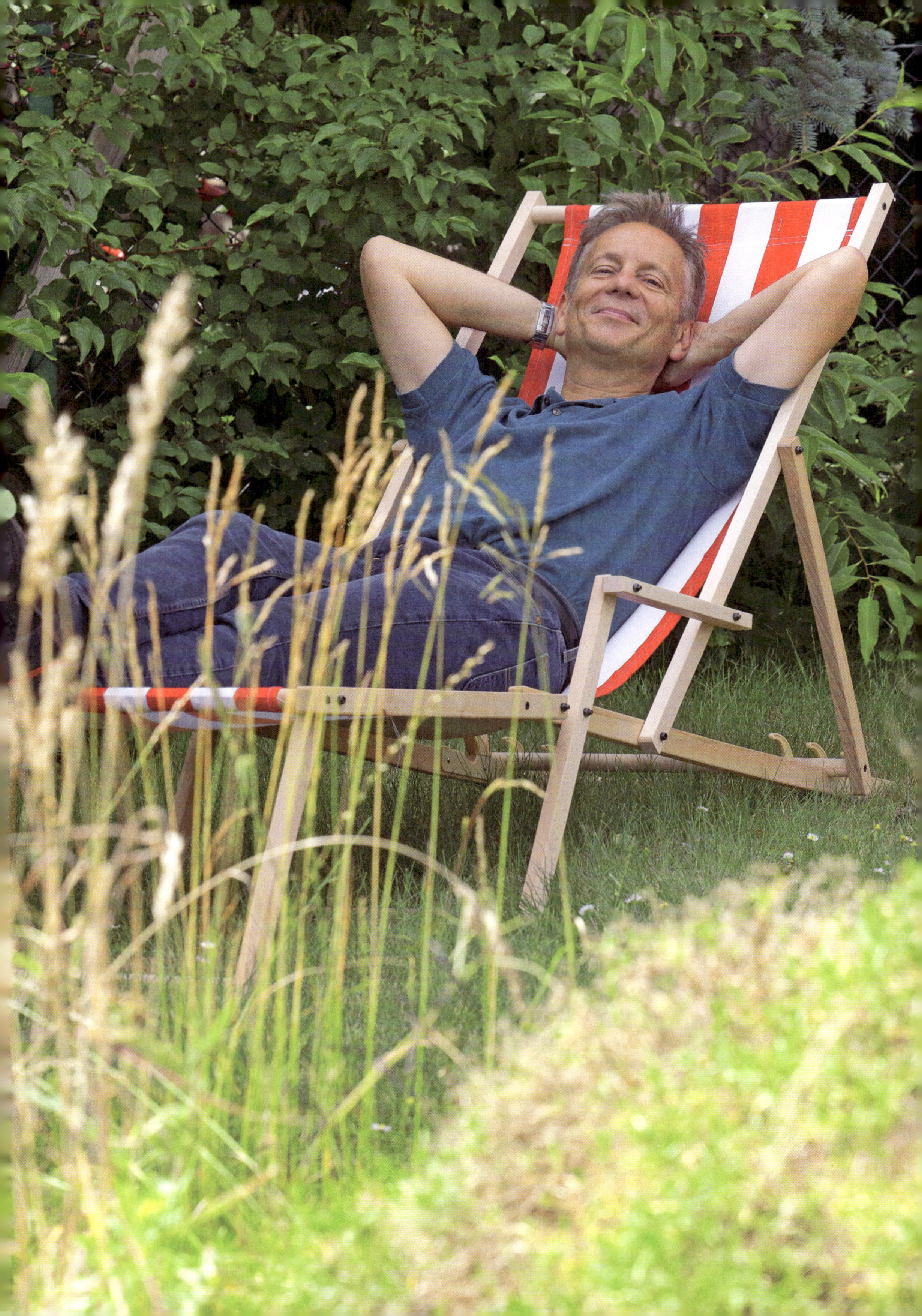

MONTAG: UNSER MIKROBIOM

LASSEN SIE ES KRABBELN

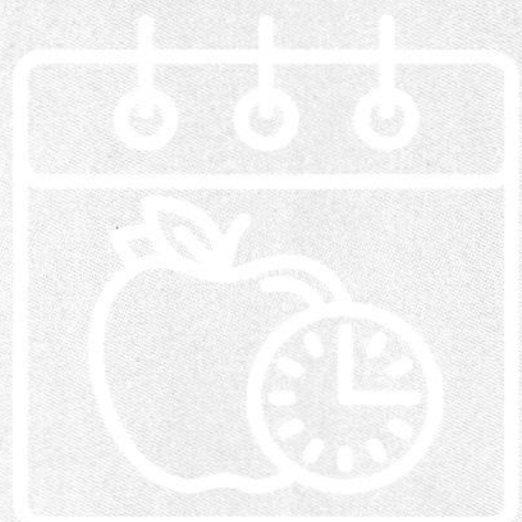

✓ Herstellung gesunder Snacks

✓ Verbesserung unserer Darmflora

✓ Verhinderung verschiedener Nahrungsmitteltrigger, die zu einer übermäßigen Kalorienzufuhr führen könnten.

Es ist Montag und damit Zeit, uns wieder einmal um unser Mikrobiom zu kümmern. Noch einmal zur Erinnerung: Das Mikrobiom – also die Vielzahl der Mikroorganismen, die in unserem Darm leben – hat eine herausragende Bedeutung für unsere Gewichtsregulation. Es beeinflusst nicht nur, welche Nährstoffe und welche Energieträger von unserem Körper aufgenommen werden, es beeinflusst auch Entzündungsreaktionen, die wiederum zu einem Übergewicht führen können. Grund genug, auch diesen Montag einen Bio-Hack für unser Mikrobiom einzuführen.

Hintergrund und Einführung

Eine großartige Methode, die Diversität unseres Mikrobioms zu vermehren und damit das Mikrobiom zu kräftigen, ist die Zufuhr von Probiotika. Wir erinnern uns: Probiotika sind lebende Mikroorganismen wie Bakterien oder Hefen, die in bestimmten Lebensmitteln oder Nahrungsergänzungsmitteln enthalten sind. Probiotika können helfen, die natürliche Balance unseres Mikrobioms im Darm wiederherzustellen, indem sie gezielt gute Bakterien liefern.

Wir können Probiotika in Form von Kapseln, Pulvern oder Getränken zu uns nehmen, die wir in Drogerien, Apotheken oder im Internet kaufen können. Ich selbst bin allerdings ein Verfechter von »Mach's-dir-selbst«, denn nur was ich selbst produziert habe, kann ich auch selber verstehen. Und ich weiß genau, was in den Sachen drin ist, die ich selbst produziert habe.

Die einfachste Art und Weise, sich selbst ein Lebensmittel herzustellen, welches voller gesunder Mikroorganismen ist, ist: joghurtieren! Okay, ich glaube, das Wort »joghurtieren« gibt es gar nicht. Aber genauso nennen es meine Töchter, wenn ich wieder mit einem seligen Lächeln an meiner Joghurtmaschine stehe und meine eigenen Probiotika produziere.

Joghurt entsteht durch die Fermentation von Milch mit speziellen Bakterien. Er wird bereits seit Jahrhunderten so hergestellt und ist nicht nur in meinem Haus, sondern weltweit beliebt. Seine Wurzeln hat der Joghurt in der Türkei und wird daher häufig als traditionelles türkisches Produkt angesehen. Hier gehört er nach wie vor zu den Grundnahrungsmitteln vieler Menschen. Traditionell wurde er aus Schafs- oder Ziegenmilch gemacht, allerdings wird heute auch häufig Kuhmilch verwendet.

Letztendlich ist die Herstellung von Joghurt aus Milch relativ einfach: Der Milch werden spezielle Joghurtkulturen, sogenannte Starterkulturen, zugesetzt, die lebende Bakterien enthalten; diese wandeln dann den in der Milch enthaltenen Milchzucker in Milchsäure um; was schließlich zu einer sauren Umgebung führt. Und diesen Prozess bezeichnet man als Fermentation.

Es ist genau diese saure Umgebung, die für die dickere Konsistenz und den charakteristisch leicht säuerlichen Geschmack von Joghurt sorgt. Während der Fermentation vermehren sich nämlich die Bakterien und bilden eine Vielzahl von Milchsäurebakterien, die für unseren Darm eine wahre Wunderwaffe sind. Sie helfen dabei, das Gleichgewicht unseres Mikrobioms zu verbessern.

Die Fermentation findet bei Raumtemperatur statt, denn bei dieser Temperatur vermehren sich die gesunden Bakterien besonders gut. Nun war in der Türkei, bevor es Klimaanlagen gab, die Raumtemperatur im Vergleich zu Deutschland tendenziell höher. Dieser Umstand begünstigte die Fermentation von Joghurt, was ihn in der Türkei zu einem weitverbreiteten Lebensmittel machte, in Deutschland sich traditionell aber zunächst die Dickmilch – auch bekannt als Sauermilch – verbreitete.

Diese wird mithilfe von speziellen Bakterienkulturen ebenfalls durch die Fermentation von Milch hergestellt, und auch hier entwickelt die Milch aufgrund des Fermentationsprozesses einen säuerlichen Geschmack, was der Milch ihren Namen gibt. Die Prozesse laufen allerdings bei geringerer Raumtemperatur ab als beim Joghurt. Daher kann man Dickmilch in unseren Breiten auch ganz einfach ohne Joghurtmaschine herstellen.

Dickmilch ist allerdings oft dünnflüssiger als Joghurt, aber dennoch reich an Nährstoffen wie Proteinen, Kalzium und Vitamin B_{12}. Interessanterweise vertragen Menschen mit einer Laktoseintoleranz häufig dennoch Dickmilch, da der Fermentationsprozess den Laktosegehalt in der Milch verringert.

Aber noch einmal zurück zum Joghurt. Wie bereits gesagt, finden sich im Joghurt unter anderem lebende Kulturen von Milchsäurebakterien, beispielsweise Lactobacillus und Bifidobacterium. Genau diese Bakterien können sich nach dem Verzehr nun in unserem Darm ansiedeln und das Gleichgewicht unseres Mikrobioms unterstützen. Sie fördern also die Diversität unserer Darmbakterien. Das wiederum führt dazu, dass Nährstoffe, wie zum Beispiel Kohlenhydrate, besser aufgespaltet und Vitamine und Mineralstoffe leichter aus unserer Nahrung in den Körper aufgenommen werden.

Es gibt auch Studien, die nahelegen, dass der regelmäßige Konsum von Joghurt mit einer reduzierten Wahrscheinlichkeit für Übergewicht oder Fettleibigkeit in Verbindung gebracht werden kann. Dieser Effekt steht wahrscheinlich im Zusammenhang mit der positiven Wirkung des Joghurts auf unser Mikrobiom.

Nach all diesen Hintergrundinformationen wäre es jetzt ein Leichtes, wieder einmal loszulaufen, um einen Joghurt im benachbarten Supermarkt käuflich zu erwerben. Das Problem ist nur, dass viele Joghurts, die wir im Handel bekommen, gar nicht mehr so viele lebende Bakterien enthalten. Die Hersteller versuchen nämlich, den Joghurt besonders lange haltbar zu machen. Das erreichen sie über die Pasteurisierung. Hierbei werden schädliche Bakterien eliminiert und die Haltbarkeit des Produktes deutlich verlängert. Allerdings werden bei diesem Prozess auch lebende Bakterienkulturen abgetötet, die wir aber gerne in unserem Darm hätten. Industriell hergestellter Joghurt mag zwar super schmecken, hat aber in der Regel nicht die biologische Wertigkeit von selbst hergestelltem Joghurt.

Einige Hersteller versuchen nun, die aufgrund der Pasteurisierung verminderte Anzahl an lebenden Bakterienstämmen wieder zu erhöhen, indem sie im Anschluss neue, lebende Bakterien dem Joghurt zufügen.

All das können wir uns natürlich sparen, indem wir unseren Joghurt selbst herstellen – und auf die natürlichen Bakterien zählen. Wir haben dazu letztendlich zwei Möglichkeiten: mit Joghurtmaschine oder ohne.

Lassen Sie Bakterien für sich arbeiten

Rezept für selbst gemachten Joghurt

Zutaten:

- 1 Liter H-Milch
- 2 Esslöffel Joghurt mit lebenden Kulturen (am besten griechischer Joghurt oder Naturjoghurt). Sie können sich für den Anfang auch trockene Starterkulturen aus dem Internet bestellen.

Anleitung:

1. Die Milch in einem Topf erhitzen, bis sie gerade anfängt zu köcheln. Achten Sie darauf, dass sie nicht überkocht. Rühren Sie die Milch während des Erhitzens gelegentlich um, um ein Anbrennen zu vermeiden.
2. Die erhitzte Milch vom Herd nehmen und abkühlen lassen, bis sie lauwarm ist. Sie können ab und zu die Temperatur mit einem Thermometer überprüfen, sie sollte zwischen 40 und 45 °C liegen.
3. In einer separaten Schüssel den Joghurt mit lebenden Kulturen glatt rühren.
4. Sobald die Milch die richtige Temperatur erreicht hat, fügen Sie den gerührten Joghurt hinzu und rühren Sie gut um, um ihn gleichmäßig zu verteilen.
5. Die Milch-Joghurt-Mischung in ein sauberes Glas oder mehrere kleinere

Gläser füllen und mit einem Deckel oder Frischhaltefolie abdecken.

6. Den Joghurt an einem warmen Ort ruhen lassen, um die Fermentation zu ermöglichen. Sie können ihn zum Beispiel in den ausgeschalteten Ofen stellen. Lassen Sie den Joghurt für mindestens 6–8 Stunden, oder über Nacht, fermentieren.
7. Nach der Ruhezeit den Joghurt vorsichtig umrühren und probieren. Wenn er die gewünschte Konsistenz und den gewünschten Geschmack erreicht hat, können Sie ihn im Kühlschrank lagern.

Tipp: Je länger Sie den Joghurt fermentieren lassen, desto säuerlicher wird er. Sie können die Fermentationszeit an Ihre persönlichen Vorlieben anpassen.

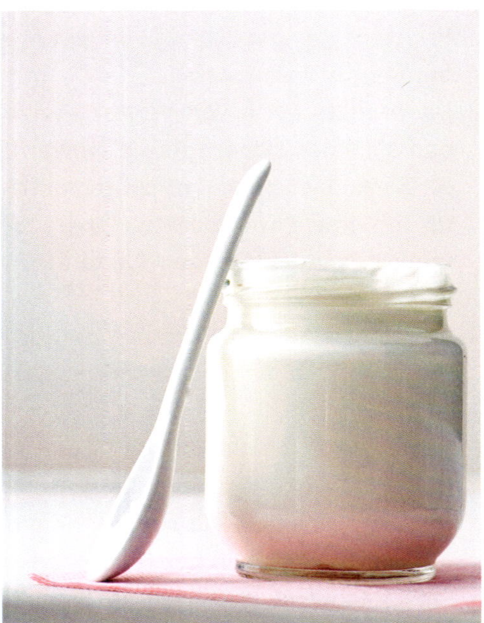

Das Problem bei der Zubereitung ohne Joghurtmaschine ist die Temperaturkontrolle. Joghurt benötigt für seinen Fermentationsprozess idealerweise eine Temperatur von ungefähr 40–45 °C. Diese Temperatur ermöglicht es den Bakterienkulturen, sich optimal zu vermehren und die Milch in Joghurt umzuwandeln. Die besten Ergebnisse werden erzielt, wenn dieser Temperaturbereich während des gesamten Prozesses konstant bleibt. Wenn die Temperatur zu niedrig ist, kann die Fermentation zu langsam verlaufen, während eine höhere Temperatur die Bakterien abtötet und das Wachstum unerwünschter Mikroorganismen fördern kann. Daher verwende ich persönlich eine Joghurtmaschine – eine Investition, die sich sehr schnell amortisiert hat.

Letztendlich unterscheidet sich die Herstellung von Joghurt in der Maschine aber nicht von der Herstellung ohne Maschine. Lediglich der Fermentationsprozess findet innerhalb der Maschine statt. Und so eine Joghurtmaschine sieht natürlich cool in der Küche aus und erinnert Sie ständig daran, dass Sie der weltbeste Joghurtierer sind.

Bei beiden Herstellungsmöglichkeiten beenden Sie die Fermentation, indem Sie den Joghurt in den Kühlschrank stellen. Streng genommen wird die Fermentation nicht beendet, sondern lediglich verlangsamt. Der Joghurt wird durch die Kühlung nun länger haltbar gemacht.

Normalerweise können Sie selbst hergestellten Joghurt für ungefähr eine Woche im Kühlschrank lagern. Hierzu sollte der

Joghurt allerdings immer abgedeckt und verschlossen sein. Und vor allem ist auch bei der Zubereitung des Joghurts sehr streng auf Hygiene zu achten. Alle Instrumente und Gläser, die mit dem Joghurt in Kontakt kommen, sollten vorher in Wasserdampf sterilisiert werden, um unerwünschte Bakterien abzutöten.

Und denken Sie vor dem Genuss immer daran, Ihre Sinne zu verwenden, denn bei selbst gemachtem Joghurt klebt kein Mindesthaltbarkeitsdatum auf dem Glas. Sie wollen lieber traditionelle Dickmilch herstellen? Kein Problem. Selbstverständlich! Hier ist ein Rezept zur Herstellung von Dickmilch:

Rezept für selbst gemachte Dickmilch

Zutaten:

- 1 Liter H-Milch
- 2 Esslöffel Dickmilchkulturen (alternativ können Sie auch 2–3 Esslöffel bereits hergestellte Dickmilch oder saure Sahne als Starter verwenden)

Anleitung:

1. Gießen Sie die Vollmilch in einen Topf und erhitzen Sie sie langsam auf dem Herd. Rühren Sie gelegentlich um, um ein Anbrennen zu verhindern. Erhitzen Sie die Milch auf etwa 45–50 °C. Sie können ein Küchenthermometer verwenden, um die Temperatur zu überprüfen, oder einfach darauf achten, dass die Milch warm, aber nicht kochend heiß ist.
2. Sobald die Milch die richtige Temperatur erreicht hat, nehmen Sie den Topf vom Herd und lassen ihn auf Raumtemperatur abkühlen. Dies kann etwa 1–2 Stunden dauern.
3. Sobald die Milch abgekühlt ist, fügen Sie die Dickmilchkulturen hinzu. a) Wenn Sie bereits hergestellte Dickmilch verwenden, gießen Sie diese in die abgekühlte Milch und rühren Sie gut um, um sie gleichmäßig zu verteilen. b) Wenn Sie Dickmilchkulturen verwenden, mischen Sie diese mit etwas abgekühlter Milch, bevor Sie sie zur restlichen Milch geben. Rühren Sie erneut gut um, um alles zu vermischen.
4. Bedecken Sie den Topf mit einem sauberen Geschirrtuch oder Deckel und lassen Sie die Mischung bei Raumtemperatur stehen. Die Fermentation dauert normalerweise etwa 12–24 Stunden, je nach gewünschter Konsistenz und Säuregehalt. Je länger Sie die Milch stehen lassen, desto säuerlicher wird sie.
5. Überprüfen Sie den Fortschritt der Fermentation, indem Sie einen sauberen Löffel in die Mischung tauchen und vorsichtig anheben. Wenn der Löffel eine dicke, geleeartige Konsistenz zeigt, ist die Dickmilch fertig. Sie kön-

nen auch den Geschmack testen, um sicherzustellen, dass er Ihren Vorlieben entspricht.

6. Sobald die gewünschte Konsistenz erreicht ist, bedecken Sie den Topf und stellen ihn in den Kühlschrank. Die Dickmilch wird im Kühlschrank noch etwas dicker und fester.
7. Lassen Sie die Dickmilch im Kühlschrank mindestens vier Stunden ruhen, bevor Sie sie servieren. Sie kann im Kühlschrank für etwa 5–7 Tage aufbewahrt werden.

Egal, ob Sie sich für Dickmilch oder Joghurt entscheiden: Beide Lebensmittel werden Sie wunderbar bei der Erlangung Ihres Zielgewichts unterstützen.

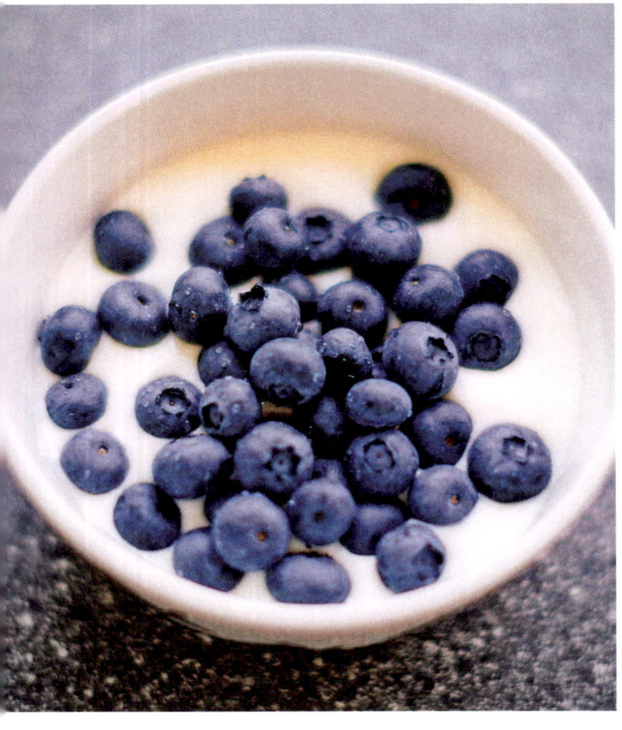

Im Gegensatz zu industriell gefertigten Produkten, enthalten die zu Hause selbst hergestellten fermentierten Milchprodukte keinen zugesetzten Zucker – und dadurch deutlich weniger Kalorien. Die enthaltenen, noch lebenden Bakterien unterstützen Ihren Gewichtsverlust über die Vielfältigkeit Ihres Mikrobioms.

Selbst hergestellter Joghurt oder selbst hergestellte Dickmilch ist ein idealer Snack, reich an Proteinen, sättigend und extrem wohlschmeckend. Ich persönlich verfeinere meinen Joghurt häufig mit ein paar Nüssen, Leinsamen oder Sonnenblumenkernen. Als Früchte mag ich besonders gerne Beeren – so zum Beispiel Blaubeeren. Diese haben einen sehr niedrigen Kaloriengehalt, obwohl sie lecker und süß schmecken. Eine ganze Tasse Blaubeeren enthält nur etwa 80 kcal. Darüber hinaus sind sie ballaststoffreich und daher sättigend. Sie reduzieren Heißhungerattacken und führen nicht zu einer übermäßigen Insulinausschüttung – und das lieben wir Biohacker. Obwohl Blaubeeren kalorienarm sind, sind sie reich an verschiedenen Nährstoffen – wie zum Beispiel Vitamin C, Vitamin K, Mangan und Antioxidantien. Sie helfen dadurch, Entzündungen im Körper zu reduzieren, die wiederum zu einer Gewichtszunahme führen könnten.

Schön und gut, mögen Sie jetzt sagen. Aber wie sieht es mit Nüssen aus? Haben diese nicht besonders viele Kalorien?

Das stimmt schon. Nüsse haben einen hohen Fettanteil und sind daher relativ kalorienreich. Aber trotzdem, und das haben viele wissenschaftliche Studien unabhängig voneinander zeigen können, können Nüsse uns beim Abnehmen helfen. Genau wie die Blaubeeren enthalten Nüsse eine Vielzahl an Ballaststoffen, die uns schnell satt machen können. Nüsse vermitteln ein Gefühl der Fülle und reduzieren damit unseren Appetit. Aber auch die Fette, die in Nüssen enthalten sind, sind wahre Gesundmacher. Denn es handelt sich hierbei vor allem um ungesättigte Fette, wie zum Beispiel Omega-3-Fettsäuren. Auch diese machen uns schneller satt und helfen uns dabei, den Blutzuckerspiegel stabil zu halten und dadurch Heißhungerattacken zu vermeiden. Sie erinnern sich: Ein stabiler Blutzuckerspiegel ist die große Liebe eines Biohackers.

Haben Sie also kein schlechtes Gewissen dabei, wenn Sie Ihren selbst gemachten Joghurt durch Nüsse oder Beeren verfeinern.

Tipps und Tricks und wie geht es weiter?

- Ich liebe es besonders, wenn mein Joghurt schön cremig ist. Das gelingt mir durch die Zufuhr von Inulin. Inulin ist ein löslicher Ballaststoff, der in vielen Pflanzen vorkommt. Inulin wird im menschlichen Körper nicht vollständig verdaut und kann daher als Präbiotikum, also als Futter für unsere guten Darmbakterien, dienen, indem es deren Wachstum fördert. Neben seiner Wirkung auf unser Mikrobiom macht Inulin die Speise auch leicht süßlich und cremig – also ideal für unseren Joghurt. Als Faustregel verwende ich einen Esslöffel Inulin-Pulver (aus dem Supermarkt oder dem Internet) auf einen Liter Milch. Einige Menschen bekommen zunächst ein wenig Bauchgrummeln, wenn sie Inulin zu sich nehmen. Dieser Effekt verschwindet allerdings mit der Zeit. Zum Thema Inulin gibt es übrigens am Montag in der kommenden Woche noch weitere Tipps.
- Wenn ich einen Joghurt frisch angesetzt habe, nehme ich nach dem Abkühlen zunächst ein paar Esslöffel in ein sauberes verschließbares Glas und klebe einen Hinweiszettel auf dieses Glas, dass diese Portion meine sogenannte Impfkultur ist. Denn mit diesem Joghurtanteil werde ich meine nächste Joghurtproduktion starten. So kann sich mein einmal hergestellter Joghurt theoretisch unendlich fortpflanzen. Ich achte persönlich allerdings darauf, dass die Starterkultur nicht älter als fünf Tage ist, wenn ich sie erneut verwende. Damit verringere ich das Risiko, dass krank machende Bakterien in der Kultur gewachsen sind.

DIENSTAG: AKTIVITÄT UND BEWEGUNG

FEIERN SIE EINE TANZPARTY

- ✓ Verbesserung des Stoffwechsels
- ✓ Abbau von Kalorien
- ✓ Muskelaufbau

Erinnern Sie sich noch, wie wir letzte Woche Dienstag gemeinsam über die Straßen gehüpft sind? Das Unterbrechen des Alltags, den wir häufig sehr bequem und körperlich passiv verbringen, mit plötzlichen Ausbrüchen von Aktivität ist ein wesentlicher Bestandteil jeder gesunden Gewichtsreduktion. Und heute machen wir das Ganze mit noch mehr Spaß und noch mehr Pep – im Rhythmus zur Musik.

Hintergrund und Einführung

Wir haben bereits in der ersten und zweiten Woche ausführlich darüber gesprochen, wie wir mit einem gesteigerten Blutzuckerstoffwechsel und der daraus resultierenden Insulinsteigerung umgehen wollen, insbesondere an den Freitagen der Challenge.

An dieser Stelle im Buch möchte ich noch einmal betonen: Oftmals besteht eine Verbindung zwischen Übergewicht und einem unausgeglichenen Blutzucker- und Insulinspiegel. Allerdings ist die Ursache für dieses Ungleichgewicht nicht immer eine einfache Gleichung, bei der Menschen anfangs einfach zu viel gegessen und sich zu wenig bewegt haben, was zu Gewichtszunahme führte. Wenn dem so wäre, könnte man einfach weniger essen und automatisch abnehmen. Dies ist jedoch nicht immer der Fall, und es ist unfair, dass schlanke Menschen dies oft den übergewichtigen Menschen vorwerfen.

Denn so einfach ist es halt nicht. Zum einen gelingt »einfach weniger essen« nicht immer, da der Appetit nicht ausschließlich unserer willentlichen Kontrolle unterliegt. Wir werden sozusagen wie ein Hund an einer kurzen Leine durch unser Leben geführt – an der Leine der vielen Stoffwechselmechanismen. Zum anderen führt auch weniger Essen häufig nicht automatisch zu einer schnellen Gewichtsabnahme. Vor allem nämlich dann, wenn das Gleichgewicht zwischen Blutzucker und Insulin aus dem Ruder gelaufen ist.

Wir müssen unsere Körperzellen für die hormonelle Insulinwirkung wieder sensibel machen. Das gelingt uns einerseits über die Gabe von Medikamenten, aber – ganz ohne Arzt – auch über körperliche Bewegung.

Welche Form von körperlicher Aktivität wir durchführen, ist unseren Zellen und ihren Rezeptoren letztendlich egal. Hauptsache, wir bewegen uns. Und am allerbesten ist es, wenn wir dabei so richtig außer Atem kommen.

In der letzten Woche haben wir das Hüpfspiel »Himmel und Hölle« in unseren Alltag integriert. Für mich war das wichtig, damit wir Aktivitätsinseln in den Tag einstreuen und uns immer wieder aktiv aus unserer Passivität befreien. Es ist aber sicherlich nicht vorteilhaft, sich auf dem Weg zur Arbeit – vielleicht in einem Business-Kostüm oder in einem Anzug mit Krawatte – beim Hüpfspiel so derart zu verausgaben, dass man völlig durchgeschwitzt im Büro ankommt. Wir brauchen also zusätzlich eine Work-out-Alternative, bei der wir so richtig außer Atem kommen, schweißtreibend unsere Muskulatur nutzen und – und das ist das Allerwichtigste – eine Menge Spaß haben.

Mein geliebtes Jogging erfüllt sowohl die schweißtreibende Voraussetzung als auch die Atemlosigkeit. Aber die Menge Spaß, die ich persönlich dabei empfinde, teile ich leider nur mit wenigen Menschen.

Obwohl, so wenige Menschen sind das gar nicht. Traut man aktuellen Statistiken, gehen ungefähr achteinhalb Millionen Menschen in Deutschland regelmäßig joggen. Das entspricht immerhin etwa 10 % der Gesamtbevölkerung. Wie viele von den Joggern allerdings dabei Freude haben, wurde statistisch nicht erhoben.

Musik an und tanzen

Es gibt aber eine sportliche Tätigkeit, die die meisten Menschen gerne machen, auch wenn sie dabei gar nicht an Sport denken: Tanzen! Und ich meine damit nicht Standard oder lateinamerikanischen Tanz oder eine andere Form von formalem Tanzsport. Ich meine wirklich nur die Bewegung zur Musik. Völlig egal ob alleine, zu zweit oder in der Gruppe. Einfach nur Musik anschalten und tanzen. Das Schöne an dieser Form der Bewegung ist, dass man es auch allein im Wohnzimmer machen kann. Man kann die Musik sogar über Kopfhörer hören, sodass kein Nachbar mitbekommt, dass man ein tanzender Biohacker bei der Durchführung des dienstäglichen Micro-Preps ist.

Werfen wir kurz einen wissenschaftlichen Blick auf das Tanzen aus kalorientheoretischer Sicht. Hier ist eine kurze Aufstellung des Kalorienverbrauchs verschiedener Tänze:

Tanzstil	Kalorienverbrauch pro Stunde (ca.)
Langsamer Walzer	200–250 kcal
Foxtrott	200–250 kcal
Zumba	300–400 kcal
Jazz Dance	300–400 kcal
Salsa	400–600 kcal
Hip-Hop	400–600 kcal
Ballett	300–450 kcal
Bauchtanz	250–350 kcal
Tango	300–400 kcal
Breakdance	400–600 kcal

Sie sehen schon: Breakdance wird Ihr neues Hobby. Aber Spaß beiseite, jede Art von Tanz, egal wie professionell oder lustig durchgeführt, verbraucht eine Menge Kalorien.

Nehmen wir einen typischen Partytanz, bei dem man ungefähr 300–500 kcal/h verbraucht. In einer viertelstündigen Tanzeinlage werden Sie also 100 kcal verbrennen. Das entspricht immerhin einer Gemüsesuppe, einem Naturjoghurt oder einer kleinen Schüssel Obstsalat.

Nicht dass Sie sich nach einer Viertelstunde Tanzen sofort mit diesen Lebensmitteln belohnen sollen. Wie immer geht es bei der Durchführung des Micro-Preps am heutigen Dienstag nicht direkt um die Verbrennung der Kalorien, sondern um die langfristige Umstellung Ihres Stoffwechsels und die langfristige Gewichtsreduktion und nicht um ein paar schnell weggetanzte Kalorien.

Wichtig ist nur, dass man es tut. Und wir tun es nur, wenn es Spaß macht. Deshalb suchen Sie sich die Musik aus, zu der Sie sich gerne bewegen. Egal, ob sie schnell ist oder langsam, egal ob laut oder leise. Hauptsache, Sie bewegen sich.

Die besonders hohe Schule der Stoffwechsel-Booster-Tanzkunst ist übrigens, wenn man während des Tanzens noch lauthals singt. Das Singen selber bringt ungefähr weitere 100 kcal/h auf Ihren Verbrauchstacho. Aber da Sie, wenn Sie beim Tanzen auch noch singen, noch mehr außer Atem kommen, ist diese kalorische Schätzung wahrscheinlich eher zu tief gegriffen. Aber noch einmal: Wie viele Kalorien Sie während der Aktivität verbrauchen, ist mir letztendlich egal. Hauptsache, Sie führen die Aktivität regelmäßig durch und verändern Ihren Stoffwechsel dadurch langfristig.

Tipps und Tricks und wie geht es weiter?

- Erstellen Sie sich doch Ihre persönliche Hitliste auf dem Handy, zu der Sie besonders gerne tanzen würden. Und auf dieser Liste: ein einziges Lied – Ihr persönlicher Motivationssong. Dann starten Sie Ihre persönliche Dienstags-Challenge: Ab sofort wird jeden Dienstag diese Liste gespielt und Sie tanzen, bis die Liste zu Ende ist. Am Anfang gibt es genau dieses eine Lied auf der Liste. Sie dürfen dann ein weiteres Lied hinzufügen. In der zweiten Woche tanzen Sie schon zu beiden Liedern. Fügen Sie danach ein weiteres Lied hinzu. In der dritten Woche gibt es dann drei Lieder. Auf wie viele Lieder können Sie sich steigern, bis es nicht mehr geht? Die Challenge beginnt.
- Tanzen macht natürlich besonders viel Spaß, wenn man es nicht allein macht. Suchen Sie sich doch einen oder mehrere Menschen, mit denen Sie regelmäßig tanzen gehen. Gemeinsam tanzen macht Spaß, gemeinsam abnehmen übrigens auch.

MITTWOCH: SEELE UND PSYCHE

LÖSCHEN SIE IHRE TRIGGER

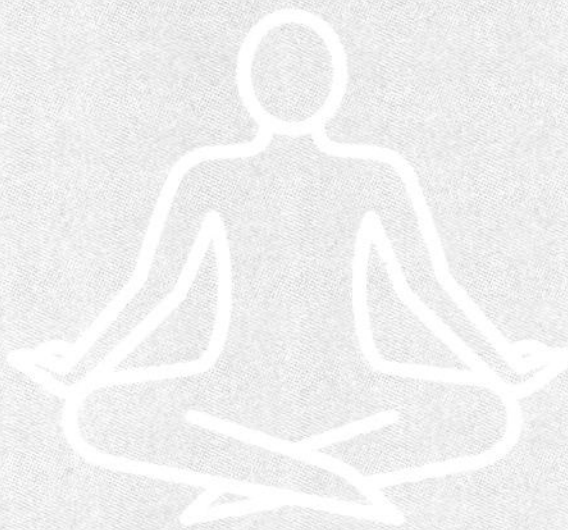

✓ Erlernen von Selbstkontrolle

✓ Verhinderung von Binge-Eating-Attacken

✓ Erlernen eines gesunden Umgangs mit Nahrungsmitteln

Mit dem heutigen Micro-Prep geht es ans Eingemachte. Wir werden uns um all die Dinge kümmern, die im Alltag dazu führen, dass wir uns nicht ganz so achtsam und klug um unser Essen kümmern, wie wir das eigentlich machen sollten. Es geht um all die Situationen, die dazu führen, dass wir unsere guten Vorsätze über Bord schmeißen und in alte Verhaltensweisen zurückfallen, die uns nicht guttun. Oder all die kleinen Dinge, die dazu führen, dass wir ungehemmt schlemmen, essen, stopfen oder Sonstiges tun, was wir später auf der Waage bereuen: unsere Trigger.

Hintergrund und Einführung

Ein ganz wesentlicher Begriff in der verhaltensbezogenen Medizin ist der Begriff der sogenannten Trigger. Unter einem Trigger verstehen wir einen Auslöser. Ein Trigger ist also eine Art Reiz oder eine Situation, die eine Reaktion in unserem Leben auslöst. Die Reaktion kann eine emotionale, eine psychische oder auch eine körperliche sein. Es kann auch eine ganze Verhaltenskette ausgelöst werden.

Trigger sind etwas sehr Individuelles und unterscheiden sich von Person zu Person. Meine persönlichen Trigger sind nicht Ihre Trigger, daher sind Beispiele aus meinem Leben natürlich nicht eins zu eins auf Ihr Leben anwendbar.

Das erste Mal richtig verstanden habe ich das Konzept der Trigger in Bezug auf die Gewichtsabnahme bei mir selbst in der Arztpraxis. Wir haben nämlich eine Schublade mit Süßigkeiten. Diese Schublade ist überhaupt kein Problem, wenn sie geschlossen ist. Wenn ich sie allerdings öffne, wird sie sofort zu einem Problem für mich, denn sie enthält eine unglaubliche Menge an superleckerem Naschwerk.

Es ist für einen erwachsenen Menschen eigentlich überhaupt kein Problem, eine Schublade geschlossen zu lassen. Außer natürlich, es gibt einen Trigger, der in ihm ein Verhaltensprogramm auslöst, das sich nur noch schwer stoppen lässt. Und dieser Trigger ist bei mir der Ausdruck eines Rezeptes auf dem Drucker am Empfangstresen meiner Praxis.

Nun muss man wissen, dass besagte Süßigkeitenschublade genau neben dem Rezeptdrucker steht. Normalerweise drucke ich die Rezepte nicht selber aus, sondern mein Team übernimmt das für mich. Wenn es allerdings sehr voll ist, helfe ich am Tresen aus und starte den Druckauftrag selbst. Dazu setze ich mich auf den Stuhl neben dem Drucker – und neben der Schublade! Die kurze Zeit, die ich warten muss, bis das Rezept den Drucker verlässt, reicht aus, um den Trigger zu zünden: Meine Gedanken kreisen nur noch um die Schublade und ihren Inhalt. Als müsste ich mich selbst belohnen (für die großartige Tat des Rezeptdrucks), greife ich dann wie ferngеsteuert in die Schublade und stopfe mir ein Stück Schokolade in den Mund.

Ich glaube, jeder von uns hat irgendwelche Trigger, die sehr seltsames Verhalten auslösen. Daher geht es am heutigen Mittwoch darum, diese Trigger zu finden und Strategien zu entwickeln, den automatischen Programmablauf zu stoppen. Trigger können viele Dinge sein, nicht nur der Druck eines Kassenrezeptes. Es kann ein Geruch sein, ein bestimmter Ort, ein Wort oder eine Situation. Sogar ein bestimmtes Bild oder eine Erinnerung kann bei uns Verhaltensketten auslösen. Wenn eine Person nun einen Trigger erlebt, kann es sein, dass zum einen Emotionen ausgelöst werden, zum anderen aber unerwünschte Verhaltensweisen beginnen – zum Beispiel das Essen.

Die Verhaltenstherapie kennt Methoden, den Wirkungen von Triggern entgegenzuwirken. Das Ziel ist allerdings immer, die emotionale oder Verhaltensreaktion auf den Trigger zu reduzieren, ganz zu verhindern oder zumindest auf alternative, gesündere Bewältigungsmechanismen zurückzugreifen.

Vielleicht sind Ihnen beim Lesen dieser Zeilen jetzt schon einige Trigger aus Ihrem eigenen Leben eingefallen, die dazu geführt haben, ungesunde Mahlzeiten zu wählen. Ist es vielleicht der Anblick eines Fast-Food-Restaurants auf dem Heimweg? Oder der Geruch einer Würstchenbude? Oder sind es eher emotionale Auslöser wie zum Beispiel Stress, Langeweile, Einsamkeit oder Traurigkeit?

Übrigens können auch soziale Situationen als Trigger wirken: Gesellige Anlässe, Partys mit Freunden, können dazu führen, dass man mehr isst, als man eigentlich wollte, oder zu den ungesünderen Optionen greift. Zum einen spielt natürlich der soziale Druck der Umgebung oder das Gefühl, nicht aus der Reihe tanzen zu wollen, eine Rolle. Ein Trigger ist aber mehr als nur die Empfindung von Druck. Er ist der automatische Startknopf, der ein Verhalten im Autopilotmodus auslöst.

Bei mir ganz persönlich sind es häufig auch bestimmte Gewohnheiten oder Routinen, die dazu führen, dass ich mit dem Essen anfange. Auch wenn ich mir nach einer langen Sprechstunde vornehme, abends nichts mehr zu essen, finde ich mich relativ schnell in der Küche wieder – und Sie können sich vorstellen, was dann folgt. Wahrscheinlich ist es das Ankommen zu Hause, die Wärme der persönlichen Umgebung, die bei mir den Trigger des Essens zündet.

Übrigens können auch Gedanken als Trigger wirken. Sie brauchen gar keinen Ort, soziale Kontakte oder reale Situationen. Es scheint paradox: Bereits negative Gedanken über den eigenen Körper oder das Aussehen können zu emotionalen Essanfällen führen. Wir starten automatisiert das Verhalten, was letztendlich Auslöser für unsere Gedanken war.

Wenn wir nun der Trigger Herr werden wollen, sollten wir die Micro-Preps des heutigen Mittwochs in unseren Alltag einführen: vermeiden, kontrolliertes Exponieren, übertreiben und im Alltag üben, üben, üben.

Wehret den Anfängen

Triggervermeidung

Fangen Sie mit Methoden der Triggervermeidung an: Wichtig ist, dass wir eine Stimuluskontrolle erlernen. Wir müssen also Wege finden, die Umweltreize, die mit einem Trigger verbunden sind, bewusst kontrollieren zu können. Oder kurz gesagt: Weg mit den Triggern aus unserem Leben!

Wenn ich keine Nussnugatcreme im Haus habe, werde ich die Nussnugatcreme nicht essen. Und wenn ich weiß, dass die Nussnugatcreme mir nicht guttut oder sogar zu hemmungslosen Fressanfällen führt, besteht die leichteste Möglichkeit für den Umgang mit diesem Trigger darin, dass ich ihn gänzlich vermeide.

Aus eigener Lebenserfahrung weiß ich: Im Fall der Nussnugatcreme funktioniert das ganz gut – zumindest solange keine Kinder im Haus sind. Denn letztendlich lassen sich nur solche Trigger vermeiden, auf die wir sozialverträglich wirklich verzichten können. Und die Sozialverträglichkeit hörte bei mir auf, als meine Töchter die Vorzüge der Nussnugatcreme kennenlernten. Seit diesem Zeitpunkt sind nicht nur meine beiden Töchter Teil meines Lebens, sondern auch wieder die Nussnugatcreme.

Sie sehen also schon, eine Stimuluskontrolle durch Entfernung eines Triggers aus Ihrem Leben ist zwar eine ganz fantastische Methode, um unerwünschtes Verhalten zu verändern, und sollte auch, wann immer möglich, durchgeführt werden; die Betonung liegt allerdings auf den Worten »wann immer möglich«, denn häufig ist es eben einfach nicht möglich. Wir benötigen also weitere Strategien, um mit unseren inneren und äußeren Dämonen umgehen zu können.

Kontrollierte Exposition

Bei der sogenannten kontrollierten Exposition versuchen wir uns dem Trigger ganz gezielt auszusetzen, allerdings in einer Situation, der wir durchaus Herr werden können, die wir kontrollieren können. Dabei müssen wir allerdings darauf achten, dass wir die übliche Reaktion, also das übliche Verhalten, auch verhindern können. Im Falle der Nussnugatcreme bedeutet das, dass ich übe, mir die Creme anzuschauen, daran zu riechen oder vielleicht sogar ein wenig davon zu naschen, ohne dass es allerdings zu einem hemmungslosen Genuss-Marathon kommt. Dieses angemessene Reagieren müssen wir üben. Am besten in einer Situation, in der wir entspannt sind, in der es uns gut geht und wir vielleicht sogar satt sind. Wir müssen lernen, die automatischen Reaktionen zurückzuhalten oder zu unterdrücken. Und da es immer schwierig ist, etwas zu unterdrücken, sollten wir uns gleich alternative Handlungsmöglichkeiten zurechtlegen.

Wie kann eine solche Übung konkret aussehen?

Ich würde mich ausgeschlafen, erholt und glücklich sowie gut gesättigt vor ein Glas Nussnugatcreme setzen, dieses

Glas aufschrauben, daran riechen und ein klein wenig davon naschen. In dem Moment, in dem bei mir normalerweise die Katastrophe beginnt, die ich dann nicht mehr steuern kann, stehe ich auf und verlasse den Raum. Natürlich lasse ich die Nussnugatcreme dort zurück. Wenn mir das nicht gelingt, sollte ich ein anderes Verhalten versuchen. Dieses andere Verhalten muss im Falle der Übung und des Trainings nicht unbedingt ein wahnsinnig gesundes und großartiges Verhalten sein. Ich könnte auch einfach zu einem Stück Schokolade greifen. Etwas, was mir in diesem Moment Freude macht, aber keine katastrophale Handlungskette auslöst, die ich dann nicht mehr steuern kann. Diese Taktik nennt man kontrollierte Exposition.

Übertreibung

Die Übertreibung ist eine meiner Lieblingsmethoden. Bei dieser Technik können wir den Trigger absurd übertreiben. Damit kommt es zu einer Reizüberflutung in unserem Gehirn, das paradoxerweise mit einer verminderten emotionalen Antwort reagiert. Bei der absichtlichen Überbetonung des Triggers kann es zu einer Desensibilisierung und einem Abbau der emotionalen Reaktion kommen. Ich könnte mir so zum Beispiel nicht nur ein Glas Nussnugatcreme auf meinen Tisch stellen, sondern eine ganze Batterie von zehn Gläsern. Oder noch besser: in jeden Raum meiner Wohnung ein Glas. Und das Gleiche auch noch in meiner Praxis: ins Sprechzimmer, ins Wartezimmer, auf den Tresen. Diese absurde überhöhte Darstellung von Nussnugatcreme kann zu einer Langeweilereaktion in meinem Gehirn führen und den Trigger daraufhin dauerhaft löschen.

Wenn Ihnen diese Intervention zu kostspielig ist – wer möchte schon so viele Gläser Nussnugatcreme kaufen? –, können Sie auch einfach nur eine Gedankenreise unternehmen. Diese Übertreibung funktioniert nämlich auch ganz hervorragend mit der sogenannten imaginären Exposition. Das bedeutet, wir brauchen gar nicht die physischen Gläser an all den Positionen unseres Alltags, es mag völlig ausreichen, sich das bildlich vorzustellen. Idealerweise stellen wir uns, wenn wir schon bei den Bilderträumen sind, auch alternative Verhaltensweisen vor, wie wir auf die Gläser voller Nussnugatcreme reagieren wollen. Vielleicht mit einem Lächeln?

Aber jede Strategie ist nur so gut, wie sie für uns im Alltag auch durchführbar ist. Dementsprechend müssen wir all die eingeübten Verhaltensweisen auch mit Leben füllen. Und hier gilt wieder: üben, üben, üben. Wenn dann allerdings die Trigger trotzdem Verhaltensweisen auslösen, die Sie gar nicht mögen, versuchen Sie es doch einmal mit der Gedankenstopptechnik. Setzen Sie sich also ein inneres Stoppsignal und sprechen Sie das Wort »stopp!« laut aus. Das allein mag ausreichen, das Verhalten zu unterbrechen.

Und wenn nichts anderes mehr hilft, hilft Humor. In der Tat ist Humor eine wesentliche Bewältigungsstrategie bei der Beeinflussung von Triggern. Denn letztendlich lösen Trigger Emotionen aus und diese wiederum das unerwünschte Verhalten. Wenn ich also in der Lage bin, die Emotion zu verändern, die dem Trigger folgt, kann ich auch das darauf folgende Verhalten ändern. Und die beste Emotion ist immer noch Freude und Humor.

Vielleicht finden Sie ja humorvolle oder positive Aspekte in den auslösenden Situationen und können dadurch eine leichtere Haltung gegenüber der Situation entwickeln. Bei meinem Nussnugatcreme-Trigger hilft mir zum Beispiel die Vorstellung, dass ein kleiner, patziger Junge in mir das Steuer übernommen hat und ganz laut ruft: »Ich will aber meine Nussnugatcreme! Ich will aber meine Nussnugatcreme!« Diese Vorstellung, mich selber als kleines Kind in mir am Steuer meines Lebens zu haben, was relativ patzig ist, löst doch das eine oder andere Mal ein Lächeln in mir aus. Und dann bin ich mit mir und der Situation versöhnt. Und manchmal bekommt das Kind in mir dann auch einen Löffel Nussnugatcreme. Und ja: Das war es dann wert.

Tipps und Tricks und wie geht es weiter?

- Schon der dänische Philosoph Søren Kierkegaard bemerkte, dass wir unser Leben zwar vorwärts leben, aber meistens nur rückwärts verstehen. Deshalb ist es wichtig, sich hin und wieder hinzusetzen und zu überlegen, was eigentlich gerade genau passiert ist. Weshalb es verschiedene Trigger gibt, die bestimmte Verhaltensweisen in uns hervorrufen, bleibt uns häufig verborgen. Aber vielleicht können Sie doch den einen oder anderen Trigger analysieren und anhand Ihrer persönlichen Lebensgeschichte erklären. Und das ist der Moment, in dem der Trigger dann häufig seine Macht über uns verliert.
- Eine gute Möglichkeit, seine Trigger zu finden, ist, Tagebuch zu schreiben. So findet man häufig heraus, welche auslösenden Situation zu welchem Verhalten geführt haben.
- Die Übung des heutigen Mittwochs hat es ganz schön in sich. Seien Sie also nachsichtig mit sich selber, wenn Sie nicht gleich alle Ziele erreichen, die Sie sich vorgenommen haben. Und denken Sie daran: Eine anständige Portion Humor gehört immer dazu!

BRÄUNEN SIE NICHT IHRE HAUT, SONDERN IHR FETTGEWEBE

- ✓ Steigerung des Energiestoffwechsels
- ✓ Kräftigung unserer Willenskraft
- ✓ Veränderung des präfrontalen Kortex
- ✓ Verbesserung unseres Immunsystems
- ✓ Umwandlung von Fettgewebstypen

Der Micro-Prep des heutigen Donnerstags ist ein Doppelwumms. Natürlich kümmern wir uns wieder einmal um unseren präfrontalen Kortex und um die Kontrollfunktionen, die dieser Teil des Gehirns auf unser Leben hat. Aber beim heutigen Bio-Hack geht es um mehr als nur um angepasste Bahnen in unserem Gehirn. Wir werden nämlich nicht nur unser Verhalten und unsere Willenskraft verändern, sondern gleichzeitig einige verborgene Funktionen unseres Stoffwechsels aktivieren. Ich sage nur so viel: braunes Fettgewebe!

Hintergrund und Einführung

Kennen Sie braunes Fettgewebe? Nicht gleich erschrecken, denn anders als das typische gelbe Fettgewebe ist braunes Fettgewebe Ihr Freund! Es handelt sich hierbei nämlich um eine spezielle Art von Fettgewebe, das im höheren Maße bei Säuglingen und Neugeborenen vorkommt. Und es ist dunkelbraun gefärbt, daher auch sein Name. Die Färbung kommt übrigens von dem hohen Gehalt an Mitochondrien, die man in diesem Gewebe findet. Und die Mitochondrien sind kleine Kraftwerke, die viel Energie verbrauchen können.

Im Gegensatz zum gelben Fettgewebe, das man medizinisch als weißes Fettgewebe bezeichnet, ist braunes Fettgewebe auf die Wärmeproduktion spezialisiert, während das weiße Fettgewebe vor allem als Energiespeicher dient.

Wenn Sie also zu viel essen und der Körper die aufgenommene Energie für spätere Zeiten speichern möchte, dann speichert er diese im weißen Fettgewebe. Wenn allerdings die Außentemperatur kalt ist, dann benötigt der Körper braunes Fettgewebe. Dieses »verbrennt« nämlich Fett, um Energie freizusetzen. Diesen Prozess nennt man Thermogenese und hierfür werden die oben bereits genannten Mitochondrien aus dem braunen Fettgewebe benötigt.

Wegen dieser Rolle des Stoffwechsels spielt das braune Fettgewebe auch bei uns erwachsenen Menschen eine Rolle beim Energieverbrauch und kann uns beim Gewichtsverlust unterstützen. Da das braune Fettgewebe bestehende Fettreserven zur Wärmeproduktion nutzt, kann die erhöhte Aktivität im braunen Fettgewebe zu einem höheren Kalorienverbrauch führen – und weißes Fettgewebe abbauen.

Wäre es nicht schön, wenn wir einfach unser braunes Fettgewebe »anschalten« und damit die Verbrennung des weißen Fettgewebes steigern könnten? Und genau das macht unser heutiger Bio-Hack. Wir nutzen dabei die Eigenschaft des braunen Fettgewebes, Thermogenese zu betreiben, also Wärme zu produzieren. Letztendlich müssen wir unseren Körper einfach nur dazu bringen, sich aufheizen zu wollen. Und wann möchte der Körper das? Na klar: Wenn es kalt ist.

In der Tat wurde wissenschaftlich inzwischen bewiesen, dass Kälte die Aktivität des braunen Fettgewebes stimuliert. Auch körperliche Aktivität, ausreichender Schlaf und natürlich wie immer eine ausgewogene Ernährung spielen eine Rolle bei der Stimulation dieses Gewebetyps. Wir wollen uns heute aber auf die Kälte beschränken, um die Aktivität unseres stoffwechselaktiven braunen Fettgewebes zu steigern.

Wenn Sie jetzt befürchten, dass ich Ihnen empfehle, ganz viele Eiswürfel in die Badewanne zu legen und einzutauchen, liegen Sie gar nicht so ganz verkehrt. Aber das ist etwas für Fortgeschrittene und empfiehlt sich keinesfalls als Einstieg. Wir nutzen heute eher sanftere Methoden der Kälteexposition. Aber in der Tat geht es wieder einmal darum, uns einigen Reizen auszusetzen, die zunächst nicht ganz so angenehm sind. Und diese Reize haben auf Dauer eine sehr vorteilhafte Wirkung auf unseren Gewichtsverlust.

Eine einfache Methode würde beispielsweise darin bestehen, dass wir Eisbeutel oder Kältepackungen auf die Stellen des Körpers legen, an denen sich besonders viel braunes Fettgewebe befindet. Hierzu gehören vor allem der Nacken- und Schulterbereich sowie die Regionen in unseren Achselhöhlen.

Das braune Fettgewebe im Nacken und den Schultern wird oft als supraklavikuläres oder oberflächliches braunes Fett bezeichnet. Es wurde festgestellt, dass dieser Bereich bei Erwachsenen eine hohe Menge an braunem Fett aufweist. Diese Region ist für uns Biohacker besonders interessant, da wir hier leicht unseren Kältereiz setzen können. Anders als in der Achselhöhle, wo viele große Gefäße entlanglaufen und eine Kühlung dieser Region schnell einmal den gesamten Körper herunterkühlen könnte. Außerdem wird die Kälteexposition hier eher als unangenehm empfunden.

Wie oben schon versprochen, soll es heute aber nicht nur darum gehen, das braune Fettgewebe so zu stimulieren, dass der Energieverbrauch im Körper ansteigt. Wir wollen ebenfalls eine Wirkung auf unseren präfrontalen Kortex haben, also unsere Willenskraft stärken. Mein persönlicher Powertipp, um beides in den Alltag einzubauen, ist das Kaltduschen.

Kalte Dusche gefällig?

Anders als Tonnen voller Eiswürfel haben wir zu Hause eine Dusche immer. Und die meisten von uns duschen regelmäßig, um den Körper sauber zu halten. Warum also nicht eine Tätigkeit, die wir sowieso regelmäßig tun, als Bio-Hack anwenden? Von dem braunen Fettgewebe und den Wirkungen auf unseren präfrontalen Kortex einmal abgesehen, hat das Kaltduschen noch viele weitere positive Auswirkungen auf unseren Körper. Ich möchte diese der Vollständigkeit halber einmal

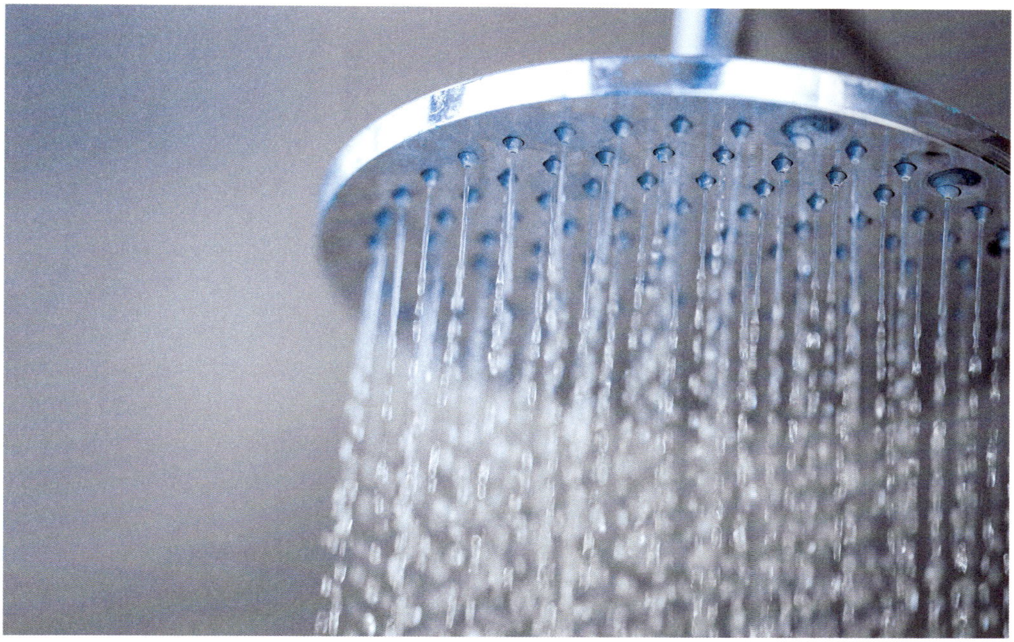

erwähnen, denn schließlich müssen Sie auf der nächsten Party Ihren Freunden erklären, warum Sie kein Warmduscher mehr sind.

Das kalte Duschen steigert zum einen die Wachsamkeit und die Aufmerksamkeit. Gerade wenn Sie Ihren Morgen damit beginnen, werden Sie merken, dass Sie viel schneller wach und aufnahmefähig sind. Das kalte Wasser stimuliert nämlich unser Nervensystem und weckt den Körper aus dem energiearmen Schlafzustand zuverlässig auf.

Wenn Sie nun denken, kaltes Duschen ist aber anstrengend und verdirbt Ihnen die Laune, so kann ich Sie beruhigen. Studien haben gezeigt, dass die Kälte die Freisetzung von Endorphinen, also unseren Glückshormonen, fördert. Deswegen steigert das kalte Duschen eher die Stimmung, als sie zu senken. Außerdem baut es auch Stress ab, denn wer den Stress der Kälte erträgt, erträgt auch den Stress des Lebens leichter.

Der Kältereiz hat auch Auswirkungen auf unsere Gefäße. Zunächst einmal ziehen diese sich bei der niedrigen Temperatur zusammen. Nach dem Ende der Dusche wird es allerdings wieder wärmer und die Gefäße weiten sich wieder. Spannend ist dabei, dass die Erweiterung zu einer deutlich besseren Durchblutung führt, als es vor dem Kältereiz der Fall war. Es ist wie häufig im Leben: Die Belastung führt zu einer gesteigerten Entlastung. Wenn ich den ganzen Tag über Sport mache, kann ich in der Nacht besser schlafen. Wenn ich mich angestrengt habe, ist meine Erholung höher. Und wenn ich zunächst die Gefäße durch Kälte enger

gemacht habe, weiten sie sich bei der darauf folgenden Wärme umso mehr.
Haben Sie keine Angst, sich aufgrund der kalten Dusche zu erkälten. Genau das Gegenteil ist nämlich der Fall: Der Reiz des kalten Wassers stärkt unser Immunsystem. Wissenschaftliche Untersuchungen haben gezeigt, dass gerade wiederholte Kälteexposition die Produktion von Immunzellen in unserem Körper erhöht und Entzündungsprozesse moduliert, was letztendlich zu einer verbesserten Immunabwehr führt. Gerade die Häufigkeit von Infektionen der oberen Atemwege ist bei den Menschen vermindert, die regelmäßig kalt duschen.
Jetzt aber zu den eigentlichen Auswirkungen des heutigen Micro-Preps auf Ihr Gewicht. Schauen wir zunächst einmal auf das braune Fettgewebe. Die Kälte, die durch das kalte Wasser auf unseren Körper gelangt, führt zur erhöhten Thermogenese, also zur Wärmeproduktion im kalten Fettgewebe. Und da der Duschstrahl vor allem als Allererstes auf unseren Nacken und unsere Schultern trifft, trifft die Kälte sofort auf die Region, die am meisten braunes Fettgewebe enthält. Dieses beginnt nun mit der Arbeit und verbrennt weißes Fettgewebe – und damit all die Fettpolster, die Sie gerne loswerden möchten.
Darüber hinaus wirkt Ihr morgendliches neues Biohacking allerdings auch auf Ihren präfrontalen Kortex. Denn wenn wir ehrlich mit uns selbst sind, macht kaltes Duschen nur bedingt Spaß. Auch ich stehe lieber unter einer warmen Dusche und lass es mir gut gehen. Daher qualifiziert sich die kalte Dusche für genau diesen Stimulus, den wir für unseren präfrontalen Kortex benötigen: leicht unangenehm, aber durchaus machbar.
Wenn wir durchhalten, den Körper mit der Kälte zu belasten, obwohl es uns gerade nicht richtig Spaß macht, bilden sich Bahnen in unserem Gehirn, die für unsere Willenskraft zuständig sind. Und diese Bahnen halten länger an, als wir unter der Dusche stehen. Das heißt, das morgendliche kalte Duschen hat durchaus Auswirkungen auf den gesamten Tag – und auf die folgenden Tage.
Wenn wir zu Menschen werden, die regelmäßig kalt duschen, wird uns diese Fähigkeit im Leben häufig nützen. Und gerade wenn wir unseren Tag schon mit einer kleinen unangenehmen Sache beginnen, sind wir gewappnet für weitere unangenehme Sachen, die uns im Laufe des Tages widerfahren werden. Wir haben sozusagen geübt, trainiert, uns vorbereitet.
Dem amerikanischen Schriftsteller Mark Twain wird folgendes Zitat zugeschrieben: »Eat a live frog first thing in the morning and nothing worse will happen to you the rest of the day.« Also: Iss einen lebendigen Frosch gleich am Morgen, und dir wird den Rest des Tages nichts Schlimmeres mehr passieren. Ob Mark Twain das wirklich gesagt und vielleicht auch getan hat, weiß ich nicht. Aber ich finde den Gedanken, dass man den Morgen mit einer unangenehmen Sache beginnen sollte, weil die restlichen unangenehmen Sachen im Laufe des restlichen Tages dadurch bereits relativiert werden, sehr ansprechend.

Vielleicht hätte jemand Mark Twain sagen sollen, dass man einfach auch nur kalt duschen könnte, um ähnliche Wirkungen auf den Tag und sein Gehirn zu haben. Es hätte vielleicht einigen Fröschen das Leben gerettet und einigen Menschen das Leben erleichtert. Aber der Grundgedanke hinter beidem ist das Gleiche, nur dass man aufgrund der thermogenetischen Wirkung der Dusche auf das braune Fettgewebe Kalorien verbrennt, während man beim Herunterschlucken eines Frosches Energie zuführen würde.

Tipps und Tricks und wie geht es weiter?

- Sich selbst Kältereizen auszusetzen ist gesundheitlich generell eine sehr kluge Idee. Denken Sie daher immer daran, wenn Sie etwas frieren, dass Sie gerade zusätzliche Kalorien verbrennen. Und zwar nicht nur durch die vermehrte Muskelaktivität, die unsere Muskulatur aufbringen muss, um unseren Körper zu wärmen. Sondern auch durch die Aktivierung im braunen Fettgewebe, was Ihr weißes Fettgewebe dahinschmelzen lassen wird. Drehen Sie also die Heizung runter, gehen Sie in einem kalten See baden und werden Sie ein cooler Typ.
- Wenn Sie am Anfang Schwierigkeiten haben, sich direkt unter eine kalte Dusche zu stellen, beginnen Sie erst mal lauwarm. Sie müssen nicht gleich am ersten Tag mit eiskaltem Wasser loslegen. Ihr Kreislauf sollte sich erst an den neuen Reiz gewöhnen. Sprechen Sie vor allem mit Ihrem Hausarzt über Ihren Plan, wenn Sie an Kreislaufbeschwerden oder Herzerkrankungen leiden sollten. Kaltes Duschen ist nämlich ziemlich anstrengend und belastend für unseren Körper und nicht jeder Körper ist sofort dafür bereit.
- Ich persönlich habe damals zunächst mit meinen Beinen begonnen und sie mit kaltem Wasser übergossen. Schritt für Schritt bin ich über die folgenden Tage dann mit dem kalten Wasser höher zu meiner Körpermitte gekommen, bis ich letztendlich in der Lage war, mich komplett kalt abzuduschen. Und diese kalten Duschen begleiten seitdem meinen Alltag.
- Wenn Ihnen der Kontakt zum kalten Wasser schwerfällt, versuchen Sie doch einmal, beim Duschen laut zu singen. Sie könnten auch schreien, singen ist aber für Ihre Mitbewohner hoffentlich angenehmer. Die laute Äußerung erleichtert Ihnen den Kontakt mit dem unangenehm kalten Wasser immens. Sie werden überrascht sein, wie viel leichter es wird, wenn Sie Ihrer Überraschung lauthals Ausdruck verleihen.

FREITAG: INSULIN UND INSULINRESISTENZ

TANKEN SIE SUPERTREIBSTOFF

- ✓ Umstellung des Stoffwechsels
- ✓ Verbesserung unserer Nervenfunktion
- ✓ Kontrolle des Insulinspiegels
- ✓ Maximaler Gewichtsverlust

Auch dieser Freitag steht wieder voll unter dem Motto: Insulinkontrolle für ein gesundes Körpergewicht!

Nachdem wir die letzten beiden Wochen unsere Mahlzeiten entschärft haben, indem wir zum einen den Anstieg des Blutzuckerspiegels durch eine Zufuhr von Proteinen vermindert haben und zum anderen die durchgeschlüpften Kohlenhydrate sofort in die Mitochondrien der Muskulatur schleusten, um sie dort zu verbrennen, werden wir uns diese Woche um die Mahlzeiten an sich kümmern.

Und ich kann gleich vorweg sagen: Es wird kompliziert, aber superspannend. Denn diese Woche geht es um reinstes Biohacking zum Abnehmen, denn wir bringen unseren Körper in die Ketose!

Hintergrund und Einführung

Am heutigen Freitag müssen wir wirklich vieles vergessen, was uns lange von den Medien und Experten erzählt wurde.

Immer und immer wieder lesen und hören wir, dass gesättigte Fette ungesund seien. Sie würden zu Herz-Kreislauf-Erkrankungen führen, ihren direkten Weg in unsere Arterienwände finden, Schlaganfälle und Herzinfarkte auslösen, uns altern lassen und direkt in Richtung Hölle schicken. Das Frühstücksei wurde verteufelt, Butter durch Margarine ersetzt und fettiger Käse häufig nur noch mit einem schlechten Gewissen gegessen. Aber ein genauer Blick auf die wissenschaftlichen Studien offenbart: Gesättigte Fette sind nicht so schädlich wie ihr Ruf!

Fettsäuren sind natürliche, wichtige Nahrungsbestandteile. Sie liefern dem Körper wertvolle Energie und sind auch essenzielle Bausteine der Körperzellen. Darüber hinaus unterstützen sie den Transport fettlöslicher Vitamine.

Fettsäuren gibt es in gesättigter sowie in einfach und mehrfach ungesättigter Form. Während die ungesättigten Fettsäuren bekannterweise als gesund gelten, waren gesättigte Fettsäuren irgendwie immer »der böse Bruder«.

Doch erhöhen wir wirklich unser Krankheitsrisiko durch die Zufuhr von gesättigten Fettsäuren? Neuere Untersuchungen zeigen, dass man das nicht so pauschal sagen kann. Inzwischen werden sogar Stimmen laut, die eine Erneuerung der Ernährungsrichtlinien fordern – zugunsten der gesättigten Fettsäuren.

Untersuchungen haben nämlich gezeigt, dass auch die gesättigten Fettsäuren nicht zwangsläufig zu Gefäßverkalkungen führen. Früher glaubte man, dass die Zufuhr von gesättigten Fettsäuren vor allem das LDL-Cholesterin in die Höhe treibt. Und das LDL-Cholesterin ist nachweislich mitverantwortlich für die Einlagerung von Plaques in unseren Gefäßwänden und damit einhergehenden Entzündungsreaktionen und der Entwicklung von Arteriosklerose.

Aber genau dieser Bezug zum LDL-Cholesterin wird nun von Wissenschaftlern infrage gestellt, da die gesättigten Fettsäuren vermutlich gar nicht die kleinen gefährlichen LDL-Partikel erhöhen, sondern lediglich die großen, ungefährlichen LDL-Unterklassen.

Übersichtsarbeiten zu dem Thema zeigten bei fast allen Untersuchungen aufgrund der Zufuhr von gesättigten Fettsäuren keinen Effekt auf das Herz-Kreislauf-Risiko.

Ich habe tatsächlich einen großen Teil meines Lebens damit zugebracht, Fette zu vermeiden und vor allem auf Kohlenhydrate und Proteine zu setzen. Gerade in der Zeit, in der ich vegan war, bestanden meine Mahlzeiten zum größten Teil aus Kohlenhydraten. Natürlich habe ich darauf geachtet, dass es sich um komplexe, also wertvolle Kohlenhydrate handelt, aber dennoch bestand das meiste meiner Mahlzeiten eben aus Kohlenhydraten. Und wenn wir uns auch heute die aktuelle Empfehlung der Deutschen Gesellschaft für Ernährung anschauen, so sollen sich vor allem Obst, Gemüse und Hülsenfrüchte auf unseren Tellern finden. Unsere Ernährung ist also sehr kohlenhydratlastig.

Wie ist das allerdings mit unserem Insulinkontroll-Freitag zu vereinbaren? Schließlich wollen wir unsere Insulinausschüttung mäßigen, um die katastrophalen Auswirkungen auf den Stoffwechsel zu minimieren.

Und hier kommt wieder einmal Biohacking ins Spiel. Zunächst aber eine kurze Warnung: Der heutige Freitag hat es wirklich in sich und ist nicht für jeden von uns geeignet. Wie es auch für das ganze Buch gilt, empfehle ich am heutigen Tag ganz besonders, zunächst den eigenen Arzt zu fragen, ob die Maßnahmen, die wir heute besprechen, bei Ihnen wirklich möglich sind. Bei bestimmten Störungen oder Vorerkrankungen können nämlich dramatische Auswirkungen auf den Körper auftreten, die schwere Gesundheitsstörungen nach sich ziehen. Es ist halt nicht der allgemeine Tipp, ein bisschen Bewegung an der frischen Luft zu machen oder sich ausgewogen zu ernähren: Heute spielen wir in den Tiefen unseres Stoffwechsels!

Wir hatten vor zwei Wochen bereits gesagt, dass das menschliche Gehirn für seine Arbeit Glukose benötigt. Und es braucht gar nicht wenig Energie. Obwohl das Gehirn nur ungefähr 2 % unseres Körpergewichts ausmacht, beansprucht es etwa 20 % des gesamten Energieverbrauchs des Körpers. Und diese Energie bezieht unser Gehirn hauptsächlich aus Glukose, also einem einfachen Zucker, der aus den komplexeren Kohlenhydraten unserer Nahrung abgebaut wird.

Glukose gelangt in das Gehirn, indem es über die Blut-Hirn-Schranke transportiert wird. Der Blutzuckerspiegel wird wie bereits besprochen durch hormonelle Signale, vor allem durch Insulin, reguliert. Und das Insulin fordert nun auch die Aufnahme von Glukose aus dem Blut in das Gehirn, wo sie dann von den Gehirnzellen zur Energiegewinnung verwendet wird. Unser Gehirn verhält sich hier analog zu unseren Muskelzellen, die mithilfe der Mitochondrien die Energie in Bewegung oder Wärmeproduktion umwandeln.

Lange Zeit glaubte man, das Gehirn könne tatsächlich nur aus Glukose seine Energie beziehen und nicht auch aus anderen Stoffen. Andere Gewebe in unserem Körper können nämlich auch Fette direkt verbrennen. Das ist zwar mühsam und relativ langsam, aber durchaus möglich, sodass die meisten Gewebe nicht exklusiv auf die Zufuhr von Glukose angewiesen sind. Wir Ärzte glaubten, dass diese Möglichkeit im Gehirn nicht bestehe und Glukose der einzige Treibstoff für unser Gehirn sei.

Inzwischen wissen wir aber, dass das Gehirn auch in der Lage ist, alternative Energiequellen zu nutzen, wenn die Glukoseversorgung knapp ist. In Zeiten eines Nahrungsverzichts – oder auch bei einer kohlenhydratarmen Ernährung – kann das Gehirn sogenannte Ketonkörper verwenden, die wiederum aus Fettsäuren produziert werden. Und das macht unser Gehirn sogar sehr gerne, denn diese Ketonkörper sind wahrer Supertreibstoff. Wenn das Gehirn die Wahl zwischen Glukose und Ketonkörpern hat: Es wird die Ketone wählen.

Supertreibstoff Ketone

Und diese Ketonkörper, um die es am heutigen Freitag geht, haben es wirklich in sich! Zunächst einmal sind sie eine sehr effiziente Energiequelle. Im Vergleich zu Glukose liefern sie eine größere Menge an Energie pro Molekül, sodass unser Gehirn sozusagen den Turbo einschalten kann. Untersuchungen haben gezeigt, dass Ketonkörper also in der Lage sind, unser Gehirn mit Energie zu versorgen. Aber nicht nur das: Sie scheinen auch eine Schutzwirkung auf unser Gehirn und unsere Nerven zu haben. Wahrscheinlich haben sie über die Ene gieversorgung hinaus auch noch entzündungshemmende und antioxidative Eigenschaften, die unser Gehirn vor oxidativem Stress und Entzündungen schützen können.

Eine Ernährung, die die Bildung von Ketonkörpern zum Ziel hat, wird als »ketogene Ernährung« bezeichnet. Wenn wir uns einmal anschauen, wofür Ketonkörper alles gut sind, wird deutlich, warum wir eine ketogene Ernährung einmal ausprobieren sollten.

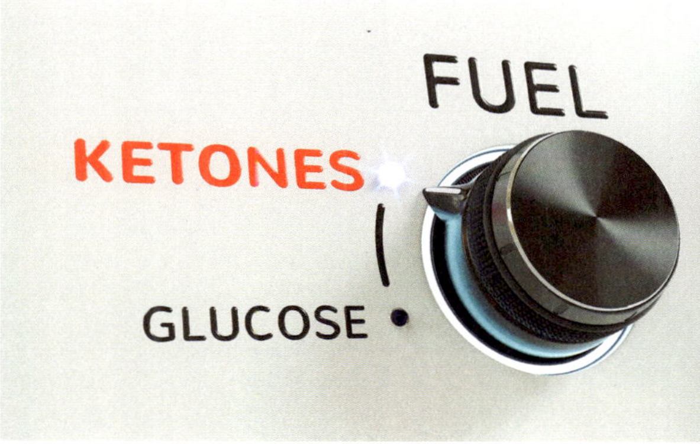

Energiequelle für das Gehirn	Ketonkörper können als alternative Energiequelle für das Gehirn dienen, insbesondere während Hungerperioden oder bei kohlenhydratarmer Ernährung.
Neuroprotektion	Ketonkörper haben gezeigt, dass sie eine neuroprotektive Wirkung haben können und das Gehirn vor oxidativem Stress und Entzündungen schützen können.
Reduzierung von epileptischen Anfällen	Eine ketogene Diät und erhöhte Ketonkörperspiegel können bei bestimmten Formen von Epilepsie die Häufigkeit epileptischer Anfälle reduzieren.
Verbesserter Stoffwechsel	Ketonkörper können den Stoffwechsel optimieren, indem sie den Fettstoffwechsel fördern und den Blutzuckerspiegel stabilisieren.
Appetitkontrolle	Ketonkörper können dazu beitragen, das Sättigungsgefühl zu verbessern und den Appetit zu kontrollieren.
Entzündungshemmende Wirkung	Ketonkörper haben gezeigt, dass sie entzündungshemmende Eigenschaften haben können, die Entzündungsreaktionen im Körper reduzieren können.
Verbesserte kognitive Funktion	Ketonkörper können die Gehirnfunktion verbessern, die kognitive Leistungsfähigkeit steigern und die mentale Klarheit fördern.
Gewichtsreduktion	Eine ketogene Ernährung, die die Produktion von Ketonkörpern stimuliert, kann dabei helfen, Gewicht zu reduzieren und den Fettabbau zu fördern.
Potenzieller Einsatz in der Krebstherapie	Es gibt laufende Forschung, die darauf hindeutet, dass Ketonkörper in Kombination mit bestimmten Krebstherapien eine positive Wirkung haben könnten.
Verbesserte Insulinsensitivität	Ketonkörper können die Insulinsensitivität verbessern und dazu beitragen, den Blutzuckerspiegel stabiler zu halten.
Anti-Aging-Effekt	Ketonkörper haben gezeigt, dass sie den Alterungsprozess verlangsamen können, indem sie oxidativen Stress reduzieren und die zelluläre Gesundheit fördern.
Entgiftung und Schutz vor oxidativem Stress	Ketonkörper können dazu beitragen, den Körper von schädlichen Stoffwechselprodukten zu entgiften und oxidativen Stress zu reduzieren.
Verbesserter Energielevel	Ketonkörper können zu einer erhöhten Energiebereitstellung führen und helfen, Müdigkeit und Erschöpfungszustände zu reduzieren.
Verbesserte Stimmung und geistiges Wohlbefinden	Ketonkörper können dazu beitragen, die Stimmung zu stabilisieren, Angstzustände zu reduzieren und das allgemeine geistige Wohlbefinden zu verbessern.
Unterstützung der Darmgesundheit	Ketonkörper können das Wachstum gesunder Darmbakterien fördern und die Darmgesundheit unterstützen.

Ketonkörper sind also ein wesentliches Schlüsselmolekül im Biohacking. Die Frage ist nur: Wie bekommen wir sie?

Und hier kommen nun die Fette in Spiel, die die meisten von uns wahrscheinlich lebenslang verteufelt haben. Denn aus genau diesen Fetten werden die Ketonkörper gebaut. Und zwar immer dann, wenn wir nicht genügend Kohlenhydrate für die Energiegewinnung zur Verfügung haben.

Sie erinnern sich sicherlich: Unser Körper verwendet einerseits Kohlenhydrate aus unserer Nahrung, andererseits, wenn die Nahrungszufuhr knapp ist, aus unseren Speichern. Wenn wir nun also Ketonkörper bilden wollen, müssen wir unsere Kohlenhydratzufuhr über Nahrungsmittel drastisch reduzieren. Und das müssen wir so lange machen, bis unsere Kohlenhydratspeicher schön leer sind. Erst dann steigt die körpereigene Produktion von Ketonkörpern massiv an. Während der ketogenen Ernährung werden die Kohlenhydratspeicher später auch wieder gefüllt, interessanterweise aber nicht rege genutzt. Der Körper greift dann lieber auf den Turbo der Ketone zurück.

Die ideale ketogene Ernährung besteht nur zu 5–10 % aus Kohlenhydraten. Darüber hinaus aus ungefähr 20 % Eiweiß. Der Rest ist: Fett! Sie sehen also: Eine ketogene Ernährung hat nichts mit einer Ernährung zu tun, die zum Beispiel die Deutsche Gesellschaft für Ernährung empfehlen würde. Das bedeutet aber natürlich nicht, dass die Empfehlungen der DGE falsch sind. Eine ketogene Ernährung ist keine normale Ernährungsform, sondern ein Bio-Hack – also eine gezielte Intervention, um unseren Körper in eine bestimmte Richtung zu bewegen.

Nun mag es vielleicht klingen, als wäre es leicht, ganz viel Fettiges zu essen und die Kohlenhydrate und Proteine zu beschränken. Lassen Sie sich allerdings gesagt sein: Einfach ist das nicht! Da die Ketose erst in Schwung kommt, wenn alle Kohlenhydratspeicher des Körpers schön leer sind, müssen wir versuchen, diesen Zustand des Kohlenhydratmangels über die gesamte Zeit zu halten. Ein einziger schwacher Moment, ein einziger Cheat-Day schmeißt uns aus der Ketose. Und dann kann es wieder gefühlt ewig dauern, bis wir erneut in diese gewünschte Stoffwechsellage kommen.

Zu Beginn der ketogenen Ernährung dauert es in etwa fünf bis sieben Tage, bis unser Stoffwechsel wirklich ketogen ist. Eine einzelne Kohlenhydratsünde kann alles zunichtemachen, denn sie wirft uns aus der Ketose und wir fangen quasi wieder von vorne an. Innerhalb der ketogenen Ernährungsphase dauert das dann nicht mehr eine Woche, sondern eher zwei Tage, aber es ist trotzdem sehr ärgerlich, wenn der gewünschte Stoffwechselzustand so labil ist.

Man kann sich sicherlich leicht vorstellen, wie wenig lebenstauglich eine dauerhafte ketogene Ernährung für viele Menschen ist. Kein Bierchen am Abend in geselliger Runde, kein Kaffee und Kuchen (okay, der Kaffee ist ketogen, solange er keinen Zucker oder größere Mengen an Kuhmilch enthält – also Hände weg vom

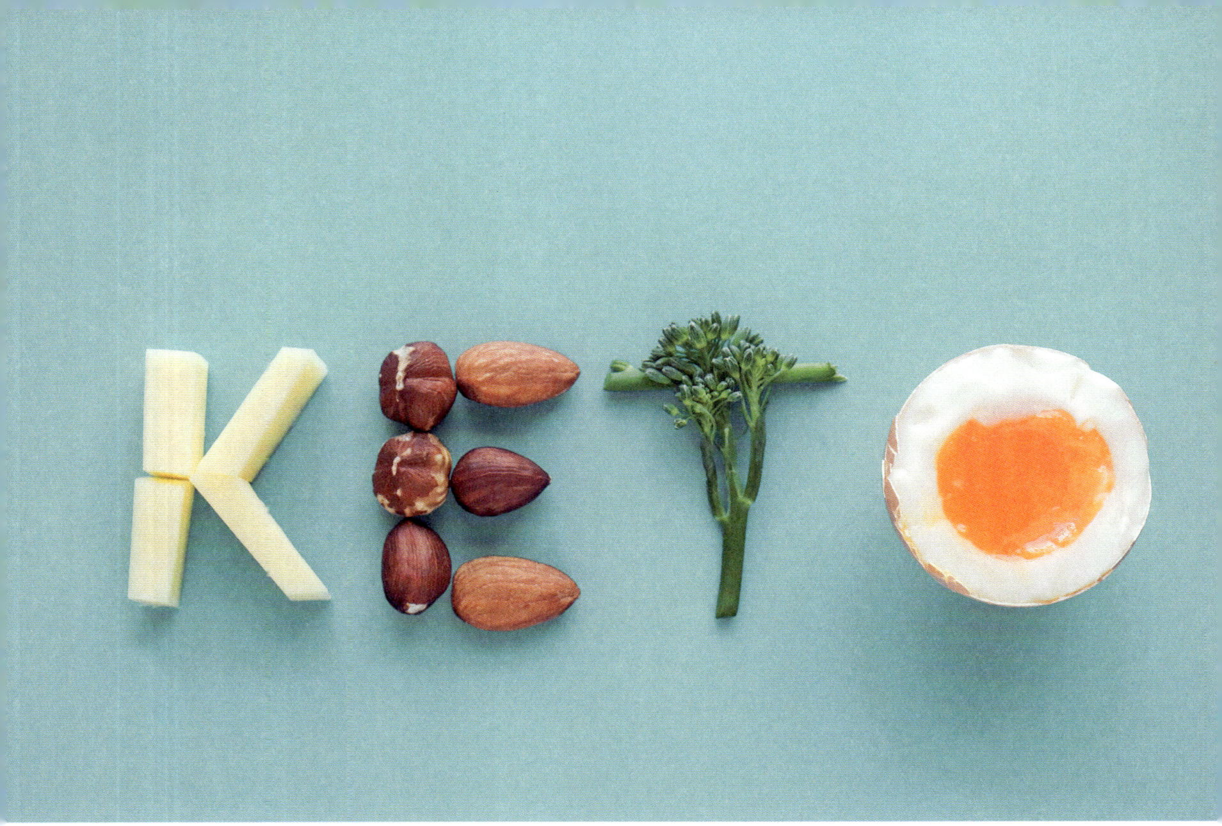

Cappuccino), keine Pasta-Party beim Italiener.
Beim Abiturball meiner großen Tochter war ich gerade in meiner ketogenen Phase (Biohacker halt). Ich habe mir daher zu Hause eine eigene Quiche gebacken, um nicht vom Buffet der Veranstaltung abhängig zu sein. Das Ergebnis können Sie auf meinem Biohacking-Youtube-Kanal sehen (https://www.youtube.com/@doclekuYT).
Lassen Sie es mich so ausdrücken: Ketogene Ernährung funktioniert auch im Alltag – man muss aber ein Nerd sein.
Wenn die Ketose allerdings in Gang gekommen ist, geht es richtig ab! Sie werden so schnell an Gewicht verlieren wie noch nie vorher im Leben. Und nicht nur das: Sie verlieren vor allem Körperfett an den Stellen, wo Sie es wirklich nicht gerne festsitzen haben wollen, und vor allem der Bauchumfang profitiert extrem von der Ketose. Ich sehe es in meiner Praxis immer wieder: Bei einer gut durchgeführten ketogenen Intervention ist der Gewichtsverlust sogar höher als bei den modernen antiadipösen Medikamenten. Und all die tollen Wirkungen der Ketonkörper auf unseren Körper bekommen wir gratis als Beilage obendrauf.
Woher weiß man eigentlich, dass sich der Stoffwechsel in der Ketose befindet? Und hier sehen wir wieder einmal das Basisprinzip des Biohackings: Verstehen, Messen, Intervention, Messen, Anpassen. Wir müssen also die Menge unserer Ke-

tonspiegel messen. Am leichtesten und preiswertesten funktioniert das über einen Urintest. Sogenannte Ketostix bekommen Sie im Internet oder auch in der Apotheke. Der leicht zu Hause durchzuführende Urintest zeigt Ihnen, ob Ihr Körper gerade genügend Ketonkörper baut.

Wenn Sie jetzt allerdings zu einem Biohacking-Nerd geworden sind, dann empfehle ich die Messung mithilfe eines Atemgerätes. Wie bei einer Alkoholkontrolle der Polizei (in der Sie hoffentlich niemals waren) pustet man in ein Gerät und bekommt das Ergebnis direkt auf dem Smartphone-Bildschirm präsentiert. So kann man auch einfach und sozialverträglich im Laufe des Tages kontrollieren, ob man sich in der Ketose befindet, und gegebenenfalls seine Ernährung anpassen. Meistens bedeutet das, den Fettgehalt der nächsten Mahlzeit zu erhöhen.

Richtig durchgeführt ist eine ketogene Intervention sicherlich die wirksamste Maßnahme für einen Gewichtsverlust. Aber noch einmal ein kurzer Warnhinweis: Fragen Sie auf jeden Fall vorher Ihren Arzt, ob Sie diese relativ drastische Maßnahme gefahrlos durchführen können.

Tipps und Tricks und wie geht es weiter?

- Wie Sie wissen, müssen die Kohlenhydratspeicher geleert sein und die Zufuhr von Kohlenhydraten auf ein Minimum beschränkt werden. Aber auch die Zufuhr von Eiweiß muss relativ gering sein. Unser Körper kann nämlich aus Eiweißen erneut Zucker bilden. Wir Ärzte nennen diesen Vorgang »Gluconeogenese«. Wenn Sie während der Interventionsphase also aus der Ketose geschmissen wurden, haben Sie vielleicht gar nicht zu viel Zucker gegessen, sondern zu viel Eiweiß.
- Eine zweiwöchige Phase der ketogenen Ernährung ist sicherlich ein guter Beginn. Neben der Stoffwechselumstellung lernt unser Körper außerdem, mit weniger süßen Lebensmitteln zufrieden zu sein. Wir verlieren also unseren Heißhunger auf Kohlenhydrate. Auch wenn Sie die Ketose nach zwei Wochen beenden, werden Sie noch eine längere Zeit danach ein gesünderes Ernährungsverhalten an den Tag legen. Ich kenne allerdings Biohacker, die versuchen, ihr ganzes Leben in der Ketose zu verbringen – sicherlich nicht zur Gewichtskontrolle, sondern wegen all der anderen, vor allem nervenschützenden Funktionen der Ketose. Falls Sie sich dafür entscheiden sollten, sprechen Sie auf jeden Fall mit Ihrem Arzt darüber. Denn eine ketogene Kost wird schnell zu einer Mangelernährung.

NUTZEN SIE WATER-PRELOADING

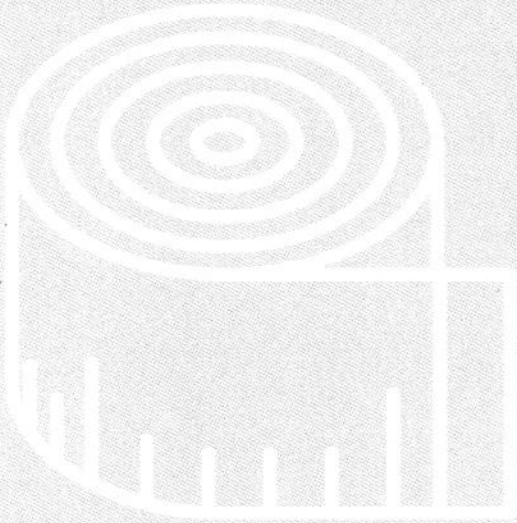

- ✓ Portionskontrolle
- ✓ Verminderung der Kalorienaufnahme
- ✓ Erreichen einer Sättigung
- ✓ Wiederentdecken unseres natürlichen Sättigungsgefühls

Und wieder einmal ist es Samstag und wieder einmal benötigen wir eine Strategie, die aufgenommenen Kalorien zu reduzieren, um zumindest teilweise das wiedergutzumachen, was in der Vergangenheit vielleicht etwas aus dem Rahmen gelaufen ist – unsere Redoo-Strategie. Und während wir in der letzten Woche versucht haben, mithilfe von Löffeln, Gabeln und Tellern die Portionsgröße zu begrenzen, wollen wir heute die natürliche Sättigung bereits vor dem Essen aktivieren. Und wir machen das ganz einfach mit: Wasser!

Hintergrund und Einführung

Wasser hat keine Kalorien. Diese einfache und allseits bekannte Wahrheit können wir uns einerseits zunutze machen, indem wir süße Getränke durch Wasser austauschen. Hierdurch sparen wir eine ganze Menge Kalorien im Laufe des Tages und achten gleichzeitig darauf, genügend Flüssigkeit zu uns zu nehmen und nicht zu dehydrieren.

Aber Wasser kann mehr, als uns nur keine Kalorien zuzuführen. Studien haben nämlich gezeigt, dass es eine positive Wirkung auf die Portionskontrolle der nun folgenden Mahlzeit haben kann, wenn man vor einer Mahlzeit Wasser trinkt. Personen, die vor dem Essen ein großes Glas Wasser trinken, nehmen tatsächlich weniger Kalorien zu sich als diejenigen, die das nicht tun.

Eine mögliche Erklärung für diesen Effekt ist, dass Wasser den Magen füllt und somit das Sättigungsgefühl schneller einsetzt. Menschen, die Water-Preloading praktizieren, fühlen sich tatsächlich schneller satt.

Ob allerdings nur die physikalische Füllung des Magens für das schnellere Sättigungsgefühl verantwortlich ist, wage ich zu bezweifeln. Schließlich passieren Flüssigkeiten den Magen schneller als feste Nahrungsmittel und der Sättigungseffekt hält nicht sehr lange an. Wenn ich also eine ausgiebige Mahlzeit zu mir nehme, müsste der Sättigungseffekt des Wassers eigentlich zwischendrin schon wieder verschwunden sein. Aber wahrscheinlich kommt über die physikalische Wirkung hinaus noch ein weiterer Faktor zum Tragen: Wir verwechseln nämlich häufig Hunger mit Durst.

Oft sind wir nämlich eigentlich gar nicht hungrig, auch wenn wir das glauben. In Wirklichkeit sind wir nur durstig. Diese beiden Gefühle können sich allerdings sehr ähnlich anfühlen, sodass wir gerne eine Mahlzeit einnehmen anstelle nur eines Drinks. Wenn ich nun eine vielleicht milde Dehydratation beseitige, bevor ich mit der eigentlichen Mahlzeit beginne, bin ich schon nicht mehr so durstig/hungrig – und kann mich daher mit einer kleineren Mahlzeit zufriedengeben.

Vor dem Essen Wasser trinken

Ich empfehle also, vor jeder Hauptmahlzeit das Water-Preloading durchzuführen. Optimal wäre es, ungefähr 30 Minuten vor dem Essen bereits das Wasser zu trinken. Dadurch hat der Körper genügend Zeit, das Sättigungsgefühl entstehen zu lassen und die Dehydratation zu beheben.

Nun ist es natürlich im sozialen Kontext häufig schwierig, bereits eine halbe Stunde vor der eigentlichen Mahlzeit zum Wasserglas zu greifen. Wenn also der Zeitraum zwischen Drink und Essen geringer ist, so ist das sicherlich auch in Ordnung. Wichtiger ist eher die Menge, die man trinken muss, um wirklich einen Effekt zu haben. Und diese Menge ist größer, als man vielleicht annimmt. Ein normales Glas Wasser, also irgendetwas zwischen 200 und 300 ml, ist in der Regel nicht ausreichend. Ich empfehle meinen Patienten daher, einen halben Liter Wasser als Water-Preloading-Menge zu trinken. Hierbei handelt es sich meines Erachtens wirklich um eine effektive Portion, die nicht nur das Durstgefühl beseitigen, sondern ebenfalls ein Sättigungsgefühl hervorrufen kann.

Wie alle Biohacking-Interventionen sollte man aber auch das massive Wassertrinken vor der Mahlzeit mit Sinn und Verstand durchführen. Es gibt einige Erkrankungen, bei denen man nicht so viel Wasser trinken darf. Vor allem sind hier Menschen mit einer Herzschwäche zu nennen, bei denen das Herz nicht mehr effizient genug pumpen kann, um überschüssige Flüssigkeit aus dem Körper zu entfernen. Wenn man dann schnell eine große Menge Wasser trinkt, kann das Herz in Bedrängnis geraten. Auch bei bestimmten hormonellen Störungen, die die Wasserausscheidung durch die Nieren beeinflussen, kann eine große Flüssigkeitszufuhr gefährlich sein und zu einer übermäßigen Wassereinlagerung führen. Auch einige Nierenerkrankungen können zu einer reduzierten Fähigkeit des Körpers führen, mit überschüssigem Wasser umzugehen.

Sollten Sie also an chronischen Krankheiten leiden, so sprechen Sie auch vor dieser einfachen Maßnahme mit Ihrem Arzt. Auch wenn es nur ein einfaches Glas Wasser ist, die Auswirkungen auf unseren Körper können beachtlich sein.

Wenn Sie überhaupt keine Lust auf ein großes Glas Wasser haben, können Sie natürlich auch andere Getränke verwenden. Achten Sie aber darauf, dass diese keine Kalorien und vor allem keine Kohlenhydrate enthalten. Ich selbst liebe folgende Preloading-Drinks:

1. Kräutertees wie Pfefferminztee, Kamillentee oder Ingwertee sind kalorienfrei und bieten eine Vielzahl von Geschmackserlebnissen. Man kann sie heiß oder gekühlt genießen und sie verleihen dem Wasser eine erfrischende Note.
2. Infused Water ist eine großartige Möglichkeit, dem Wasser Geschmack zu verleihen, ohne Zucker oder künstliche Zusätze hinzuzufügen. Sie können zum

Beispiel Zitronen- oder Limettenscheiben, Gurkenscheiben, frische Minze oder Beeren ins Wasser geben und eine Weile ziehen lassen. Dadurch erhalten Sie ein erfrischendes und aromatisiertes Getränk.

3. Eine einfache und erfrischende Alternative ist Zitronenwasser. Pressen Sie den Saft einer frischen Zitrone in einen Krug Wasser und fügen Sie nach Belieben etwas frische Minze hinzu. Das gibt dem Wasser einen angenehmen Geschmack und eine leichte Zitrusnote.
4. Kokoswasser (nicht Kokosmilch) ist ein natürliches Getränk, das aus jungen grünen Kokosnüssen gewonnen wird. Es ist reich an Elektrolyten und hat einen natürlich süßlichen Geschmack. Achten Sie aber darauf, ein ungesüßtes und naturbelassenes Kokoswasser ohne Zusätze zu wählen.
5. Ingwerwasser hat nicht nur einen erfrischenden Geschmack, sondern wird

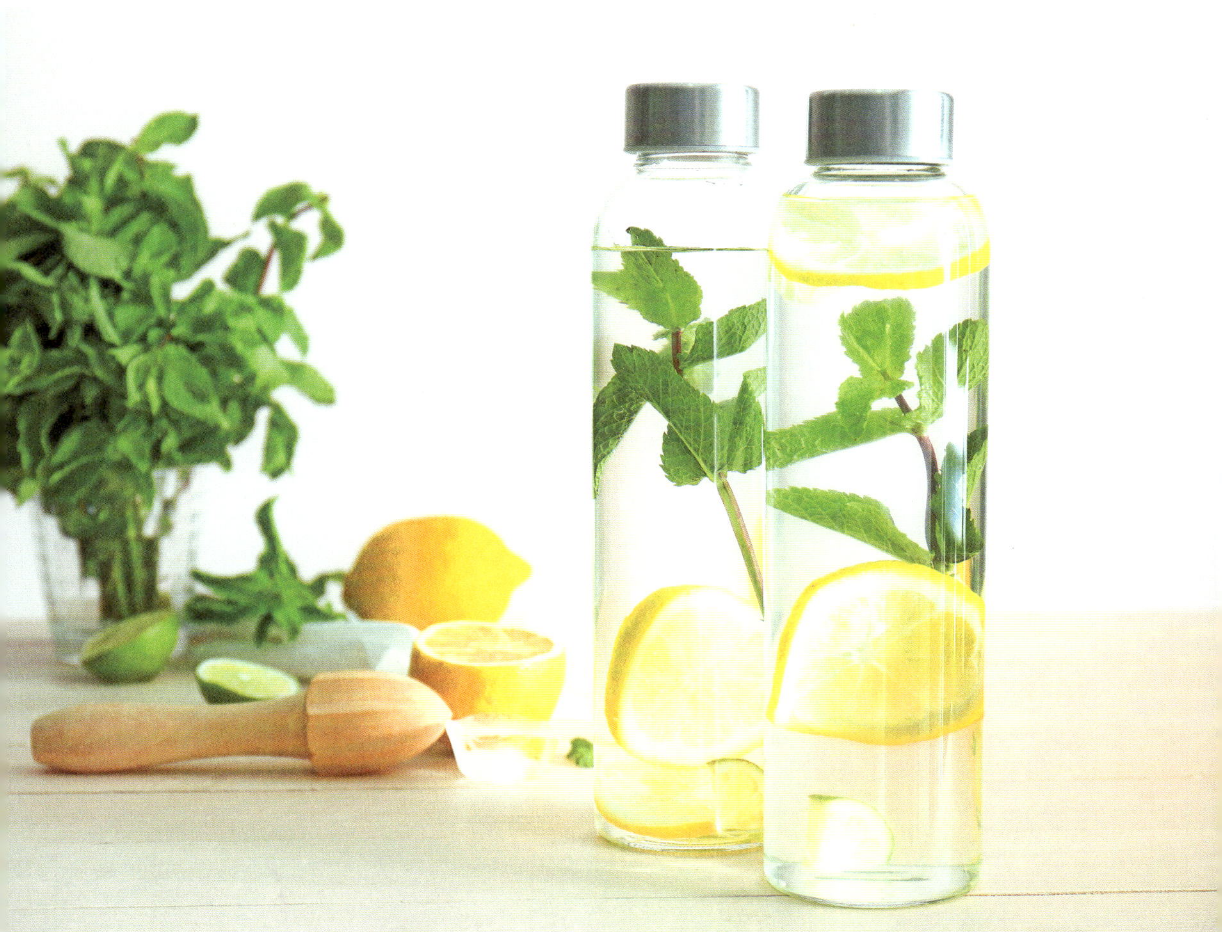

auch mit verschiedenen gesundheitlichen Vorteilen in Verbindung gebracht. So kann Ingwerwasser zum Beispiel verdauungsfördernd wirken, indem es die Produktion von Verdauungssäften und Enzymen stimuliert. Hierbei hilft es, Blähungen und Magenbeschwerden oder Übelkeit zu lindern. Ingwer wirkt durch seine Inhaltsstoffe auch entzündungshemmend und stärkt unser Immunsystem – ein willkommener Nebeneffekt, der weit über unsere Gewichtskontrolle hinausgeht. Sie können frischen Ingwer schälen und in heißes oder kaltes Wasser geben, um einen leichten und würzigen Geschmack zu erzielen.

Wenn wir schon dabei sind, unsere Getränke gesünder zu gestalten und darauf zu achten, dass sie nur wenig Einfluss auf unsere Insulinausschüttung haben, finden Sie hier meine liebsten Alltagsgetränke – und deren gesunde und schlank machende Alternativen, damit wir eine Insulinresistenz vermeiden.

Kalorienreiches, zuckerhaltiges Getränk	Meine schlanke Alternative
Limonade	Sprudelwasser mit einem Spritzer Zitronen- oder Limettensaft
Fruchtsaft	Frisch gepresster Saft aus ganzen Früchten ohne zugesetzten Zucker
Eistee	Ungezuckerter Kräutertee oder grüner Tee
Energydrink	Wasser mit einer Scheibe Zitrone oder einer Prise Salz
Sportgetränke	Kokoswasser oder selbst gemachtes isotonisches Getränk aus Wasser, Zitrusfruchtsaft und einer Prise Salz
Milchshake	Protein-Shake auf Basis von fettarmer Milch und frischem Obst
Heiße Schokolade	Ungesüßter Kakao mit fettarmer Milch und etwas Zimt
Smoothie	Grüner Smoothie auf Basis von Gemüse, nur Obst und Wasser oder fettarmer Milch
Alkoholische Cocktails	Mocktails (alkoholfreie Cocktails) oder Wasser mit frischen Früchten

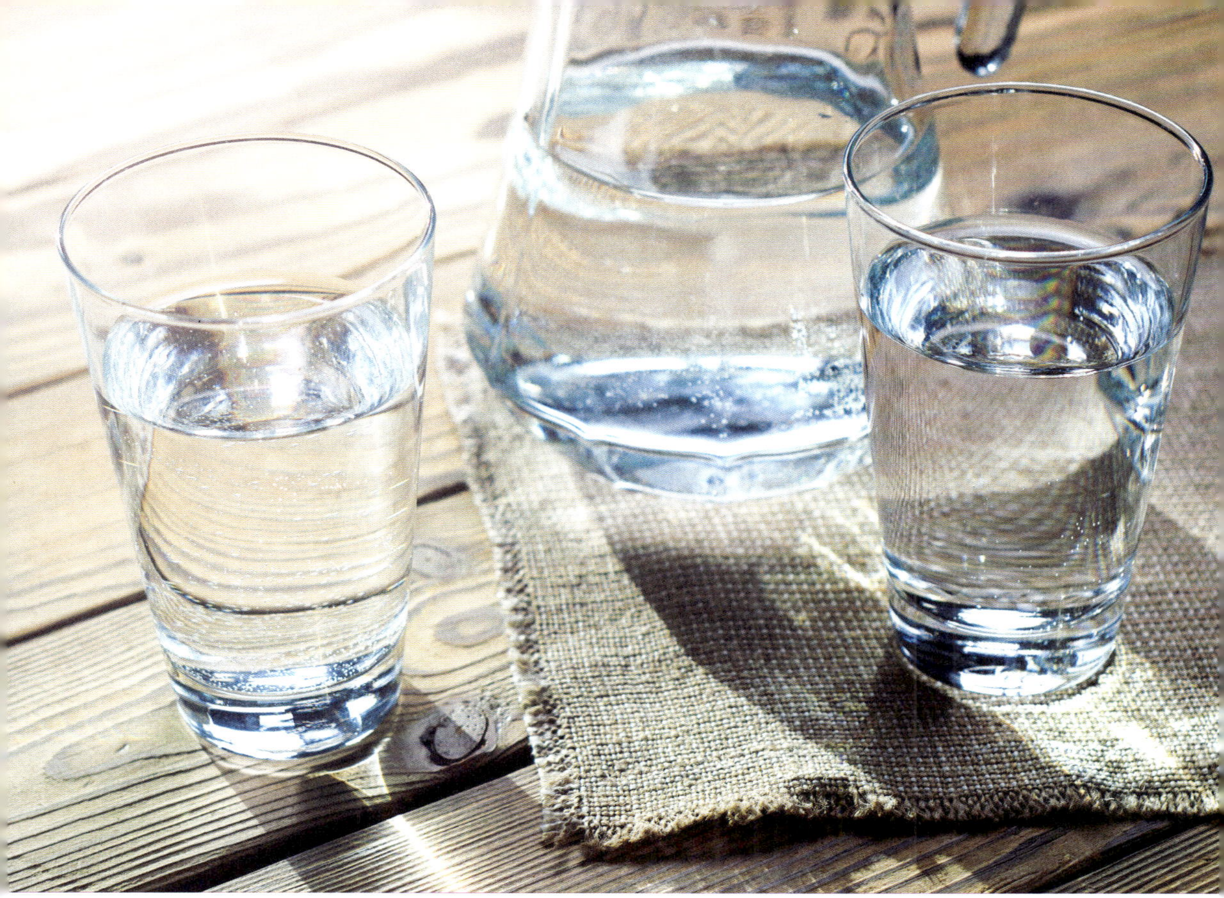

Tipps und Tricks und wie geht es weiter?

- Versuchen Sie, vor jeder großen Mahlzeit ein Water-Preloading durchzuführen.
- Wenn Sie im Laufe des Tages plötzlich Hunger bekommen, halten Sie kurz inne und fragen Sie sich, ob es auch Durst sein könnte. Trinken Sie dann ein großes Glas Wasser und warten Sie einen Moment ab, ob der Hunger noch immer vorhanden ist.
- Bereiten Sie sich gesunde und schlanke Alternativen zu üblichen Getränken zu. Und vor allem: Bereiten Sie es vor. Denn nichts ist so unangenehm, wie Durst zu haben und dann zum Beispiel erst anzufangen, ein Infused-Water herzustellen.
- Wenn Sie es in Ihrem Leben noch nicht gemacht haben, versuchen Sie es einmal mit einem selbst hergestellten Ingwerwasser. Dieser Bio-Hack hat wirklich vielfältige Wirkungen und ist wunderbar als Water-Preloading geeignet.

SONNTAG: KOCHEN UND PACKEN

SNACKBOX MIT ENERGIEBÄLLCHEN

- ✓ Gesundes für Unterwegs
- ✓ Verminderung des Naschens
- ✓ Insulinkontrolle

Was soll ich sagen, schon wieder ist es Sonntag und schon wieder geht's ab in die Küche. Heute stellen wir uns keine kompletten Mahlzeiten her, sondern kleine Snacks für zwischendurch. Denn wie häufig am Tag greifen wir eigentlich zu Schokoriegeln oder anderen Snacks? Na klar, das können wir besser: mit Self-Coocking und Prepacking.

Hintergrund und Einführung

Selber zu kochen hat viele Vorteile. Sie können sicherstellen, dass Ihre Mahlzeiten eine Vielzahl von Nährstoffen enthalten, die Ihr Körper braucht. Sie haben die Möglichkeit, in größerer Menge einzukaufen, preiswerte Zutaten zu verwenden und Reste zu verwerten. Dies kann Ihnen helfen, Geld zu sparen und gleichzeitig eine gesunde Ernährung aufrechtzuerhalten.

Indem Sie das Kochen als eine angenehme Aktivität betrachten, können Sie Ihre Mahlzeiten mehr genießen und ein gesundes Essverhalten fördern. Durch die Nutzung von Meal-Prep-Techniken können Sie Mahlzeiten vorbereiten und mitnehmen, was den Alltag erleichtert und dazu beiträgt, gesunde Essgewohnheiten beizubehalten.

Außerdem schafft gemeinsames Kochen mit der Familie oder mit Freunden eine positive Atmosphäre und fördert den Austausch in einer angenehmen Umgebung.

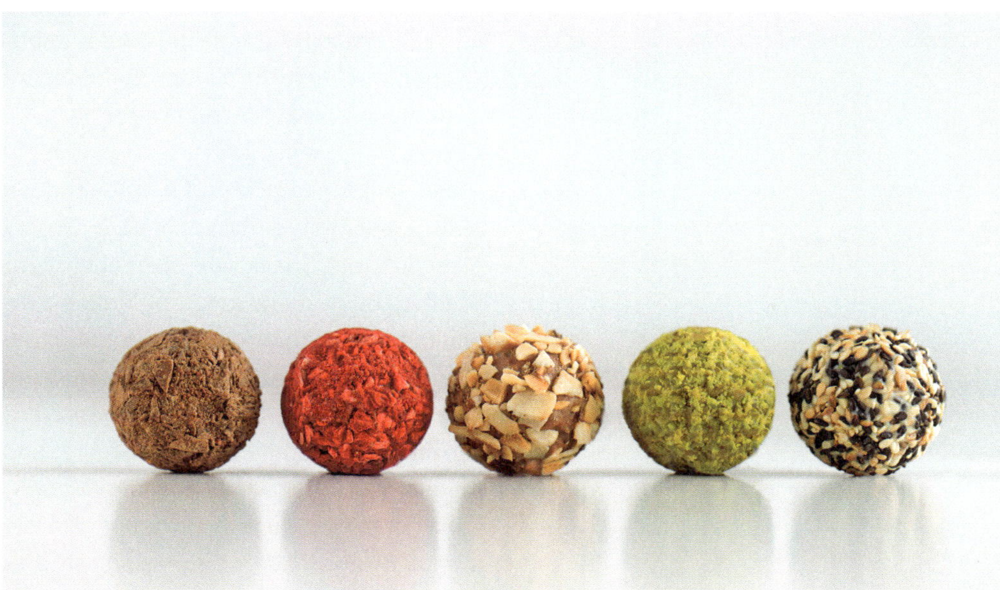

Rezept für Energiebällchen

Zutaten:

- 1 Tasse Haferflocken
- 1/2 Tasse Nussbutter (z. B. Mandelbutter, Erdnussbutter)
- 1/3 Tasse Honig oder Ahornsirup
- 1/2 Tasse gemischte gehackte Nüsse (z. B. Mandeln, Walnüsse, Cashews)
- 1/2 Tasse getrocknete Früchte (z. B. Rosinen, Datteln, Cranberrys)
- 1 Teelöffel Vanilleextrakt (optional)
- 1 Prise Salz

Zubereitung:

1. In eine große Schüssel Haferflocken, Nussbutter, Honig oder Ahornsirup, gemischte gehackte Nüsse, getrocknete Früchte, Vanilleextrakt (falls verwendet) und eine Prise Salz geben.
2. Alle Zutaten gut vermengen, bis eine klebrige Masse entsteht.
3. Die Masse für etwa 30 Minuten in den Kühlschrank stellen, damit sie etwas fester wird und sich leichter zu Bällchen formen lässt.
4. Nach dem Abkühlen kleine Mengen der Masse nehmen und zu Bällchen formen.
5. Die fertigen Energiebällchen auf einem mit Backpapier ausgelegten Tablett oder Teller platzieren.
6. Für mindestens eine Stunde im Kühlschrank ruhen lassen, damit sie fester werden.
7. Nach Bedarf können die Energiebällchen in einem luftdichten Behälter im Kühlschrank aufbewahrt werden.

Diese selbst gemachten Energiebällchen sind ideal für einen schnellen Energieschub, als Snack vor oder nach dem Training oder als gesunde Süßigkeit zwischendurch. Sie können die Zutaten wie immer ganz nach Geschmack anpassen und verschiedene Variationen ausprobieren, indem Sie zum Beispiel Kokosraspel, Chiasamen oder dunkle Schokoladenstückchen hinzufügen. Genießen Sie sie in Maßen und haben Sie Freude an diesem nährstoffreichen Snack!

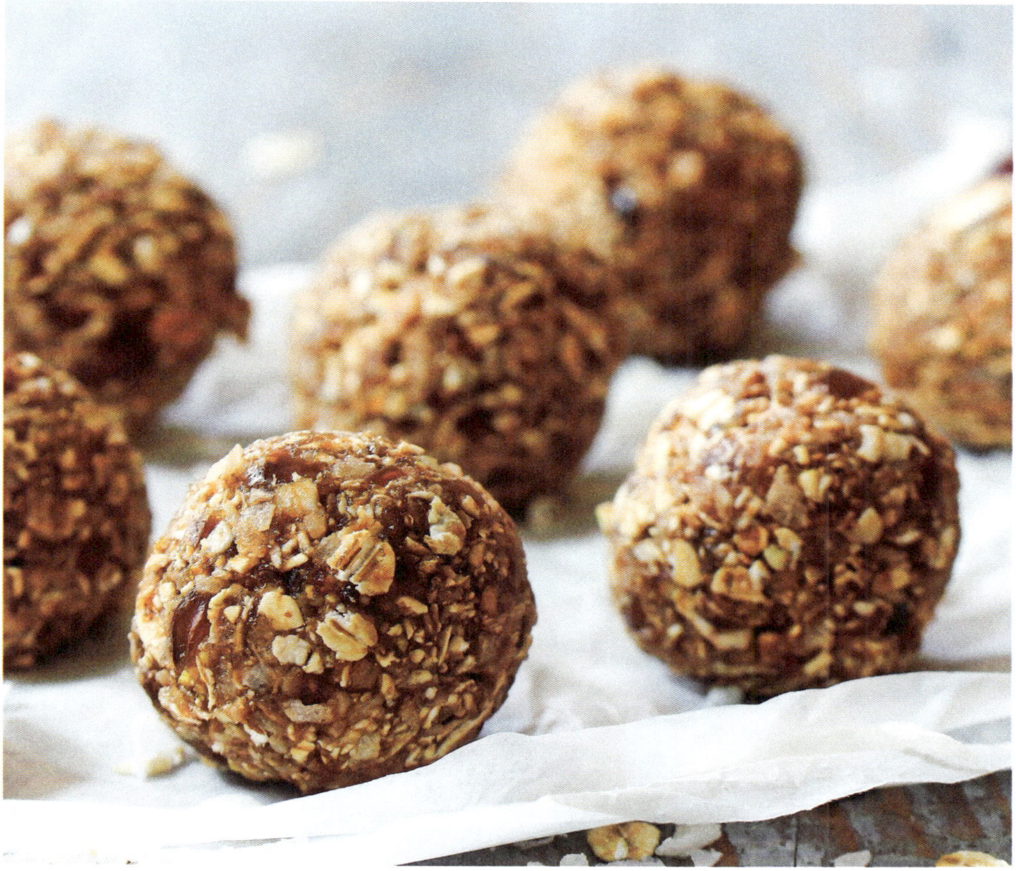

Tipps und Tricks und wie geht es weiter?

- Nutzen Sie auch den heutigen Sonntag wieder als Tag des kulinarischen Experimentierens, indem Sie selbst schmackhafte Gerichte zubereiten und auf auswärtiges Essen sowie industrielle Produkte verzichten. Planen Sie Ihre Mahlzeiten für die kommende Woche und bewahren Sie sie in gut verschließbaren Transportboxen im Kühlschrank auf.
- Achten Sie darauf, dass diese Boxen Flüssigkeiten im Inneren halten und das Essen keine Schadstoffe aufnimmt. Im Internet finden Sie zahlreiche Optionen, einige davon sehen sogar besonders ansprechend aus. Durch diese Methode werden Sie zum wöchentlichen Selbstversorger.

WOCHE 4

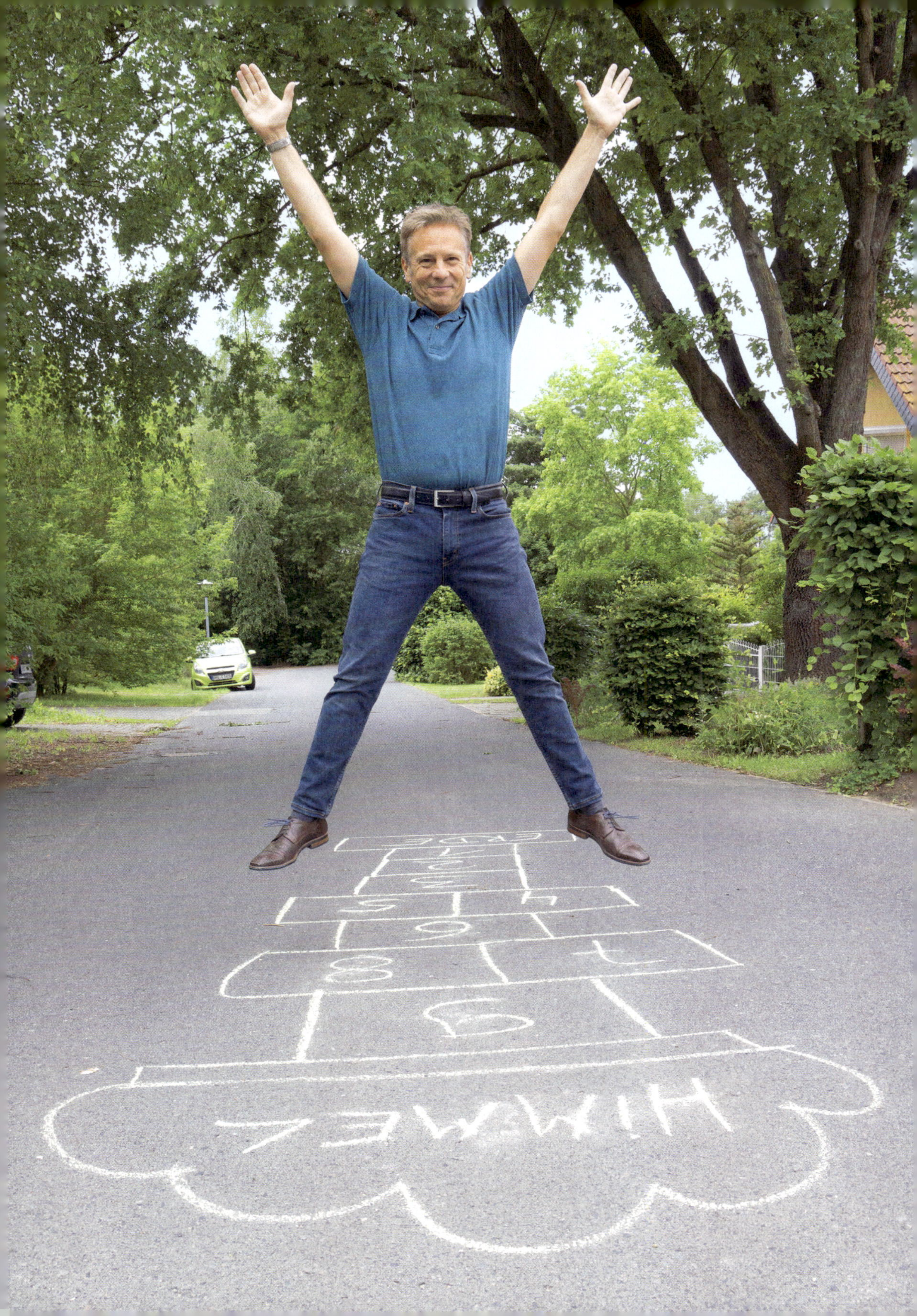
HIMMEL

MONTAG: UNSER MIKROBIOM

MACHEN SIE JOGHURT MIT CHICORÉE

- ✓ Verfeinerung von Speisen
- ✓ Natürliches Süßungsmittel ohne Kalorien
- ✓ Verbesserung des Mikrobioms

Letzte Woche haben wir den pflanzlichen Ballaststoff Inulin bereits kennengelernt und haben durch ihn unseren selbst hergestellten Joghurt besonders süß und fantastisch cremig gemacht. Aber Inulin kann mehr, als nur unsere Lebensmittel geschmacklich aufzuwerten. Inulin ist für die Gewichtsreduktion ein wahres Wundermittel – es schaltet sozusagen den Abnehm-Stoffwechsel-Powermodus an. Und deshalb geht es am heutigen Montag genau um diesen Stoff.

Hintergrund und Einführung

Inulin ist ein natürlicher Ballaststoff, der in verschiedenen Pflanzenarten vorkommt, wie zum Beispiel in Chicorée, Artischocken, Spargel und Zwiebeln. Das Problem ist nur, dass wir in unserer normalen Ernährung recht wenig Chicorée, Artischocken und Spargel zu uns nehmen. Wir brauchen also eine andere Strategie, wenn wir Inulin zur Gewichtsreduktion verwenden wollen.

Zunächst einmal: Indem Sie Inulin konsumieren, können Sie die Vielfalt und das Wachstum gesunder Darmbakterien fördern – und deshalb findet sich dieser Micro-Prep auch an einem Montag wieder, dem Tag, an dem wir unser Mikrobiom so beeinflussen wollen, dass es uns bei unserer Gewichtsreduktion hilft.

Inulin gelangt nach der Zufuhr unverändert in unseren Dickdarm. Dort wird es von den ansässigen nützlichen Bakterien, wie zum Beispiel den Bifidobakterien und den Lactobazillen (jawohl, genau die aus unserem Joghurt der letzten Woche) fermentiert. Und bei dieser Fermentation entstehen dann kurzkettige Fettsäuren wie Essigsäure, Propionsäure und Buttersäure. Diese Fettsäuren dienen zum einen als Energiequelle für unsere Darmzellen, zum anderen senken sie den pH-Wert im Darm. Das Milieu im Inneren unseres Darms wird also saurer, wodurch das Wachstum unerwünschter Bakterien gehemmt wird. Darüber hinaus fördern die gebildeten Fettsäuren die Aufnahme von Mineralstoffen, wie zum Beispiel Kalzium und Magnesium, und wirken entzündungshemmend.

Die Förderung bestimmter nützlicher Bakterienarten und die Produktion der kurzkettigen Fettsäuren durch die Zufuhr von Inulin tragen somit zu einer gesunden Verdauung und der ausgewogenen Darmflora bei, die wir für unsere Gewichtsreduktion brauchen.

Wundermittel für die Gewichtsreduktion

Inulin

Es gibt nun verschiedene Möglichkeiten, Inulin in Ihre Ernährung einzubauen. So können Sie zunächst einmal natürliche Lebensmittel wählen, die Inulin enthalten, wie zum Beispiel Chicorée oder Artischockenherzen. Aber wie bereits gesagt, finden sich diese Lebensmittel nicht ganz so häufig auf unserem Speiseplan und wir müssten auch eine große Menge davon essen, um eine gute Wirkung auf das Mikrobiom zu erzielen. Daher ist eine weitere Option die Verwendung von Inulin als Nahrungsergänzungsmittel, vor allem in Form von Pulver.

Inulin-Pulver ist wirklich eine großartige Methode, unserem Mikrobiom etwas Gutes zu tun. Es ist ein feines weißes Pulver, das einen zunächst an Mehl oder Puderzucker erinnert. Wenn man Inulin-Pulver allerdings kostet, hat es einen eher neutralen Geschmack. Das ist aber von Vorteil, da es sich gut in verschiedene Speisen und Getränke einfügt, ohne den Geschmack wesentlich zu verändern. Allenfalls eine geringe Süße ist wahrnehmbar – und das ist ja häufig ein gewünschter Effekt.

Inulin lässt sich also ganz einfach in die tägliche Ernährung integrieren. Man kann es in Smoothies, Joghurt, Müsli oder Suppen einrühren. Und häufig werden die ursprünglichen Lebensmittel durch das Inulin sogar schmackhafter.

Ein weiterer großer Vorteil von Inulin ist seine Hitzebeständigkeit, was bedeutet, dass es problemlos in sowohl kalten als auch heißen Speisen verwendet werden kann, ohne seine positiven Eigenschaften zu verlieren. Sie können es beispielsweise in Eierkuchen oder Pfannkuchen verarbeiten, um deren Konsistenz zu verbessern und eine vegan-freundliche Alternative zu Eiern zu schaffen – indem Sie nämlich im Eierkuchen die Eier ganz weglassen und durch Inulin ersetzen.

Für Menschen, die also eine pflanzliche Ernährung bevorzugen oder keine Eier konsumieren möchten, kann Inulin eine großartige Option sein, um eine Ei-ähnliche Textur und Bindung in Backwaren oder herzhaften Gerichten zu erzeugen. Es ermöglicht Ihnen, Ihre Lieblingsrezepte anzupassen und gleichzeitig die Vorteile von Inulin zu nutzen.

Hier ein kleines Rezept für Eierkuchen ganz ohne Eier – dafür aber mit Inulin.

Eierkuchen ohne Eier

Zutaten:

- 200 ml Pflanzenmilch (z. B. Hafermilch, Mandelmilch)
- 150 g Mehl (z. B. Weizenmehl, Dinkelmehl)
- 1 Prise Salz
- 1 EL Zucker
- 2 TL Inulin-Pulver

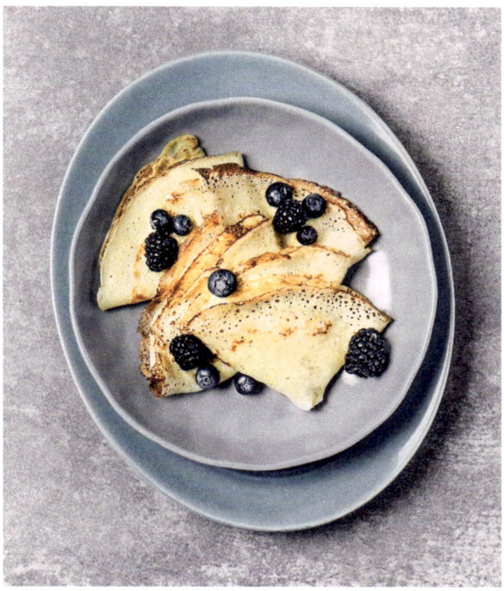

Anleitung:

1. Geben Sie die Pflanzenmilch und das Inulin-Pulver in eine Schüssel. Gut verrühren, bis sich das Inulin vollständig aufgelöst hat und die Mischung leicht dickflüssig wird.
2. Fügen Sie das Mehl, eine Prise Salz und den Zucker hinzu. Mischen Sie alles gut, bis ein glatter Teig entsteht. Achten Sie darauf, dass keine Klumpen bleiben.
3. Erhitzen Sie eine Pfanne auf mittlerer Hitze und geben Sie etwas Pflanzenöl hinein.
4. Gießen Sie eine Kelle des Teigs in die Pfanne und verteilen Sie ihn gleichmäßig, indem Sie die Pfanne leicht hin- und herbewegen. Backen Sie den Eierkuchen für etwa 2–3 Minuten auf jeder Seite, bis er goldbraun und knusprig ist.
5. Wiederholen Sie den Vorgang, bis der Teig aufgebraucht ist, und stapeln Sie die gebackenen Eierkuchen übereinander.
6. Servieren Sie die veganen Eierkuchen warm mit Ihren Lieblingsbelägen wie frischem Obst, Ahornsirup oder veganer Schokoladensoße.

Diese veganen Eierkuchen sind eine köstliche und gesunde Alternative, um den traditionellen Genuss von Eierkuchen zu erleben. Das Inulin-Pulver dient als Ei-Ersatz und trägt zur Textur und Bindung des Teigs bei. Genießen Sie dieses einfache und leckere vegane Frühstück oder Dessert – und freuen Sie sich gleichzeitig über den Weg zur Normalfigur.

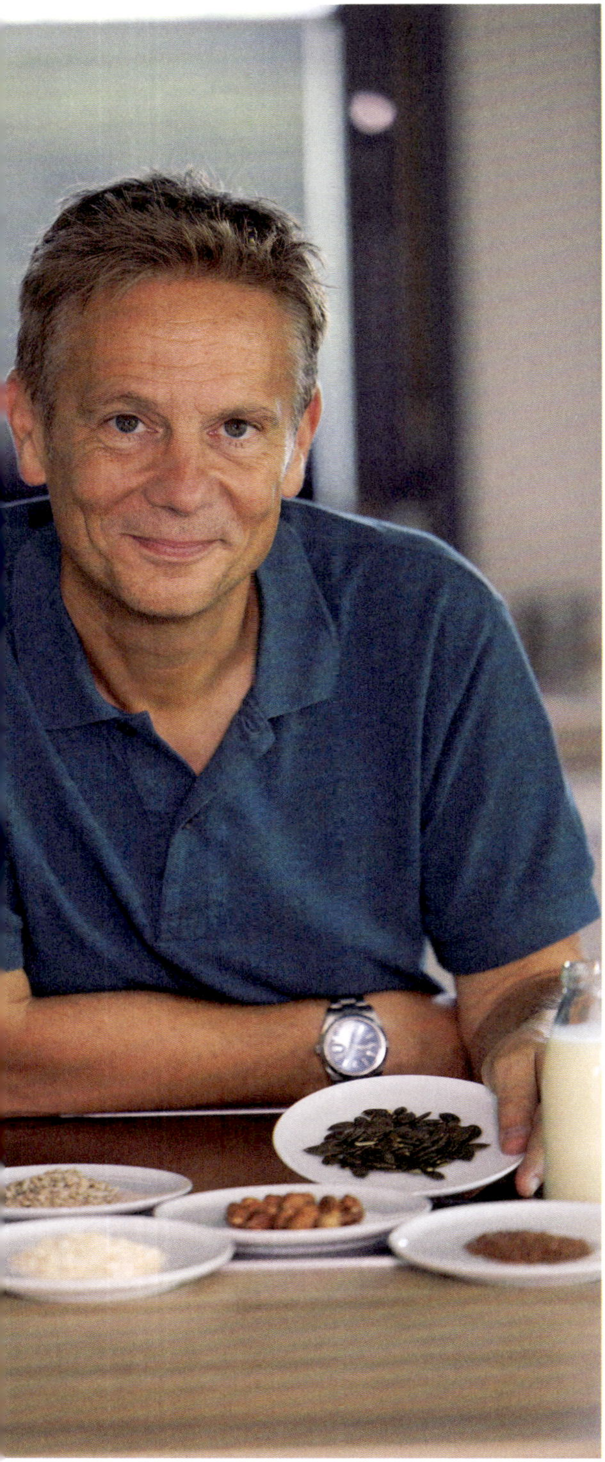

Hier sind noch einige weitere Ideen, was Sie mit Inulin in der Küche alles anstellen können:

1. Smoothies und Säfte: Fügen Sie Inulin-Pulver zu Ihren Lieblings-Smoothies oder frisch gepressten Säften hinzu, um die Ballaststoffzufuhr zu erhöhen.
2. Backwaren: Verwenden Sie Inulin-Pulver als Ersatz für einen Teil des Zuckers oder als Ei-Ersatz in Kuchen, Keksen, Brot und anderen Backwaren.
3. Desserts: Geben Sie Inulin-Pulver zu Puddings, Joghurts, Eiscreme oder Chiasamen-Puddings, um die Textur zu verbessern und eine natürliche Süße zu erzielen.
4. Müslis und Granola: Streuen Sie Inulin-Pulver über Ihr Müsli oder Ihre selbst gemachte Granola-Mischung, um die Ballaststoffzufuhr zu erhöhen und eine knusprige Textur zu bekommen.
5. Dressings und Soßen: Mischen Sie Inulin-Pulver in Salatdressings, Dips oder Soßen, um sie cremiger und ballaststoffreicher zu machen.
6. Getränke: Verwenden Sie Inulin-Pulver in Kaffee, Tee oder heißen Schokoladengetränken als gesunde Alternative zu herkömmlichen Süßungsmitteln.
7. Suppen und Eintöpfe: Rühren Sie Inulin-Pulver in Suppen und Eintöpfe, um die Konsistenz zu verbessern und eine ballaststoffreiche Mahlzeit zu erhalten.
8. Herzhafte Gerichte: Verwenden Sie Inulin-Pulver als Verdickungsmittel

in Soßen, Marinaden oder als Bestandteil von gewürzten Rubs für Fleisch, Fisch oder Gemüse.

9. Energy Balls und Snackriegel: Fügen Sie Inulin-Pulver zu hausgemachten Energy Balls oder Snackriegeln hinzu, um eine gesunde Süße und eine zusätzliche Ballaststoffquelle zu erhalten.
10. Frühstücksporridge: Rühren Sie Inulin-Pulver in Ihr warmes Haferflocken-, Quinoa- oder Buchweizenporridge, um es cremiger zu machen und den Nährwert zu erhöhen.
11. Smoothie Bowls: Garnieren Sie Ihre Smoothie Bowls mit einer Prise Inulin-Pulver für zusätzliche Ballaststoffe und eine angenehme Süße.
12. Gemüsegerichte: Verwenden Sie Inulin-Pulver als Bestandteil von Marinaden oder Dressings für gegrilltes Gemüse oder als Verdickungsmittel für Soßen zu gedünstetem Gemüse.
13. Pfannkuchen oder Waffeln: Geben Sie Inulin-Pulver zu Ihren veganen Pfannkuchen- oder Waffelteigen, um die Konsistenz zu verbessern und eine natürliche Süße zu bekommen.
14. Aufstriche: Mixen Sie Inulin-Pulver mit Nüssen oder Samen, um gesunde Aufstriche wie Mandelbutter, Cashew-Creme oder Sonnenblumenkernaufstrich herzustellen.
15. Getreide- und Quinoasalate: Fügen Sie Inulin-Pulver zu Ihren Getreide- oder Quinoasalaten hinzu, um sie cremiger zu machen und gleichzeitig den Ballaststoffgehalt zu erhöhen.

Tipps und Tricks und wie geht es weiter?

- Inulin kann gerade in der Anfangsphase, wenn wir es das erste Mal in unsere Ernährung einführen, Magen-Darm-Beschwerden machen. Meistens ist dann einfach die Menge des Inulins zu hoch gewesen. Beginnen Sie daher eher mit kleineren Mengen und steigern Sie sich im Laufe der Zeit.
- Sie können natürlich auch ganz auf zugesetztes Inulin verzichten, wenn Sie viele Lebensmittel essen, die natürlicherweise Inulin enthalten. Hierbei sind vor allem folgende Lebensmittel zu nennen: Chicorée, Topinambur, Artischocken, Knoblauch, Zwiebeln, Spargel, Löwenzahnblätter, Bananen, Weizen, Hafer, Gerste, Roggen, Vollkornreis, Schwarzwurzeln, Pastinaken, Sellerie.

DIENSTAG: AKTIVITÄT UND BEWEGUNG

SEIEN SIE WIE TOM CRUISE

- ✓ Fitness als Lebensstil
- ✓ Bewegung als Lebensinhalt
- ✓ Verbesserung des Stoffwechsels
- ✓ Kräftigung der Geschicklichkeit und der Muskulatur
- ✓ Verhinderung einer Insulinresistenz

Am letzten Dienstag unserer Challenge geht es ans Eingemachte. Während wir die erste Woche noch schlafend verbrachten, uns in der zweiten Woche hüpfend fortbewegten und in der dritten Woche den Rhythmus im Blut hatten, wird es jetzt ganz jung und wild: Wir gehen in den Park. Und wenn ich sage »wir gehen«, dann mein ich eigentlich: Wir parkouren.

Hintergrund und Einführung

Haben Sie schon einmal Videos über die Sportart »Parkour« gesehen? Wenn ich zufällig auf Youtube über solche Videos stolpere, sind die nächsten Stunden meines Alltags für mich verloren. Ich kann wirklich stundenlang den Menschen zusehen, die einen Parkour durchführen.

Parkour ist nämlich eine Sportart, bei der es darum geht, Hindernisse in der Umgebung – wie Mauern, Geländer, Treppen und andere Objekte – auf effiziente und wirklich geschmeidige Weise zu überwinden. Hierbei werden Techniken wie Springen, Klettern, Balancieren, Schwingen und Rollen angewandt. Der Ursprung von Parkour liegt übrigens nicht etwa im Amerikanischen, sondern in der französischen Militärtrainingsmethode *Parcours du Combattant*, die darauf abzielt, die körperliche Fitness und Fähigkeiten von Soldaten zu verbessern.

Nun sind wir glücklicherweise in der Regel keine Soldaten, können aber trotzdem diese Trainingsmethode perfekt in unseren Alltag einbauen. Denn Parkour erfordert körperliche Stärke, Geschicklichkeit, Körperbeherrschung, Koordination und mentale Konzentration. Es geht einfach darum, den eigenen Körper und die Umgebung besser zu verstehen und sich mit fließenden Bewegungen effizient fortzubewegen. Und das Schöne daran: Parkour kann man eigentlich überall durchführen, sowohl im urbanen Umfeld als auch im Park oder im Wald.

Ich hoffe, ich habe Sie jetzt nicht so stark motiviert, dass Sie sofort in den nächsten Stadtpark rennen, um mit einem gazellenhaften Sprung über eine Parkbank zu hechten. Natürlich, wenn Sie das bereits können, möchte ich Sie keinesfalls aufhalten. Aber beim Parkour handelt es sich wirklich um eine sehr anspruchsvolle Sportart, bei der wir Hobby-Gazellen uns recht schnell verletzen können.

Ich plädiere daher für einen Weichei-Parkour. Allein der Sprung von der Straße auf den Bordstein kann heldenhaft sein, wenn man sonst im Leben wenig gesprungen ist und dabei ein Lächeln im Gesicht behält. Interessant wird ein Parkour aber vor allem, wenn es nicht bei dem einen Sprung auf den Bordstein bleibt, sondern eine choreografierte Abfolge unterschiedlicher Sprünge und Bewegungen stattfindet.

Und jetzt wird vielleicht auch klar, warum dieser Micro-Prep erst in Woche vier drankommt. Denn eigentlich haben

Sie sich ja die gesamten letzten vier Wochen genau auf diesen einen Tag vorbereitet. Sie sind ausgeschlafen, Sie haben Himmel und Hölle in Bewegung gesetzt, das Springen neu in Ihr Leben eingeführt und Sie haben den Rhythmus zur Musik Ihrer privaten Tanzparty geübt. Und nun kommen Sie im wahren Leben an, im Alltag, in Ihrer Stadt oder Ihrem Dorf oder Ihrem persönlichen Wald und die Welt wird zu Ihrem persönlichen Fitnessstudio.

Die Auswahl des persönlichen Parkours

Ziehen Sie sich etwas Bequemes an, festes Schuhwerk und eine weitere Hose, und dann werfen Sie zunächst einen kritischen Blick auf Ihre Umgebung. Welche Strukturen, Bauwerke oder natürliche Hindernisse gibt es, die Sie jetzt in Ihre persönliche Bewegungs-Choreografie einbauen können? Achten Sie allerdings bei der Auswahl Ihres persönlichen Parkours darauf dass Sie wirklich nur machbare und legale Dinge in Ihren Parkour einbauen. Der Sprung über Nachbars Dackel mag zwar elegant und heldenhaft sein, dem Nachbarn aber vielleicht nicht ganz so gefallen. Vor allem, wenn Sie noch nicht ganz so geübt sind und der Dackel vielleicht höher ist, als Sie es bei einem Dackel erwartet hätten.

Ich liebe es übrigens, durch die Innenstadt zu laufen, gerne auch mal joggend, und natürliche Hindernisse in diesen Lauf einzubauen Ich bin jetzt nicht mehr so jung und beweglich, dass ich im Schlusssprung über eine Mauer hechte, um danach auf einem Fahrradständer zu balancieren und auf dem Bürgersteig mit einem Flickflack zu landen (auch wenn ich mir das im Traum häufig genau so vorstelle), aber meine Stadt hält trotzdem einige Hindernisse für mich bereit, die mir Spaß und Freude machen. Und zumindest kann ich mir vor meinem inneren Auge immer noch vorstellen, dass ich Tom Cruise in *Mission Impossible* bin.

Aber vielleicht noch einmal von der Vorstellung des Superhelden zurück zu der des Arztes. Letztendlich dürfen wir nicht aus den Augen verlieren, warum wir diese Art der Bewegung eigentlich durchführen wollen: Wir möchten Bewegung in eigentlich unbewegte Aktivitäten unseres normalen, langweiligen Alltags bringen, damit unser Körper und unser Stoffwechsel lernen, dass wir ein fitter und bewegter Mensch sind. Damit wir die Insulinresistenz unserer Zellen beheben, sodass unser Blutzuckerspiegel schnell wieder sinkt und das Insulin nicht unsere Fettverbrennung hemmt. Damit die Kalorien unserer Mahlzeiten im Laufe des Tages leichter verstoffwechselt werden und sich nicht an unseren Hüften festsetzen. Damit Bewegung Teil unseres Alltags wird und wir ein Selbstverständnis von unserem Körper zurückerlangen können, dass wir beweglich sind, Kraft haben, unser Leben im Griff haben und unsere Seele und unseren Körper durch den Alltag steuern können. Dass wir uns nicht von unseren äußeren oder inneren Speckröllchen bremsen lassen.

Hüpfen Sie, springen Sie, suchen Sie sich Hürden, die Ihnen den normalen Weg zur Arbeit, zu Freunden, zum Einkaufen etwas beschwerlicher machen. Sehen Sie die normalen Transportwege Ihres Alltags als Möglichkeit, ein aktiver Mensch zu werden und den gesamten Körper sportlich zu betätigen. Entdecken Sie die kindliche Freude an Bewegung in sich neu. Machen Sie sich den Alltag etwas schwerer, damit es dann im Laufe der Zeit leichter für Sie wird.

Natürlich muss ganz am Ende noch eine Warnung stehen: Wenn Sie lange keinen Sport gemacht haben, lassen Sie sich vorher von Ihrem Arzt durchchecken, damit Sie gesünder aus dem Park wieder herauskommen, als Sie reingelaufen sind.

Tipps und Tricks und wie geht es weiter?

- Jede Art von Hürde, die uns unseren Alltag der Bewegung etwas schwerer macht, ist willkommen. Beschwerlichmacher sind keine Feinde, sondern Freunde. Ist Ihnen vielleicht einmal aufgefallen, wie eben und glatt unsere Fußwege sind? Wenn Sie nicht gerade in Tirol leben, gibt es wirklich wenig Berge und Hügel innerhalb der Stadt, die zu erklimmen sind. Wir müssen auch nur selten Wurzeln ausweichen, über Steine klettern oder durch ein Flussbett waten und laichenden Lachsen ausweichen. Diese Bequemlichkeiten des Alltags machen uns unser Leben zwar angenehmer, aber nicht unbedingt schlanker.
- Bewegungshürden kann man übrigens auch im Büro schaffen. Stellen Sie den Papierkorb weiter weg, sodass Sie vom Schreibtisch aufstehen und den Raum durchqueren müssen, bevor Sie etwas wegschmeißen können. Platzieren Sie einen zweiten Papierkorb, über den Sie springen müssen, um zum ersten Papierkorb zu gelangen. Und denken Sie immer daran: Das Einbauen von Bewegungsinseln voller Aktivität in Ihren Alltag ist ein Schlüssel zum dauerhaften Wunschgewicht.

MITTWOCH: SEELE UND PSYCHE

ENTDECKEN SIE DEN STEIN IN SICH

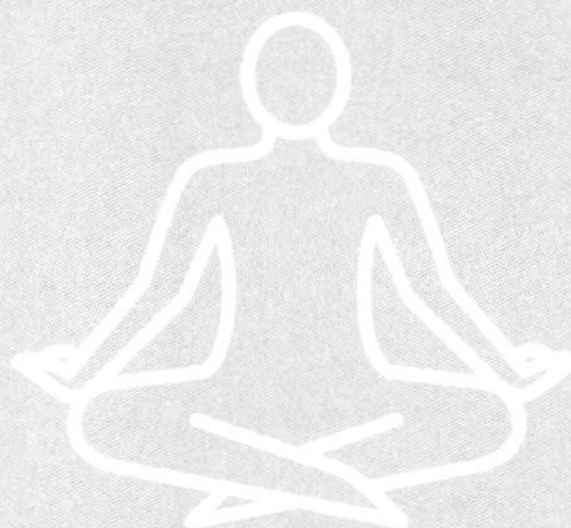

- ✔ Langfristige Anpassung von Verhaltensweisen
- ✔ Stressabbau
- ✔ Verminderung von Stresshormonen
- ✔ Verbesserung des Stoffwechsels

Auch am letzten Mittwoch unseres Vier-Wochen-Programms voller Bio-Hacks kümmern wir uns um die Kontrolle unserer Impulse. Und wir werden dabei wieder einmal unser Gehirn verändern. Und das meine ich bildlich, denn es geht nicht nur um die Anpassung unserer »Psyche«, so wie wir das landläufig verstehen, sondern wirklich um anatomische Veränderungen in unserem Gehirn.

Hintergrund und Einführung

»Form follows Function«. Das ist ein Merksatz, den ich zum ersten Mal im Medizinstudium gehört habe, als es um kieferorthopädische Behandlungen ging. Zusammengefasst bedeutet es, dass sich unser Körper in seiner Struktur den Aufgaben anpasst, die er zu erfüllen hat. In der Kieferorthopädie wird das schnell klar: Wenn sich die Funktion des Bisses ändert, ändert sich auch die Stellung der Zähne. Und wenn ich lange genug auf einem Zahn rumdrücke, dann wird er sich bewegen. Wenn ich langsam und sanft drücke, bleibt er sogar im Kiefer.

Aber auch wenn Sie aus dem Zahnspangenalter schon lange herausgewachsen sind, erfahren Sie fast täglich in Ihrem Alltag, was diese medizinische Wahrheit bedeutet. Nehmen wir zum Beispiel ein Fitnessstudio: Wenn Sie die Funktion des Muskels erhöhen (Krafttraining machen), wird sich die Form des Muskels anpassen (Schwarzenegger). Aber auch andersherum funktioniert das: Wenn Sie sich zum Beispiel ein Bein gebrochen haben und über längere Zeit einen Gipsverband tragen, wird die Muskulatur immer dünner werden. Auch hier folgt die Form der Funktion. Und da die Funktion eines Beines im Gipsverband deutlich reduziert ist, reduziert sich auch die Masse der Muskulatur.

Interessanterweise findet dieses Prinzip im gesamten Körper statt, auch in unserem Gehirn. Wenn wir also die Strukturen in unserem Gehirn verändern wollen (Form), müssen wir Gehirnfunktionen verändern. Und es gibt kaum eine Sache, die unser Gehirn so gut kann wie Denken. Und in der Tat führen unsere Gedanken zu einer strukturellen Veränderung in unserem Gehirn.

Das Schöne daran ist nun, dass ein strukturell verändertes Gehirn seine Funktionen optimiert verrichten kann. Man kann sich das ein wenig wie eine Fensterscheibe vorstellen, gegen die es geregnet hat. Auf der Außenseite des Fensters finden sich ganz viele Regentropfen. Und jeder Tropfen klebt für sich allein auf der Scheibe. Irgendwann wird allerdings ein einzelner Tropfen nach unten fließen und sich mit einem anderen Tropfen verbinden. Dann werden diese beiden Tropfen weiter nach unten fließen und mit einem dritten Tropfen verschmelzen, sodass mit der Zeit eine Bahn entsteht, die von oben nach unten läuft. Und genau diese Bahn bildet nun eine Art Straße für andere Tropfen, die in genau der gleichen Bahn nach unten fließen. Bei unserem Gehirn ist das ähnlich. Wir können durch unsere Gedanken Bahnen bilden, durch die elektrische Ströme einfacher fließen. Und das ist auch eine Möglichkeit, unser Verhalten anzupassen. Dadurch, dass richtig feste, strukturelle Bahnen gebildet werden, wird das Verhalten in unserem Gehirn auch strukturell gefestigt.

Wir haben uns bereits am Donnerstag mit den Auswirkungen von Nervenbahnen in unserem Gehirn, insbesondere in unserem präfrontalen Kortex, beschäftigt. Am heutigen Mittwoch werden wir aber eine spezielle Technik anwenden, um neuronale Bahnen in unserem Gehirn zu bilden und zu festigen, die uns helfen, unseren Alltag automatisch entspannter zu erleben. Und Entspannung ist wichtig, gerade für die Gewichtsreduktion. Stress macht uns krank, kann uns aber auch dick machen. Viele Menschen neigen dazu, mehr zu essen, wenn sie Stress haben. Unter Belastungssituationen essen wir in der Regel unregelmäßiger oder lassen ganze Mahlzeiten aus. Diese holen wir allerdings zu einem späteren Zeitpunkt häufig nach, finden dann aber nicht die natürliche Sättigung und stopfen zu viel in uns rein. Diese Heißhungerattacken führen regelmäßig zu einer Gewichtszunahme.

Aber Stress wirkt nicht nur über unser Verhalten, sondern auch über unsere Hormone. Unter anderem wird nämlich Cortisol freigesetzt, das Langzeit-Stresshormon. Auf die vermehrte Freisetzung von Cortisol reagiert unser Körper mit einer erhöhten Fetteinlagerung, insbesondere im Bauchbereich. Dieses sogenannte viszerale Fett ist ein besonders hoher Risikofaktor bei übergewichtigen Menschen, da es ein großer Entzündungsherd ist. Auch im Fettgewebe findet ein nicht unerheblicher Stoffwechsel statt und das Bauchfett ist mit einem höheren Risiko für Herzerkrankungen verbunden.

Darüber hinaus lässt uns Stress auch schlecht schlafen. Wie wir bereits in der ersten Woche am Dienstag besprochen hatten, ist ein schlechter Schlaf ein großes Problem für übergewichtige Menschen, da er das Übergewicht fixiert und sogar zu Gewichtszunahme führen kann. Grund genug also, dem Stress an die Gurgel zu gehen.

Es gibt in der Medizin viele Programme für Stressreduktion. Häufig empfehlen Ärzte diese Programme ihren Patienten aber zu spät, nämlich erst dann, wenn der Stress so richtig zugelangt hat. Dann ist es aber besonders schwer, genau diese Entspannungsprogramme durchzuführen – die Anspannung verhindert die effektive Entspannung. Haben Sie schon einmal versucht, autogenes Training durchzuführen, während Sie total gestresst waren? Die Suggestionen, die Muskeln wären entspannt, der Arm wäre schwer und der Atem tief und ruhig, funktionieren einfach nicht, wenn man genau spürt, dass die Muskeln angespannt sind, die Arme zappelig und der Atem eher oberflächlich und schnell geht.

Man muss Stressbewältigung üben, vor allem in Zeiten, in denen es uns gut geht. Und hier kommen wir wieder zur Theorie der Bahnen in unserem Gehirn: Wir sollten die Anatomie unseres Gehirns in entspannten Zeiten anpassen, damit es uns in angespannten Zeiten leichter fällt, uns zu entspannen. Wir bauen sozusagen für unsere Zukunft vor.

Erweitern Sie Ihren Fokus

Die Achtsamkeitsmeditation als Werkzeug

Eine perfekte Möglichkeit der Stressbewältigung bzw. der Stressvorsorge ist die Achtsamkeitsmeditation. Diese Technik ist völlig abgekoppelt von irgendwelchen Lebensinhalten. Es ist egal, warum wir uns gestresst fühlen oder was uns im Leben gerade belastet. Bei der Übung in Achtsamkeit bauen wir uns ganz allgemeine und generische Gehirnbahnen, die unserem Körper und unserer Psyche guttun.

Es gibt viele Kurse zur Achtsamkeitsmeditation und noch viel mehr Bücher, die sich mit diesem Thema beschäftigen. Und auch dieses einzelne Kapitel am heutigen Mittwoch könnte das ganze Buch füllen und für weitere Bände sorgen. Aber lassen Sie uns gar nicht so tief in die Theorie der Achtsamkeit einsteigen, sondern um eine im Alltag leicht durchführbare Übung kümmern. Schließlich wollen wir nicht die hohe Kunst der Meditation erlernen, sondern unser Gewicht normalisieren. Nutzen wir also die Achtsamkeitsmeditation als Werkzeug.

Aber eine kurze Vorbemerkung möchte ich trotzdem noch machen und Ihnen kurz erklären, worum es bei Achtsamkeit eigentlich geht. Das deutsche Wort »Achtsamkeit« drückt nämlich eigentlich genau das aus, was Achtsamkeit nicht ist. Wenn ich zu meinem Kind sage: »Sei achtsam!«, dann meine ich in der Regel damit: Pass auf!, oder: Konzentriere dich! Aber die übliche Konzentration, wie wir sie aus unserem Alltag kennen, beschreibt nicht das, was die Achtsamkeit als Entspannungsmethode ausmacht. Bei einer normalen Konzentration lege ich meine Wahrnehmung auf einen bestimmten Bereich. Ich fokussiere sozusagen meine Aufmerksamkeit auf ein Detail. Bei der Achtsamkeit passiert eigentlich genau das Gegenteil: Ich erweitere meinen Blick und fokussiere ihn nicht. Bei der Entspannungsmethode der Achtsamkeit versuchen wir einfach alles das wahrzunehmen, was es wahrzunehmen gibt. Wir verwenden dabei kindliche Neugierde und verhalten uns eher wie ein Forscher oder ein aufmerksamer Beobachter, der viel Neues lernen möchte.

Wenn ich also zum Beispiel einen Stein achtsam betrachten möchte, dann starre ich ihn nicht stundenlang an, sondern öffne meinen Geist und versuche alles das wahrzunehmen, was den Stein ausmacht. Ich fühle seine Oberfläche, ich sehe seine Farbe, ich nehme seinen Geruch wahr und fühle seine Temperatur. Und all das tue ich mit Neugierde, aber ohne das zu bewerten, was ich wahrnehme. Es geht nicht um die Bedeutung des Steins in meinem Leben, die Emotionen, die er in mir auslöst, sondern nur um die reine Wahrnehmung des Moments.

Häufig führt in unserem Alltag eine Wahrnehmung dazu, dass ein wahrer Gedankensturm in uns losgeht. Erinnerungen an die Vergangenheit, Befürchtungen, was die Zukunft angeht, Emotionen, Bewertungen, Gefühle – all das kann die reine Betrachtung eines Steins in uns auslösen. Die Achtsamkeitsübung soll uns davon befreien und den Stein nur als das betrachten, was er ist: ein Stein.

Jetzt mögen Sie sich fragen, was hat das alles mit der Gewichtsreduktion und meinem persönlichen Wunschgewicht zu tun, außer dass wir uns häufig so schwer wie ein Stein fühlen?

Achtsamkeitsübungen sind inhaltsleer. Sie stehen für sich, und ihr äußerlich sichtbarer Inhalt (zum Beispiel der Stein) hat keine Bedeutung. Doch unabhängig von diesem Inhalt (Stein) entfalten sie ihre Wirkung auf unser Gehirn. Denn regelmäßig durchgeführte Achtsamkeitsübungen fördern die Plastizität unseres Gehirns und bauen neue Bahnen.

Und genau diese Bahnen helfen uns, den Alltag weniger gestresst wahrzunehmen. Wir üben in einer kontrollierten Situation (Stein), bauen hierbei unser Gehirn etwas um und rüsten uns für die Zukunft.

Wenn Sie regelmäßig Übungen der Achtsamkeit durchführen, werden Sie überrascht sein, wie tiefgründig sich Ihr Leben verändert. Und ich möchte Sie wirklich ermutigen, weitere Bücher zum Thema »Achtsamkeit« zu lesen oder zumindest Youtube-Videos zu schauen, die sich diesem Thema widmen. Es lohnt sich wirklich!

Am heutigen Mittwoch wollen wir allerdings eine einfache Achtsamkeitsübung in unseren Alltag einführen, die einfach zu erlernen ist und sehr schnelle Ergebnisse verspricht. Und am besten hilft uns dabei unser Atem.

Eine einfache Übung in Achtsamkeit

1. Finden Sie einen ruhigen und bequemen Ort, an dem Sie für ein paar Minuten ungestört sein können.
2. Setzen Sie sich in eine aufrechte Position, entweder auf einen Stuhl oder mit gekreuzten Beinen auf den Boden. Schließen Sie sanft Ihre Augen oder senken Sie Ihren Blick.
3. Richten Sie Ihre Aufmerksamkeit auf Ihren Atem. Spüren Sie, wie der Atem in Ihren Körper hinein- und wieder hinausströmt.
4. Beobachten Sie den natürlichen Fluss Ihres Atems, ohne ihn zu kontrollieren oder zu verändern. Achten Sie auf die Empfindungen in Ihrem Körper, während Sie ein- und ausatmen.
5. Es ist normal, dass Ihre Gedanken abschweifen. Wenn Sie das bemerken, bringen Sie Ihre Aufmerksamkeit sanft

zurück zum Atem, ohne sich selbst zu kritisieren.

6. Führen Sie diese Atembeobachtung für einige Minuten fort oder so lange, wie es angenehm für Sie ist.

Diese Übung ist nicht esoterisch oder metaphysisch. Sie funktioniert über unser vegetatives Nervensystem und baut Bahnen in unserem Gehirn um. Es gibt viele wissenschaftliche Studien, die bewiesen haben, dass diese Achtsamkeitsübung zu Stressabbau führt. Hormone wie Cortisol werden vermindert gebildet und der Stoffwechsel normalisiert sich.

Gerade in der westlichen Welt empfinden viele Menschen das Hinsetzen und einfach nur Atmen als Hokuspokus, Zauber oder esoterischen Quatsch. Ich kann das gut verstehen, denn unser Alltag ist durch Aktivität und den Blick auf das Äußere geprägt, sodass die scheinbare Passivität des Sitzens und Beobachtens des eigenen Körpers einem sehr seltsam vorkommen kann. Aber lassen Sie sich nicht täuschen: So passiv ist das Sitzen und Beobachten gar nicht, wie es nach außen hin scheint. Achtsamkeitsmeditation kann wirklich Arbeit und sehr, sehr anstrengend sein. Immerhin passiert eine Menge in unserem Inneren, während wir im Äußeren einfach nur sitzen.

Ich ermutige Sie wirklich, es einmal mit Übungen der Achtsamkeit zu versuchen. Bauen Sie diese Übungen regelmäßig in Ihr Leben ein, denn der Erfolg wird sich erst nach einiger Zeit einstellen. Dann allerdings hat die Achtsamkeitsmeditation die Kraft, Ihr Leben grundlegend zu verändern.

Tipps und Tricks und wie geht es weiter?

- Es gibt viele verschiedene Übungen der Achtsamkeit. Für einige Menschen ist das stille Sitzen und Beobachten des eigenen Atems nichts. Dann versuchen Sie vielleicht einfach eine Gehmeditation? Hierbei laufen Sie langsam durch den Raum und achten auf jeden einzelnen Ihrer Schritte. Denken Sie daran, dass die Beobachtung neugierig und ohne Bewertung sein soll. Wie fühlt sich das Laufen an? Wie fühlt sich der Boden unter den Füßen an, wie Ihre Knie und Hüfte, wie verändert sich der Atem beim Laufen?
- Sie können nicht gut oder schlecht meditieren. Diese Bewertungen greifen bei der Meditation einfach nicht. Es gibt keinen Menschen, der besser als Sie meditiert. Es gibt aber auch keinen Menschen, der schlechter als Sie meditiert. Bei der Meditation geht es lediglich um die Meditation – sie kann nicht schlecht oder gut sein. Sie ist einfach nur.

DONNERSTAG: DER PRÄFRONTALE KORTEX

ES GIBT KEIN UND UND KEIN ODER

- ✓ Steigerung der Konzentration
- ✓ Schaffung von neuen Bahnen im präfrontalen Kortex
- ✓ Verbesserung der Willenskraft

Willkommen zum letzten Donnerstag, an dem wir uns innerhalb unseres Vier-Wochen-Programms um unseren präfrontalen Kortex kümmern werden. Und auch diese Woche geht es wieder einmal darum, das Leben ein wenig unbequemer zu machen, um unser Gehirn zu fordern. Und wieder einmal werden wir Bahnen im präfrontalen Kortex schaffen, die uns dann im Laufe der nächsten Monate und Jahre dabei helfen, das Ziel der Gewichtskontrolle leichter zu erreichen.

Heute werden wir das Ganze in einem völlig anderen Bereich machen, der nichts mit dem Thema Ernährung zu tun hat. Allerdings lässt sich der heutige Micro-Prep einfach überall durchführen. Sie brauchen weder eine kalte Dusche noch ein Blatt Papier, noch einen Teller Kekse, an dem Sie dauernd vorbeigehen müssen. Alles, was Sie brauchen, ist: ein altes Buch.

Hintergrund und Einführung

Als ich mich damals für das Medizinstudium beworben hatte, gab es einen Test für medizinische Studiengänge, den man als Studienbewerber absolvieren musste. Hierbei wurden viele Fähigkeiten getestet, die für ein Medizinstudium anscheinend sinnvoll sind. Bezeichnenderweise prüft der sogenannte Medizinertest nämlich nicht die Eignung als Arzt, sondern nur die Fähigkeit, das Medizinstudium unbeschadet zu überstehen. Und was braucht man dafür? Eine schnelle Merkfähigkeit, räumliches Denken und vor allem: die Fähigkeit, jede doofe Aufgabe durchzuführen, die einem aufgegeben wird. Eine von diesen doofen Aufgaben, die aber eigentlich nicht die Leidensfähigkeit, sondern die Konzentrationsfähigkeit testen sollte, war der sogenannte pq-Test.

Hierbei wurde den Testkandidaten, die allesamt Medizin studieren wollten, ein Blatt hingelegt, auf dem eine Menge langweilige Buchstaben standen – nämlich p und q. Darüber hinaus gab es noch einige Striche, die entweder oberhalb oder unterhalb der Buchstaben gemalt waren. Die Aufgabe war nun, eine ganz bestimmte Kombination dieser sehr ähnlich aussehenden Buchstaben und Striche zu finden und zu markieren.

Ich habe diesen Test gehasst, denn er erfordert wirklich viel Konzentration. Auf der anderen Seite war er aber sehr gut trainierbar, und genau das habe ich auch gemacht: trainiert, geübt und mich durchgebissen. Und so habe ich ganz nebenbei auch mein Gehirn verändert und meine Willenskraft gestärkt.

Heute findet man in – abgewandelter Form – noch den »bdpq-Test« bei dem Medizinertest für angehende Studenten. So in etwa sieht das aus:

Konzentriertes und sorgfältiges Arbeiten - Arbeitsblatt 1

Zeit: 8 Min.

Markiere jedes p, das auf ein q folgt.

1	q	q	b	q	b	q	b	d	q	b	q	p	d	d	b	d	d	p	q	d	b	p	q	q	q	b	q	p	d	b	b	p	d	d	d	q	q	q	b	q
2	p	d	p	p	p	d	p	q	d	q	b	d	p	b	d	d	q	q	b	q	b	q	d	q	d	p	b	p	q	q	b	d	q	d	b	q	d	b	q	p
3	p	q	b	d	p	d	b	p	b	p	b	p	b	p	d	b	p	q	p	p	q	p	p	q	p	d	d	q	b	d	d	q	b	q	d	q	d	b	d	p
4	p	q	d	b	d	b	d	p	q	q	q	p	b	d	p	b	q	b	b	d	p	p	q	q	p	q	b	p	q	b	q	d	q	d	q	d	d	b	p	b
5	b	p	p	d	d	d	b	p	b	b	d	q	p	q	p	q	d	b	q	p	p	p	p	p	p	d	d	q	q	b	b	d	b	b	b	d	d	d	p	p
6	b	p	b	b	q	p	p	b	q	p	p	p	b	d	q	q	p	d	d	b	p	p	q	b	b	b	q	d	d	p	p	b	d	p	q	p	b	q	b	p
7	d	d	q	q	q	d	p	q	d	p	p	p	p	d	b	p	b	p	q	d	b	d	b	q	q	q	d	b	p	q	d	d	d	q	q	p	q	d	p	b
8	d	q	d	b	b	p	q	p	b	d	b	b	b	b	d	q	b	p	b	p	p	d	p	q	p	p	p	q	p	b	b	q	d	d	b	b	d	q	p	p
9	d	d	q	d	q	d	b	b	b	d	d	p	b	d	d	b	b	p	d	b	b	d	b	b	b	d	q	b	b	b	q	q	q	q	d	b	q	p	p	p
10	b	q	b	p	q	p	b	p	q	b	b	q	b	p	b	q	b	b	b	b	p	d	p	q	q	b	d	p	p	d	p	b	d	b	p	q	d	b	d	d
11	p	q	b	p	d	d	d	b	q	b	p	q	b	p	p	d	b	p	d	q	d	q	q	b	q	q	p	p	b	p	b	b	p	q	p	p	b	b	d	q
12	p	d	d	b	p	q	p	d	q	p	b	d	b	d	q	d	d	d	p	b	p	q	d	q	d	b	d	d	p	q	p	d	q	q	p	b	p	b	b	b
13	q	b	d	q	q	q	p	q	b	p	d	q	d	q	q	d	p	d	b	d	q	p	p	q	d	b	p	b	q	d	q	q	q	q	b	p	p	q	q	p
14	d	p	d	q	b	d	q	b	p	b	p	d	b	p	q	b	p	p	d	p	d	d	b	b	b	b	d	q	d	q	b	p	p	p	d	b	q	p	p	q
15	d	q	q	q	p	b	d	p	b	q	b	q	d	b	b	d	d	q	b	q	d	d	d	b	d	d	d	d	q	d	p	p	p	q	d	d	d	q	d	p
16	d	b	b	q	d	d	d	d	q	d	b	b	q	b	p	p	b	d	q	b	d	d	b	p	d	b	p	d	b	d	d	p	q	p	p	b	p	d	q	p
17	p	q	b	p	q	d	b	p	d	d	b	b	d	q	d	d	q	b	b	b	b	q	d	q	b	q	b	q	q	p	q	p	p	d	b	d	b	p	p	b
18	b	d	b	d	q	d	p	p	p	b	b	p	q	p	p	p	q	p	q	d	b	d	p	q	p	p	b	p	q	d	q	d	d	b	q	b	d	p	b	b
19	d	q	d	d	p	b	q	q	p	q	d	q	b	p	d	q	d	d	p	d	p	q	d	p	p	d	d	p	q	d	d	p	p	p	d	p	q	p	p	p
20	q	p	p	p	q	d	d	q	b	b	d	q	d	d	b	p	q	p	d	q	p	p	p	b	q	b	b	p	d	p	b	b	p	q	b	p	b	b	q	q
21	b	p	p	b	p	d	b	p	p	b	q	p	b	p	p	p	b	q	b	b	q	d	q	q	q	p	d	p	p	d	q	d	d	p	q	p	q	q	d	q
22	d	b	d	d	q	p	p	q	q	b	b	b	d	p	d	p	p	d	q	b	d	p	q	b	p	q	p	d	q	b	b	b	d	p	d	q	p	d	p	p
23	p	b	b	q	b	q	b	d	d	d	d	p	b	q	q	d	q	p	q	p	d	b	q	d	b	q	p	d	d	q	p	p	d	b	p	b	p	b	q	p
24	p	q	b	d	p	d	d	d	b	p	q	q	b	q	q	q	q	d	b	q	d	d	d	q	p	d	p	q	b	q	q	p	q	p	d	p	d	b	p	p
25	d	p	d	b	b	d	[illegible]	q	q	q	q	q	b	d	q	d	p	p	p	b	b	d	b	b	b	q	b	q	q	d	d	d	b	q	p	b	q	d	p	q
26	p	d	p	q	q	p	p	b	b	q	d	b	d	b	d	b	d	b	p	p	q	d	b	b	q	p	b	q	d	p	q	b	b	b	q	p	q	d	b	d
27	d	p	b	p	p	d	d	d	d	b	d	p	p	d	q	q	d	b	d	p	q	q	d	b	d	b	p	d	p	d	b	q	p	d	q	b	b	d	p	p
28	q	q	b	b	p	p	b	p	q	b	p	q	p	p	q	d	q	p	p	d	q	q	b	b	q	b	d	p	p	p	q	b	q	b	p	q	q	q	b	d
29	q	d	d	d	b	q	b	b	b	q	q	p	q	q	b	q	d	p	d	b	p	b	p	d	b	b	p	d	b	b	p	q	d	d	p	p	p	b	d	d
30	q	q	b	q	b	q	p	q	q	d	b	p	q	p	d	p	b	b	p	q	b	b	d	d	p	d	p	q	p	p	b	d	p	p	q	q	d	d	q	q
31	q	q	d	b	q	d	q	d	p	d	p	b	b	p	d	q	d	q	q	b	p	q	q	d	p	p	q	b	d	q	d	q	q	q	p	p	d	q	b	p
32	b	q	b	q	b	p	b	q	b	b	b	d	p	b	q	d	b	p	p	p	q	q	q	q	b	p	d	d	b	p	p	d	d	p	b	q	b	q	q	d
33	q	p	b	b	b	d	p	q	q	d	d	b	q	b	q	q	d	b	b	q	p	d	p	b	d	b	q	q	p	b	q	q	d	p	b	q	p	b	b	q
34	q	p	p	b	d	p	p	p	d	p	b	q	d	d	b	d	b	p	q	p	p	q	d	q	d	p	b	q	p	b	b	q	d	b	d	q	q	p	q	q
35	p	p	b	d	p	p	p	p	b	p	b	b	b	q	d	b	p	q	p	d	q	d	d	q	d	d	q	b	b	d	d	b	p	d	d	b	p	d	q	p
36	p	p	p	b	q	q	b	d	q	b	q	b	b	q	b	d	q	b	q	b	d	b	q	p	q	p	q	p	q	b	p	d	q	p	q	q	p	b	b	b
37	q	p	d	b	d	d	b	p	q	q	p	p	p	d	d	d	d	b	p	q	q	d	q	d	d	b	b	b	b	q	b	p	b	d	p	b	p	q	p	b
38	b	q	b	d	d	q	p	q	b	b	p	q	b	q	p	d	q	q	q	q	q	q	p	b	q	b	b	p	p	q	p	b	p	q	d	b	d	b	p	d
39	p	p	b	d	p	d	d	p	q	q	b	b	q	p	p	q	p	b	p	d	q	p	d	d	b	q	q	q	d	b	b	d	p	q	b	p	q	d	d	p
40	d	q	d	p	b	b	p	q	b	p	d	p	b	q	b	b	q	d	d	p	q	q	d	b	d	d	p	d	d	b	q	b	d	q	d	d	b	b	q	d

Quelle: https://plakos-akademie.de/konzentriertes-und-sorgfaeltiges-arbeiten-im-tms/

Auf einem DIN-A4-Blatt sind 40 Zeilen mit insgesamt 1600 Zeichen (40 Zeichen pro Zeile) aus den Buchstaben b, q, p und d vorgegeben. Innerhalb von nur acht Minuten muss man nun bestimmte Zeichenfolgen gemäß festgelegten Regeln herausfiltern und markieren. Die genaue Aufgabe kann variieren, zum Beispiel indem Prüflinge nur einen einzelnen Buchstaben (d) markieren oder eine spezifische Zeichenfolge (»b d«). Sie sehen schon, wenn Sie sich das obere Bild angucken, dass die Buchstaben b, d, p und q verdammt gleich aussehen, wenn man sie so dicht gedrängt in einer Reihe nebeneinander aufschreibt. Sie können sich auch vorstellen, dass es überhaupt keinen Spaß macht, eine bestimmte Kombination dieser Buchstaben herauszusuchen und zu markieren.

Streichen Sie »und« und »oder« durch

Und jetzt können Sie sich sicher schon denken, wie der heutige Bio-Hack aussieht. Wir verwenden dafür aber keine endlose Liste mit einzelnen Buchstaben, sondern einfach ein Buch, das Sie bereits zu Hause haben. Am besten eins, das Sie nicht unbedingt noch einmal lesen oder gar verschenken möchten, denn Sie werden mit einem Stift in diesem Buch Markierungen einfügen.

Und das Ganze ist denkbar einfach: Fangen Sie an zu lesen und streichen Sie jedes »und« sowie jedes »oder« durch. Diese Worte werden sich wahrscheinlich relativ häufig in Ihrem Buch finden, aber dennoch kostet es Ihre gesamte Aufmerksamkeit, den Text so zu lesen, dass es eigentlich nur darum geht, diese Wörter zu finden und zu markieren.

Was passiert aber in unserem Gehirn? Durch die Suche aktivieren Sie zunächst einmal viele verschiedene Bereiche in Ihrem Gehirn, die mit Ihrer kognitiven Funktion zusammenhängen. Ihre Aufmerksamkeit wird auf den Text gerichtet und das frontale Aufmerksamkeitssystem sowie der präfrontale Kortex lenken und steuern Ihre Aufmerksamkeit. Sie sehen schon: Hier ist er wieder, Ihre Lieblingsregion des Gehirns, der präfrontale Kortex.

Zunächst aber werden die Wörter, die Sie lesen, von den visuellen Bereichen des Gehirns erfasst und an die Sprachverarbeitungsregionen weitergeleitet. Diese Regionen, einschließlich des *Broca*-Areals und des *Wernicke*-Areals – den beiden Hauptkomponenten des Sprachzentrums –, helfen bei der Verarbeitung und dem Verständnis der Bedeutung der Wörter.

Wenn Sie nun nach bestimmten Wörtern suchen, greifen Sie natürlich auch auf Ihr Gedächtnis zurück, um die gesuchten Begriffe zu erkennen. Hierbei spielen der Hippocampus und die verbundenen Gedächtnisbereiche eine wesentliche Rolle und unterstützen den Abruf von Wortinformationen aus Ihrem Langzeitgedächtnis. Ihr Gehirn aktiviert das semantische Netzwerk, um Beziehungen zwischen den gesuchten Wörtern und anderen re-

d2-Konzentrationstest

Zeit: 10 Min.

Markiere jedes d mit zwei Strichen. Hinweis: Es spielt keine Rolle, ob ein Strich über oder unter dem d platziert ist. Insgesamt muss das d mit genau zwei Strichen versehen sein.

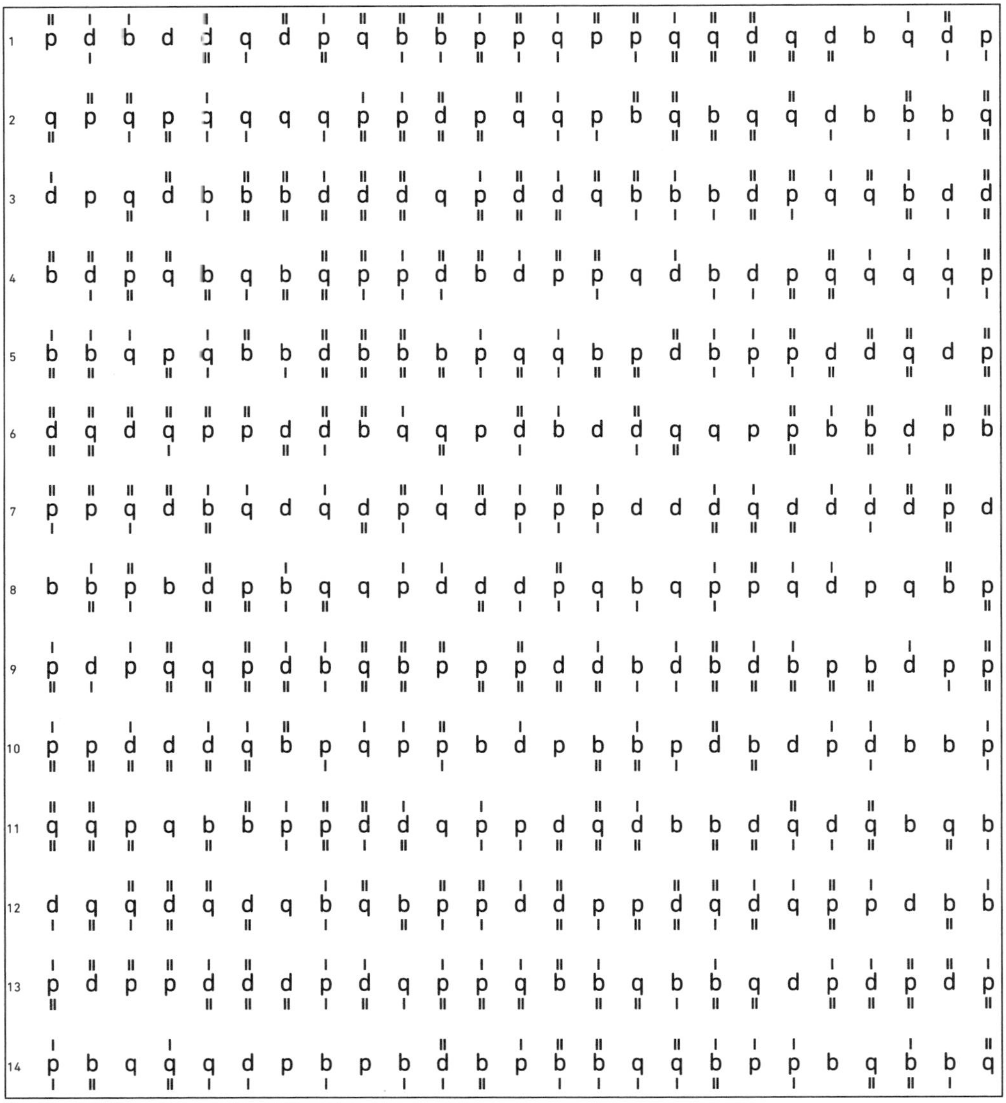

Quelle: le-tex publishing services GmbH nach https://plakos-akademie.de/

levanten Konzepten herzustellen. Das ermöglicht Ihnen, den Text in einem Kontext zu verstehen, die Bedeutung der gesuchten Wörter zu erfassen und vor allem: die Wörter auch zu finden.
Wenn Sie nun bei der Wörtersuche erfolgreich waren, wird Ihr Belohnungssystem aktiviert. Und das führt natürlich zu einem Gefühl der Befriedigung und des Erfolgs. Dopaminerge Schaltkreise, insbesondere die des mesolimbischen Systems, spielen hierbei eine wesentliche Rolle.
Ich weiß, das klingt alles ziemlich komplex, das soll aber nur verdeutlichen, wie großartig unser Gehirn eigentlich ist. Wenn wir allerdings den Fokus auf unseren präfrontalen Kortex legen, schließen wir wieder den Kreis zu unserer gewünschten Gewichtsreduktion und unserer gestärkten Willenskraft. Denn die Durchführung dieser Übung, verbessert nicht nur unsere Aufmerksamkeit, sondern schafft wieder einmal neue Bahnen in unserem präfrontalen Kortex, die über die Dauer der Übung hinaus wirken und unser Leben prägen werden. Und da der präfrontale Kortex eine Region unseres Gehirns ist, der mit den kognitiven Funktionen der Aufmerksamkeit, der Impulskontrolle, der Entscheidungsfindung und der Willenskraft in Verbindung gebracht wird, spielt er für unseren Gewichtsverlust eine wesentliche Rolle.

Tipps und Tricks und wie geht es weiter?

- Jede Art von Konzentrationsübung stärkt Ihren präfrontalen Kortex, aber umso mehr, je langweiliger diese Übung eigentlich ist. Denn es geht letztendlich auch darum, Ihre Resilienz gegen unangenehme Dinge zu kräftigen.
- Knobelspiele, wie zum Beispiel das Lösen von Sudoku, sind hingegen weniger geeignet, unseren präfrontalen Kortex zu trainieren. Sie machen einfach zu viel Spaß und stärken daher nicht unsere Willenskraft, uns durch ungeliebte Tätigkeiten hindurchzuprügeln.
- Wenn Sie lieber keinen Text im Buch vollmalen wollen, finden Sie auf der Seite nebenan einen weiteren Konzentrationstest, der wirklich ätzend ist – und damit genau die Voraussetzungen erfüllt, die der heutige Bio-Hack von Ihnen verlangt. Zählen Sie innerhalb von 60 Sekunden in jeder Reihe die Buchstaben »d«, die von zwei Strichen umgeben sind, und streichen Sie diese durch. Beachten Sie, dass es keine Rolle spielt, ob ein Strich über und ein Strich unter dem »d« platziert ist. Sie können die Zeit am besten mit dem Smartphone oder einer Uhr stoppen.

FREITAG: INSULIN UND INSULINRESISTENZ

SIE SIND EINFACH ZU SÜSS

- ✓ Verminderung der Schwankungen des Insulinspiegels
- ✓ Verbesserung der Fettverbrennung
- ✓ Verminderte Zufuhr von Kalorien
- ✓ Verbesserung des Blutzuckerspiegels
- ✓ Verminderung von Binge-Eating-Episoden

Willkommen am letzten Freitag Ihrer Challenge. Es geht natürlich immer noch um die Kontrolle unseres Insulinspiegels. Nachdem wir uns letzte Woche der Ketose zugewandt und eine Möglichkeit besprochen haben, tiefgreifende Veränderungen im Stoffwechsel durchzuführen, werden wir heute etwas an unserem Verhalten ändern. Wir versuchen nämlich, unseren Heißhunger auf Süßes zu reduzieren.

Hintergrund und Einführung

Dass wahrscheinlich Zucker und nicht die gescholtenen Fette der Bösewicht in unserer Ernährung ist, hatten wir schon mehrfach besprochen. Und nicht nur die zugeführten Kalorien der Kohlenhydrate, sondern vor allem die Auswirkungen auf den Insulinspiegel mit der Entwicklung der Insulinkatastrophe, die auch noch Stunden nach der eigentlichen Mahlzeit anhält, haben wir ausführlich beleuchtet. Daher versuchen wir heute, die Macht, die der Zucker auf uns hat, etwas zu vermindern.

Ich denke, ich spreche vielen Menschen aus der Seele, wenn ich sage, dass mich Zucker ganz schön im Griff hat. Es gibt Momente, da drehen sich meine Gedanken fast ausschließlich um den Wunsch nach einer süßen Mahlzeit.

So saß ich zum Beispiel einmal im Flugzeug, als starke Turbulenzen die Kabine durchschüttelten. Flugangst habe ich zwar nicht, aber mir war schon sehr mulmig zumute und es schlich sich ein Gedanke in mein Gehirn: Was wäre eigentlich, wenn wir jetzt abstürzen würden? Ich fragte mich, was ich in meinem Leben noch gerne getan hätte.

Die logische Antwort darauf wäre natürlich gewesen, meine Familie in den Arm zu nehmen, verschiedenen Mitmenschen zu sagen, dass ich sie geliebt habe, und meinen Töchtern mitzuteilen, dass sie großartige Menschen sind.

Aber nein, in dieser Stresssituation gab mir mein Gehirn nur eine Antwort: »Ich hätte gern noch ein Stück Schokoladentorte gegessen!« Hallo? Was ist das denn? Wie profan ist denn dieser letzte Wunsch?

Einerseits ärgerte ich mich über mich selbst, andererseits fand ich das medizinisch und psychologisch höchst interessant. Denn ein Stück Schokoladentorte hätte mir die Kraft für einen Kampf oder eine Flucht gegeben. Emotionale Worte an meine Familie hätten mich eher Zeit gekostet, die ich dann nicht für einen Kampf oder eine Flucht übrig gehabt hätte.

Ein Kampf oder eine Flucht hätte im Falle eines abstürzenden Flugzeugs natürlich überhaupt nichts gebracht, aber als die Evolution all die Kampf- und Fluchtreflexe in uns Menschen eingebaut hat, konnte sie ja nicht vorhersehen, dass sie auch mal in 10 km Höhe über München anspringen würden.

Zucker gibt uns schnelle Energie, und für unser Leben war das immens wichtig, aber für unser Normalgewicht erklären wir heute Zucker zum Staatsfeind Nummer 1.

Der Drang nach Zucker und die Gedanken, die sich um die Beschaffung von Zucker drehen, erinnern mich sehr stark an andere Suchterkrankungen. Ich fühle mich häufig wie fremdgesteuert, als sei ich nicht Herr meiner selbst, wenn ich gerne ein Stück Schokolade oder ein Gummibärchen haben möchte. Ich habe daher verschiedene Strategien in mein Leben eingeführt, um genau dieses Suchtgefühl wieder loszuwerden oder zu verhindern, dass es überhaupt auftritt.

Und wir sollten tatsächlich den Verzicht auf oder die Reduktion von Zucker wie eine Suchtbehandlung verstehen. Allerdings können wir dieses Suchtmittel nicht einfach aus unserem Leben verbannen, denn schließlich sind Kohlenhydrate und Zucker natürlicher Bestandteil unserer Ernährung und allgegenwärtig in unserem Alltag zu finden. Wir benötigen also einen Umgang damit, der nicht sofort alle Suchtzentren in unserem Gehirn aktiviert. Doch leichter gesagt als getan.

Zucker reduzieren

Am effektivsten ist es, wenn wir uns langsam, schrittweise von süßen Lebensmitteln entwöhnen. Wir sollten Zucker also in kleinen Schritten aus unserer Ernährung streichen. Beginnen Sie gerne damit, die Menge an Zucker im Kaffee oder im Tee schrittweise zu reduzieren.

Der Lebensmitteldiscounter Lidl hatte einmal einen Löffel herausgegeben, der in seiner Mitte eine kleine Beule hatte. Diese Beule verminderte die Aufnahmefläche des Löffels um ungefähr 20 %. Wenn man nun mit diesem Löffel Zucker in seinen Kaffee schüttete, hatte man automatisch 20 % weniger in der Tasse. Ich weiß nicht, wie viele Menschen daraufhin angefangen haben, einfach zwei Lidl-Löffel in den Kaffee zu schütten – und damit natürlich mehr Zucker zuzuführen –, aber die Idee an sich ist brillant! Vor allem erinnert uns die seltsam aussehende Beule daran, dass wir sehr vorsichtig mit dem sein sollten, was sich gerade auf dem Löffel befindet.

Meine Idee war damals, einfach einen Löffel zu produzieren, der in der Mitte ein Loch hat, dann würde der ganze Zucker durchrieseln und wir müssten überhaupt keinen Zucker in unseren Kaffee tun, denn das wäre aus gesundheitlicher Sicht die beste Alternative. Aber leider wollte kein Discounter meine tolle Löffel-Idee kaufen.

Lassen Sie mich bitte noch einmal einen gedanklichen Schwenk in die letzte Challenge-Woche machen. Als wir uns um die Biohacking-Intervention der Ketose gekümmert haben, mussten wir uns schließlich mit nur 5–10 % Kohlenhydra-

ten pro Mahlzeit herumschlagen. Und wie man sich unschwer vorstellen kann, sind diese Mahlzeiten nicht sonderlich süß.
Eine Möglichkeit, ketogene Lebensmittel zu essen, besteht in der Zufuhr von Nüssen – und ich liebe Nüsse! In meinem ersten eigenen ketogenen Versuch habe ich mir daher eine große Tüte Cashewkerne gekauft. Schwerer Fehler! Denn Cashews enthalten erstaunlicherweise sehr viele Kohlenhydrate.
Hier ist eine kurze Aufstellung wichtiger Nüsse und deren Kohlenhydratgehalt:

Nussart	**Kohlenhydrate pro 100 g**
Mandeln	5 g
Walnüsse	7 g
Paranüsse	7 g
Pekannüsse	14 g
Cashewnüsse	30 g

Sie sehen schon: Cashews sind eigentlich eine Süßigkeit! Erstaunlicherweise ist mir das aber niemals aufgefallen, denn wenn ich früher Cashews gegessen habe, wäre mir niemals in den Sinn gekommen zu sagen: »Wow, sind die süß!« Aber warum eigentlich nicht? Ganz klar: weil ich im Laufe des Tages viel süßere Speisen gegessen hatte.
Ich habe während der Ketodiät also eher in die Mandeltüte gegriffen als zu den Cashewkernen, wollte am Ende der Intervention dann allerdings doch ein paar

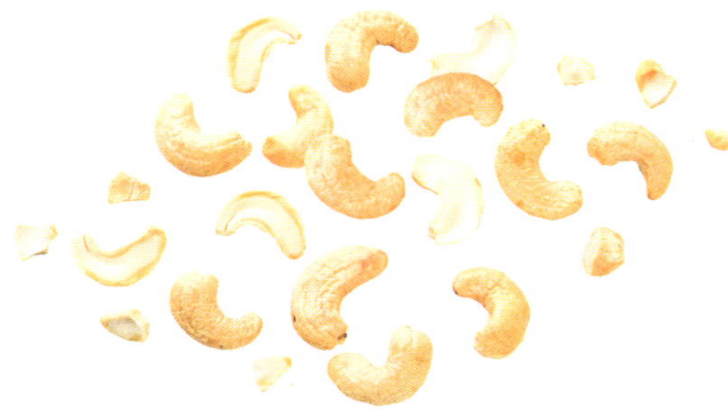

Cashews naschen. Und da passierte etwas Erstaunliches: Die Nüsse schmeckten wirklich süß! Während der ketogenen Ernährung habe ich so wenig Kontakt zu Zucker und Kohlenhydraten gehabt, dass sich meine Süß-Rezeptoren völlig resettet hatten. Ich konnte plötzlich wieder die Süße einer Cashewnuss schmecken. Es war ein Fest!
Und wenn bereits Nüsse, die unverändert aus der Natur in unserem Mund landen, eine Süße mitbringen, die wir im Laufe des normalen Alltags gar nicht mehr wahrnehmen, wie ist das eigentlich mit prozessierten Lebensmitteln? Mit all den Lebensmitteln, denen Kohlenhydrate zugefügt werden? Dem Ketchup, der Wurst, der Mayonnaise, dem Joghurt usw.? All diese Lebensmittel bringen uns zurück in unsere Kohlenhydratsucht – und sollten daher von unserem Speiseplan entweder verschwinden oder zumindest massiv reduziert werden.
Nun können wir nur schwer Dinge aus unserem Leben komplett streichen, ohne sie durch andere Dinge zu ersetzen. Sie würden sonst Lücken hinterlassen, die unsere Lebensqualität herabsetzen – und das wollen wir nicht. Hier kommt daher Doc Lekus ultimativer Austauschplan gegen die Zuckersucht:

Zuckerhaltiges Lebensmittel	Weniger zuckerhaltige Alternative
Milchschokolade	Dunkle Schokolade (mind. 70 % Kakaoanteil)
Gummibärchen	Fruchtige Gelatine-Snacks aus echtem Fruchtsaft ohne zugesetzten Zucker
Eiscreme	Griechischer Joghurt mit frischen Früchten
Limonade	Selbst gemachtes Infused Water (mit frischen Früchten oder Kräutern)
Frühstücks-Cerealien	Haferflocken mit Obst und Nüssen
Kekse	Selbst gemachte Haferkekse ohne raffinierten Zucker
Pudding	Chiasamen-Pudding mit Kokosmilch und Vanille
Karamellbonbons	Datteln oder getrocknete Früchte als natürliche Süßigkeit
Marshmallows	Gegrillte Ananas- oder Bananenscheiben
Sirup (z. B. Ahornsirup)	Früchte oder Fruchtpüree
Fruchtjoghurt	Ungesüßter griechischer Joghurt mit frischen Früchten
Muffins	Vollkorn-Bananenmuffins ohne raffinierten Zucker
Softdrinks	Mineralwasser mit einem Spritzer frischem Zitronen- oder Limettensaft
Donuts	Vollkorn-Zimtschnecken
Energydrinks	Grüner Tee mit Zitrone und Minze
Schokoriegel	Selbst gemachte Energiebällchen mit Nüssen und Datteln
Kuchen	Obstsalat mit Naturjoghurt
Obstsalat mit Naturjoghurt	Popcorn mit einer Prise Zimt oder Kakao

Auch in Lebensmitteln, in denen man Zucker nicht erwarten würde, weil sie eigentlich keine Süßigkeiten sind, steckt häufig viel Zucker. Aber die gute Nachricht: Auch hier gibt es bessere Alternativen. Es macht durchaus einen Unterschied, ob man fertige Dressings, Tütensuppen oder Tomatensoße aus dem Glas verwendet oder ob man einfach selber tätig wird, in die Küche geht und diese Dinge einfach mit natürlichen Zutaten selbst herstellt. Und dabei selbstverständlich auf eine Verminderung des Zuckergehalts achtet.

Und es sei noch einmal daran erinnert: Es geht gar nicht ausschließlich um die verminderte Energiezufuhr, weil wir den Zucker sparen. Es geht vor allem darum, die Sucht nach Zucker zu reduzieren. Um schließlich unseren Insulinspiegel unter Kontrolle zu halten und die Insulinkatastrophe zu vermeiden.

Tipps und Tricks und wie geht es weiter?

- Die einfachste und schnellste Methode, den Zuckerkonsum zu reduzieren, ist, auf süße Getränke zu verzichten. Genau damit sollten Sie beginnen: ab sofort keine Limonaden, keine süßen Getränke, kein Zucker in den Kaffee oder Tee. Verwenden Sie stattdessen entweder die oben genannten gesünderen Alternativen oder – noch besser – streichen Sie süße Getränke komplett aus Ihrem Alltag. Sie werden überrascht sein, wie leicht Ihnen das nach einigen Tagen fallen wird.
- Wenn Sie von Heißhungerattacken auf Kohlenhydrate überfallen werden, benötigen Sie eine Notfallstrategie. Trinken Sie zunächst einmal ein Glas Wasser. Teilweise verwechseln wir nämlich Durst mit Hunger, daher sollten wir zunächst den Durst stillen. Wenn das nicht geholfen hat, greifen Sie schnell zu einem proteinreichen Snack wie eine Handvoll Nüsse, etwas griechischem Joghurt, hart gekochten Eiern oder Hülsenfrüchten. Diese kurze Proteinmahlzeit kann helfen, den Heißhunger auf Zucker zu vermindern. Schließlich ist unser Körper auch in der Lage, aus Eiweißen Zucker selber herzustellen. Das benötigt allerdings etwas Zeit im Stoffwechsel und hält den Anstieg des Insulinspiegels im Rahmen.
- Nicht zuletzt kann der Appetit auf Zucker auch einfach nur eine Art von Stressbewältigung darstellen. Vielleicht lernen Sie eine Methode der Stressbewältigung, wie zum Beispiel die Achtsamkeitsmeditation oder die progressive Muskelrelaxation nach Jacobson. Oder Sie atmen im akuten Zuckerhungeranfall für zehn Sekunden tief ein und aus. Erstaunlicherweise ist das häufig schon ausreichend.

SAMSTAG: KALORIENSÜNDEN KORRIGIEREN

MACHEN SIE EINE DINNER-(CANCELLING-)PARTY

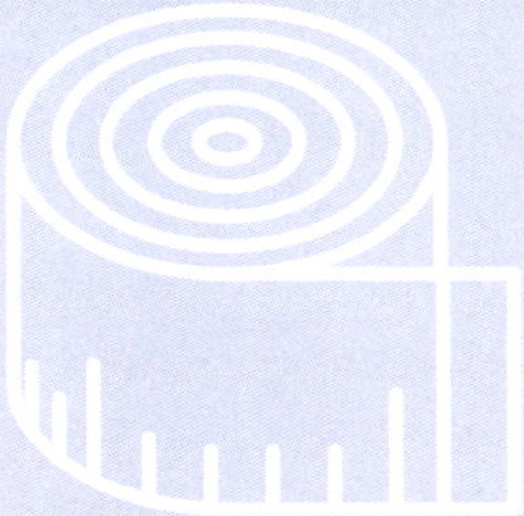

- ✓ Ausschüttung von Wachstumshormonen
- ✓ Erreichen eines Kaloriendefizits
- ✓ Verbesserung des Sättigungsempfindens
- ✓ Verminderung von Entzündungsreaktionen

Und schon wieder ist es Mach-es-ungeschehen-Samstag, der Tag unserer Redoo-Strategie. Egal, ob es gestern oder ein anderer Tag der letzten Woche war, an dem Sie etwas zu viel gegessen haben: Heute versuchen wir, die Reißleine zu ziehen und es kalorisch wieder auszugleichen. Aber wir wären keine wahren Biohacker, wenn wir nicht auf verschiedenen Ebenen unseren Körper positiv beeinflussen wollten. Deshalb werden wir nicht nur die Kalorien einsparen, sondern den Anti-Aging-Turbo anschalten. Und deshalb gibt es schon wieder ein neudeutsches Wort: Dinner Cancelling!

Hintergrund und Einführung

Und wieder einmal muss ich etwas von meiner Oma erzählen. Wenn wir als Familie abends am Tisch saßen und es uns bei einem Abendbrot gut gehen ließen, schaute meine Oma häufig vorbei und sagte: »Ich setze mich zwar zu euch, aber ich esse nichts. Heute mache ich mal einen Entlastungsabend.«

Ich fand es immer bewundernswert, wie meine Oma völlig entspannt und nicht essend mit uns am Tisch sitzen konnte, während wir verschiedene Köstlichkeiten feierten. Aber meine Oma war sowieso ein besonderer Mensch.

Was sie allerdings nicht wusste, war, dass es für ihren »Entlastungsabend« inzwischen sogar wissenschaftliche Grundlagen und einen coolen Namen gibt: »Dinner Cancelling«, was letztendlich natürlich auch nur das Weglassen des Abendessens bedeutet. Es klingt aber gleich viel spannender und macht aus dem Verhalten meiner Oma eine Strategie.

Beim Dinner Cancelling handelt es sich um eine Art des intermittierenden Fastens, also des zeitweisen Nahrungsverzichts. Und in der Tat haben verlängerte Essenspausen ganz hervorragende Wirkungen auf unseren Körper. Denn der Fastenstoffwechsel beginnt nicht erst nach einigen Tagen, sondern bereits nach einigen Stunden.

Wenn ich also im Rahmen des Dinner Cancellings einfach das Abendessen weglasse und damit die tägliche Nahrungsaufnahme auf einen reduzierten Zeitraum begrenze, finden einige Stoffwechselprozesse in meinem Körper statt, die mich in Richtung Normalgewicht führen. Aber mehr als das: Sie machen mich auch gesünder und jünger.

Und hier ist es wieder, das uns bekannte Insulin und das Problem der entstehenden Insulinresistenz. Wie wir bereits wissen, produziert der Körper nach dem Essen Insulin, um den Blutzucker zu regulieren. Durch das Fasten, und sei es auch nur durch das Weglassen des Abendessens, werden die Insulinspiegel gesenkt, und dieses beugt einer Insulinresistenz vor, weil der Körper vermehrt auf Fettspeicher als Energiequelle zurückgreifen muss.

Während des Fastens aktiviert der Körper zusätzlich einen Prozess, den wir Autophagie nennen. Hierbei werden beschädigte Zellbestandteile abgebaut und recycelt. Dieser Vorgang hat verschiedene gesundheitliche Vorteile, zum Beispiel kann Autophagie das Risiko für bestimmte Krankheiten reduzieren, wie zum Beispiel die Häufigkeit von Krebserkrankungen, neurodegenerative Erkrankungen und Entzündungsprozesse im Körper.

Durch das Dinner Cancelling kommt es allerdings auch zu Veränderungen in unserem Hormonsystem. Insbesondere wird der Spiegel unseres Wachstumshormons erhöht. Dies fördert den Fettabbau und gleichzeitig den Aufbau von Muskulatur – also eigentlich das, was man in einem Fitnessstudio machen würde. Nur dass das beim Dinner Cancelling am Abend im Schlaf in unserem Bett passiert, ohne dass wir dafür schwitzen müssten.

Ein wenig muss man natürlich die Kirche im Dorf lassen, denn die hormonellen Veränderungen durch das Dinner Cancelling sind zwar vorhanden, aber bei Weitem nicht so ausgeprägt wie beim Leistungssport. Allerdings sind die Auswirkungen der verlängerten nächtlichen Fastenphase durchaus bedeutsam, sodass ich das Dinner Cancelling selbst als regelmäßigen Bio-Hack durchführe.

Und da liegt meines Erachtens schon der Schlüssel zum erfolgreichen Dinner Cancelling: Man sollte es häufig und immer wieder tun, sicherlich aber nicht jeden Tag.

Wie viele der Bio-Hacks sollte meines Erachtens auch das Dinner Cancelling eher phasisch durchgeführt werden. Das ist vergleichbar mit einem guten sportlichen Trainingsplan. Hier ballern wir uns auch nicht jeden Tag mit maximaler Energie durch die Belastung, sondern wechseln Phasen der höheren Belastung mit Zeiten der Erholung ab.

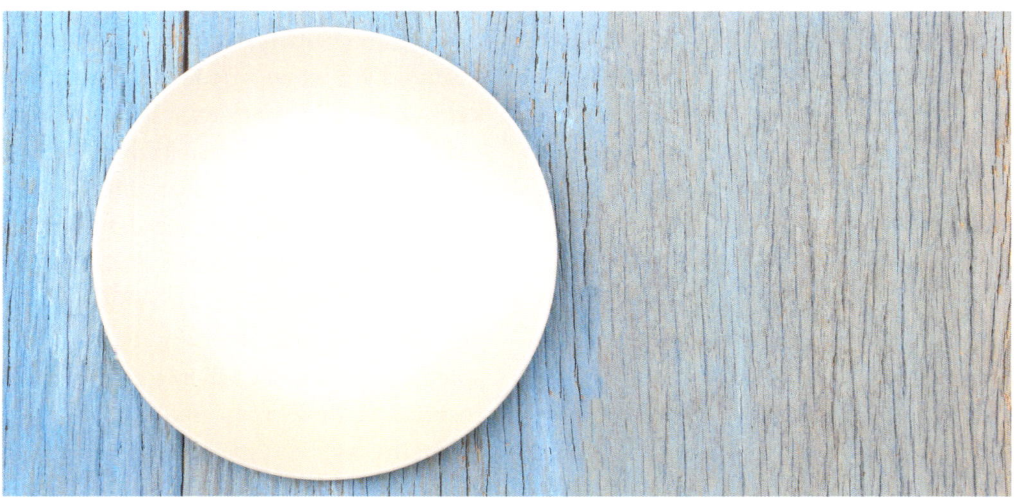

Warum gerade das Abendessen weglassen?

Beleuchten wir noch einmal kurz, warum gerade das Weglassen des Abendessens und nicht zum Beispiel das Weglassen des Frühstücks oder Mittagessens im Rahmen des Dinner Cancellings Sinn macht. Natürlich könnten wir die vormals zugeführte Energie, die wir mittels der Redoo-Strategie ungeschehen machen wollen, zu jeder Zeit am Tag einsparen. Das haben wir an den letzten Samstagen ja auch getan. Das Dinner Cancelling hat darüber hinaus allerdings eine magische Wirkung. Da es die nächtliche Fastenphase verlängert, bringt es uns tatsächlich in eine Art Fastenstoffwechsel – mit all den oben genannten positiven Wirkungen.

Ich weiß nicht, ob Sie sich einmal darüber Gedanken gemacht haben, aber das englische Wort für Frühstück, also Breakfast, bedeutet nichts anderes als Fasten-Brechen. Wir brechen, also beenden, die Fastenzeit der Nacht. In einem gesunden Leben ist es wichtig, dass wir nicht den ganzen Tag und die ganze Nacht über essen, sondern auch das zyklisch tun. Es gibt Zeiten des Essens und Zeiten des Nichtessens. Und wenn diese Zeiten des Nichtessens lang sind, dann beginnen Fastenprozesse.

Diese starten bereits einige Stunden nach einer Mahlzeit, den richtigen Turbo legen sie aber erst nach ungefähr sechs Stunden ein. Und diese Pause ist für uns am wenigsten anstrengend, wenn wir während dieser Zeit schlafen – also in der Nacht. Denn wer schläft, der isst nicht.

Ein Dinner Cancelling entfernt nicht nur Kalorien aus unserem Tag, sondern verlängert die natürliche Fastenzeit während der Nacht. Wenn wir normalerweise ungefähr acht Stunden schlafen, verlängern wir die Fastenprozesse durch das Weglassen des Abendessens auf wahrscheinlich 16 Stunden. Und schon sind wir im intermittierenden Fasten.

Nun ist es nicht immer leicht, einfach das Abendessen wegzulassen. Wie gesagt, bewundere ich meine Oma dafür, dass sie sogar bei uns am Abendbrottisch saß und uns dabei zuschaute, wie wir uns die Bäuche vollschlugen.

Hier daher einige Tipps, die ich meinen Patienten empfehle, damit es leichter wird, das Abendbrot wegzulassen:

1. Warmes Getränk am Abend: Trinken Sie ein warmes, ungesüßtes Getränk wie Kräutertee oder warmes Wasser mit Zitrone. Das warme Getränk kann Ihnen ein Sättigungsgefühl geben und den Appetit etwas unterdrücken. Wichtig ist allerdings, dass das Getränk wirklich keinen Zucker enthält. Denn wir wollen keine Stimulation unseres Insulinstoffwechsels, da es die Produktion des Wachstumshormons vermindern würde und der Insulinresistenz nicht entgegenwirkt.
2. Sozialer Support: Teilen Sie Ihre Pläne des Dinner Cancellings mit Ihrem Partner, Ihrer Familie oder Freunden. Indem sie Bescheid wissen, können sie Sie unterstützen und möglicherweise selbst mitmachen. Gemeinsam kön-

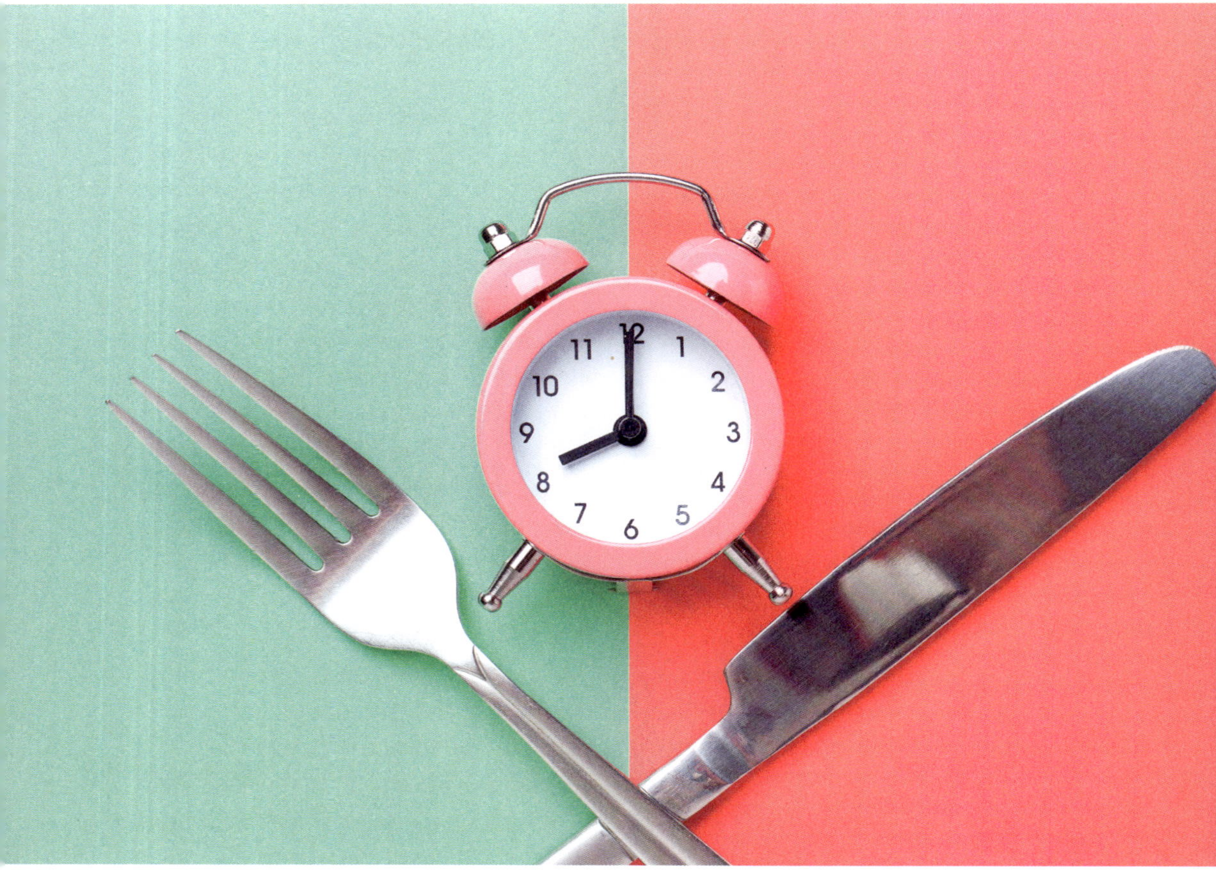

nen Sie sich gegenseitig motivieren und es fällt leichter, dem Verzicht auf das Abendessen treu zu bleiben.

3. Bewusstes Essen am Tag: Achten Sie während Ihrer Essenszeiten am Tag darauf, dass Sie ausgewogene Mahlzeiten zu sich nehmen, die Sie gut sättigen. Konzentrieren Sie sich auf nährstoffreiche Lebensmittel wie Gemüse, Vollkornprodukte, mageres Protein und gesunde Fette. Indem Sie sich tagsüber gut ernähren, fällt es Ihnen abends leichter, das Dinner Cancelling durchzuhalten.
4. Feiern Sie Ihre letzte Mahlzeit des Tages, die nun nicht am Abend stattfindet, sondern wahrscheinlich eher am Mittag oder frühen Nachmittag. Machen Sie sich bewusst, dass das die letzte Mahlzeit des Tages ist und dass Sie nun das Essen bis zum nächsten Morgen einstellen werden.
5. Aromatherapie: Verwenden Sie ätherische Öle mit appetitzügelnden Eigenschaften, wie z.B. Pfefferminz- oder Zitronenduft. Tragen Sie das Öl auf Ihre Handgelenke auf oder inhalieren Sie es vor dem Abendessen. Der Duft

kann dazu beitragen, den Appetit zu reduzieren und das Verlangen nach Essen zu mindern.

6. Zahnhygiene: Putzen Sie sich nach dem letzten Essen gründlich die Zähne und spülen Sie sie mit einem erfrischenden Mundwasser. Der frische Geschmack und das saubere Gefühl im Mund können Ihnen signalisieren, dass die Essenszeit vorbei ist und das Fasten beginnt.
7. Kaugummi kauen: Kauen Sie einen zuckerfreien Kaugummi, um Ihren Mund zu beschäftigen und das Verlangen nach Essen zu reduzieren. Der Geschmack und die Bewegung des Kauens können Ihnen ein Sättigungsgefühl geben und den Appetit unterdrücken.
8. Ablenkung durch Kreativität: Nutzen Sie die Zeit während des Fastens, um Ihre kreative Seite auszuleben. Malen Sie, schreiben Sie ein Buch über Dinner Cancelling oder lösen Sie Rätsel. Indem Sie sich auf Ihre Kreativität konzentrieren, können Sie den Fokus vom Essen ablenken.

Tipps und Tricks und wie geht es weiter?

- Auch wenn Sie keine Notwendigkeit eines Redoo haben, also in den vorangegangenen Tagen kalorisch alles richtig gemacht haben, sollten Sie trotzdem ein bis zwei Abende in der Woche das Abendbrot weglassen. Diese Entlastungszeit, wie meine Oma sie nannte, hat einfach zu viele positive Auswirkungen auf unseren ganzen Körper, als dass wir uns diese Biohacking-Chance entgehen lassen sollten.
- Das Dinner Cancelling ist eine flexible Methode des intermittierenden Fastens. Sie müssen es nicht ständig durchführen, wie beispielsweise beim 16:8-Fasten. Es lässt sich ganz einfach auf Ihre individuellen Bedürfnisse und Lebensumstände anpassen. Wenn Sie zum Beispiel eine Einladung zum Abendessen haben, dann ist das nicht der ideale Tag für ein Dinner Cancelling.
- Denken Sie daran, dass auch während der kurzen Fastenzeit eine Hydratation wichtig ist. Dinner Cancelling bedeutet nicht Wasser-Cancelling. Trinken von ungesüßten Getränken ist also nicht nur erlaubt, sondern erwünscht.

BOWL

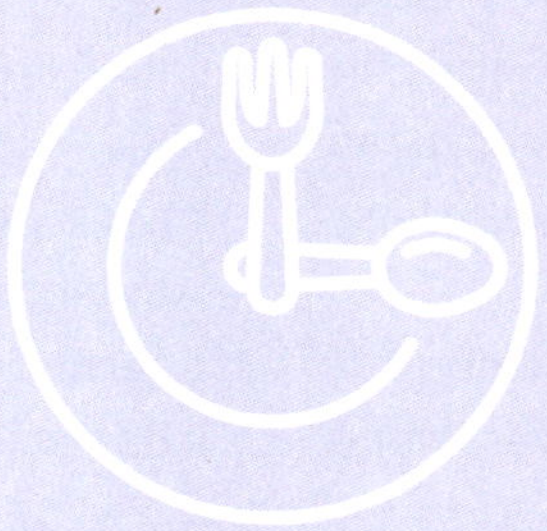

- ✓ Bunte, vielfältige Mahlzeit
- ✓ Hohe Menge an Makro- und Mikronährstoffen
- ✓ Perfektes Partyessen

Eins meiner liebsten Gerichte ist die sogenannte Bowl. Und schon wieder haben wir einen tollen Namen für eine eigentlich ganz einfache Sache: Eine Bowl ist nämlich nichts anderes als eine Mahlzeit, die in einer Schüssel serviert wird und verschiedene gesunde Zutaten in Schichten oder nebeneinander kombiniert. Sie besteht oft aus einer Basis wie Quinoa, braunem Reis oder Salat und wird mit einer Vielzahl von Gemüse-, Protein- und gesunden Fettquellen wie Hühnchen, Tofu, Avocado, Nüssen oder Samen ergänzt.

Bowls sind nährstoffreich und gesund, da sie eine Vielzahl von Mikronährstoffen, Ballaststoffen und Antioxidantien enthalten, die für eine gute Gesundheit und einen gesunden Stoffwechsel wichtig sind.

Durch die Kombination von unterschiedlichen Zutaten und Geschmacksrichtungen in einer Bowl kann man auch den Hunger stillen und ein Sättigungsgefühl erreichen. Außerdem ermöglicht die individuelle Zusammenstellung der Bowl die Kontrolle über die Portionen und Kalorien. Und das Allerbeste: Die selbst zubereitete Bowl macht uns unabhängig von industriellen Produkten.

Hintergrund und Einführung

Durch das Selberkochen gewährleisten Sie, dass Sie ausschließlich frische und hochwertige Lebensmittel verwenden und kein zugesetzter Zucker, keine ungesunden Fette oder künstlichen Zusätze irgendwo versteckt sind. Zudem ermöglicht es Ihnen, bewusste Entscheidungen über Ihre Ernährung zu treffen, was langfristig zu einem gesunden Körpergewicht beitragen kann.

Durch das Zubereiten eigener Mahlzeiten haben Sie die Möglichkeit, kreativ zu sein und immer wieder neue Rezepte auszuprobieren. Sie können verschiedene Aromen, Gewürze und Zubereitungsmethoden ausprobieren, um Ihre Mahlzeiten abwechslungsreich und geschmacklich ansprechend zu gestalten. Obwohl das Selberkochen anfangs natürlich etwas mehr Zeit erfordert, kann es langfristig wiederum zu Zeitersparnis führen.

Rezept für eine Buddha-Bowl

Zutaten:

- 1 Tasse Quinoa oder brauner Reis
- 1 Süßkartoffel gewürfelt
- 1 Bund Brokkoli, in Röschen geschnitten
- 1/2 Tasse Karotten, geraspelt
- 1/2 Tasse Kichererbsen (aus der Dose oder selbst gekocht)
- 1 Handvoll Spinat oder Grünkohl
- 1 Avocado, in Scheiben geschnitten
- Sesamsamen oder Sonnenblumenkerne zum Bestreuen

Für das Dressing:

- 2 Esslöffel Olivenöl
- 2 Esslöffel Zitronensaft oder Essig (z. B. Apfelessig)
- 1 Teelöffel Ahornsirup oder Honig
- Salz und Pfeffer nach Geschmack

Zubereitung:

1. Quinoa oder braunen Reis nach Packungsanweisung kochen.
2. Süßkartoffelwürfel auf einem Backblech verteilen, mit etwas Olivenöl beträufeln und bei 200 °C Ober-/Unterhitze für etwa 20 Minuten im Ofen backen, bis sie weich sind.
3. Brokkoliröschen in leicht gesalzenem Wasser blanchieren, bis sie bissfest sind, und dann abtropfen lassen.
4. In einer Schüssel das Dressing aus Olivenöl, Zitronensaft oder Essig, Ahornsirup oder Honig, Salz und Pfeffer zubereiten und gut vermengen.
5. In einer großen Schüssel die gekochte Quinoa oder den braunen Reis als Basis verwenden und darauf die geröstete Süßkartoffel, Brokkoliröschen, geraspelte Karotten, Kichererbsen, Spinat oder Grünkohl und Avocado anrichten.
6. Mit dem vorbereiteten Dressing beträufeln und mit Sesamsamen oder Sonnenblumenkernen bestreuen.
7. Nach Belieben können Sie die Bowl mit frischen Kräutern, Sprossen oder zusätzlichen Gewürzen garnieren.

Diese Buddha-Bowl ist reich an Ballaststoffen, Proteinen, gesunden Fetten und einer Vielzahl von Vitaminen und Mineralien. Sie bietet eine ausgewogene Mahlzeit, die sättigend ist und Ihnen eine Vielzahl von Nährstoffen liefert. Sie können die Zutaten nach Ihrem Geschmack anpassen und verschiedene Variationen ausprobieren, indem Sie zum Beispiel Tofu, Edamame, geröstetes Gemüse oder eine andere Auswahl an frischem Gemüse hinzufügen. Genießen Sie Ihre Buddha-Bowl als gesundes und nährstoffreiches Mittag- oder Abendessen!

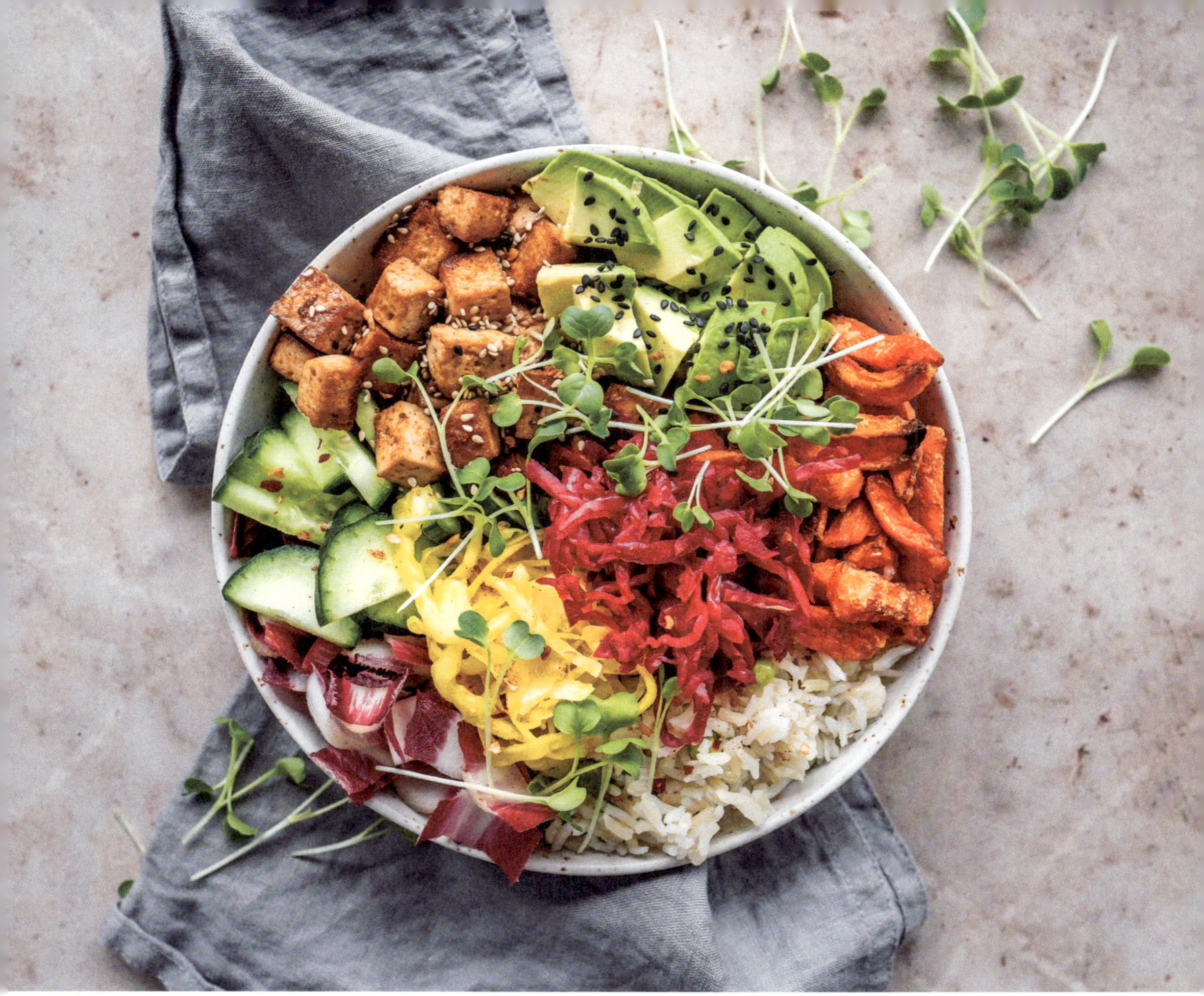

Tipps und Tricks und wie geht es weiter?

- Probieren Sie auch weiterhin schmackhafte Alternativen aus, die Sie selbst erfunden haben. Es geht nicht um die minimale Kalorienanzahl, es geht vor allem darum, industrielle Produkte zu vermeiden. Bereiten Sie heute vor, was Sie im Laufe der Woche essen wollen. Viele Lebensmittel können mehrere Tage im Kühlschrank aufbewahrt werden, manches kann man auch einfrieren.
- Gute Transportboxen sind das A und O. Sie müssen gut schließen, die Flüssigkeiten im Inneren halten und dürfen keine Schadstoffe an das Essen abgeben. Das Internet ist voll davon, und einige sehen sogar ziemlich klasse aus.

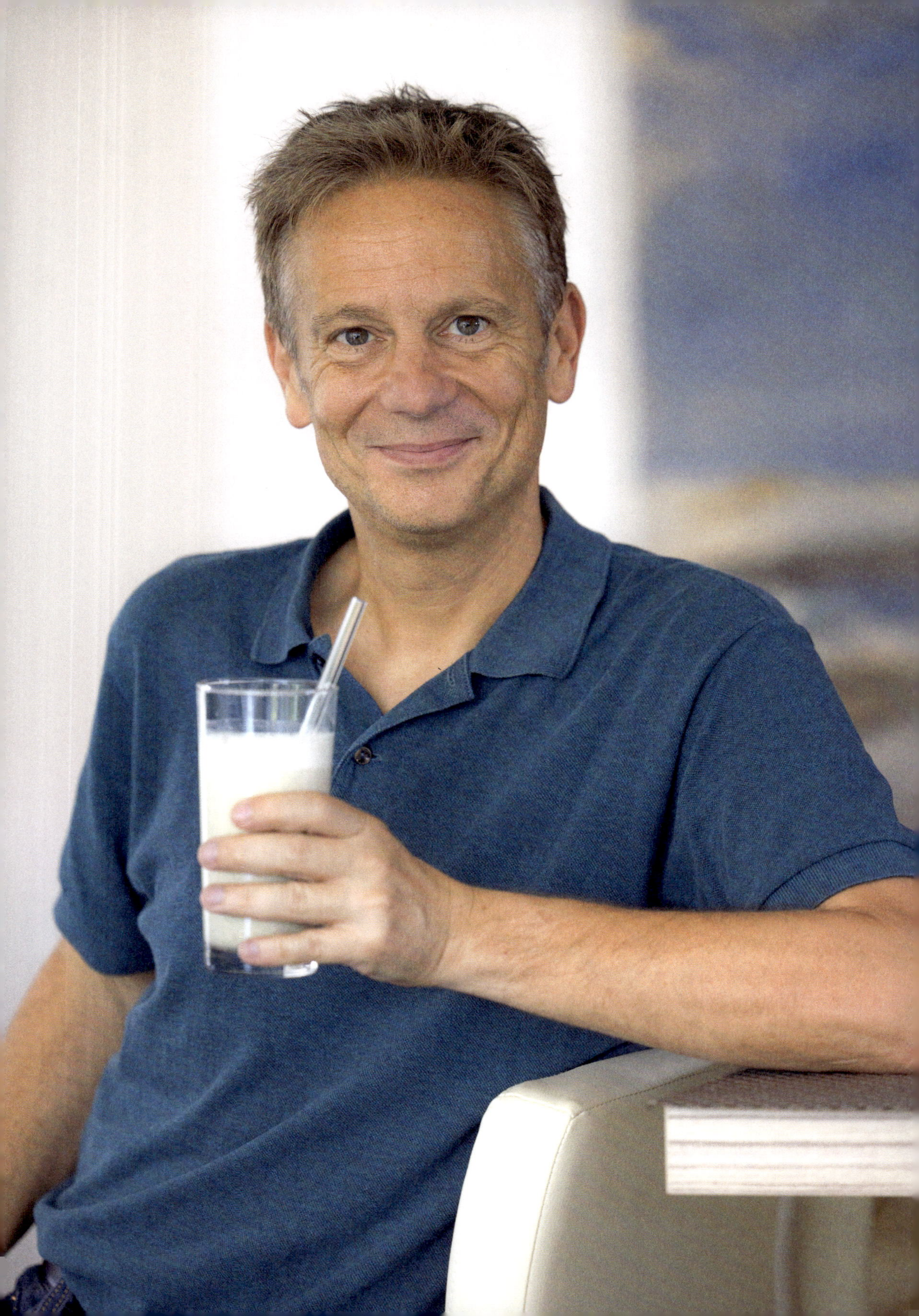

Schlussbemerkung

Wow, Sie haben es geschafft. Sie haben eine vierwöchige Challenge begonnen und beendet – und sich Ihrem Wunschgewicht damit einen großen Schritt angenähert.

Sind Sie jetzt schlank? Sicherlich nicht. Aber das war auch nicht das Ziel dieser vier Wochen. Was wir über Jahre hinweg in unserem Leben vielleicht nicht ganz richtig gemacht haben, werden wir nicht innerhalb von vier Wochen rückgängig machen können. Egal, wie häufig wir »Redoo« sagen. Aber wir haben gemeinsam die letzten vier Wochen genutzt, vielleicht etwas unkonventionelle Methoden der Gewichtskontrolle in unser Leben einzuführen oder zumindest kennenzulernen.

Das Prinzip des Biohackings ist noch recht neu und verdient meines Erachtens viel mehr Aufmerksamkeit. Es geht nicht nur um Energie rein, Energie raus, Verzicht, wenig Kohlenhydrate, wenig Fett, viel Eiweiß, viel Bewegung und all das, was wir täglich im Fernsehen, den sozialen Medien und Zeitschriften lesen und sehen können. Es geht vielmehr darum, unseren Körper zu verstehen und mit diesem Wissen zielgerichtet Veränderungen hervorzurufen.

Wie ein Computerhacker, der zunächst das Betriebssystem verstehen muss, um Schwachstellen zu identifizieren und dann genau dort seine Angriffe zu starten, so müssen wir zunächst unsere Biologie verstehen, um sie dann zu unseren Gunsten zu beeinflussen.

Deshalb haben wir uns auch in den letzten vier Wochen weniger um Kalorien und Lebensmittel gekümmert als vielmehr um zelluläre Prozesse und Stoffwechselvorgänge in unserem Körper. Wir haben darüber hinaus versucht, unsere Psychologie zu verstehen und mit unseren Schwächen und Stärken zu arbeiten.

Aber nicht nur die Körperzellen waren das Ziel unserer Hacking-Angriffe. Auch unsere Mitbewohner in Form unseres Darm-Mikrobioms spielen eine wesentliche Rolle bei unserer Gewichtskontrolle. Daher waren auch sie Bestandteil der durchgeführten Interventionen des letzten Monats.

Und natürlich haben wir auch unsere Energieverwertung angekurbelt, indem wir uns um Schlaf und Bewegung gekümmert haben.

Ich hoffe, Ihnen hat die Reise genauso viel Spaß gemacht wie mir. Und ich hoffe vor allem, dass Sie einige von diesen Methoden in Ihr weiteres Leben mitnehmen werden.

Biohacking macht Spaß und ist effektiv. Ein ganz anderer Ansatz für unsere Gesundheit, anders als das, was Ihnen vielleicht Ihr Hausarzt oder Ihre Lieblingsgesundheitssendung erzählt. Aber auch der Hausarzt und die Gesundheitssendungen haben recht. Biohacking ist natürlich nur eine Methode, unser Leben ein Stückchen gesünder zu gestalten. Und Biohacking ist ganz sicher nicht für jeden geeignet, denn teilweise sind die Maßnahmen wirklich schwierig durchzuführen, obwohl sie großartige Erfolge versprechen.

Ich würde mich freuen, wenn ich Ihr Interesse am Biohacking wecken konnte und Ihnen diese Methoden dabei helfen, nicht nur Ihr Wunschgewicht zu erreichen, sondern es auch über die Jahre hinweg zu halten.

Ich freue mich außerdem immer, von Ihnen zu hören. In der heutigen Zeit funktioniert das am besten über die sozialen Medien. Also freue ich mich auf einen regen Austausch mit Ihnen auf Youtube, Instagram und Co. Wie Sie mich finden? Besuchen Sie gerne meine Webseite: www.carstenlekutat.com.

Und ich freue mich auf Ihre persönlichen Erfahrungen mit *Einfach abnehmen* – mit Biohacking.

Ihr Dr. Carsten Lekutat

DR. MED. CARSTEN LEKUTAT

DIE 1-MINUTEN-STRATEGIE

Wie Sie mit Micro-Preps gesünder werden und Ihr Leben verlängern

Alles, was Sie brauchen, ist 1 Minute Zeit!

Der bekannte TV-Arzt Dr. med. Carsten Lekutat zeigt, wie Sie mit der richtigen Strategie und Motivation Ihre Gesundheit nachhaltig verbessern. Dafür hat er Micro-Preps entwickelt, kleine, freudvolle, alltagstaugliche Einheiten, die dauerhaft einen gesünderen Lebensstil bewirken.

Wie soll das gehen? Ganz einfach: 1 Minute Pause während des Essens ist die perfekte Gewichtskontrolle; 1 Minute Blitzentspannung kann Panikattacken beenden und 1 Minute kalt duschen schützt das Immunsystem …

Das 4-Wochen-Programm –
wissenschaftlich fundierte Micro-Preps für jeden Wochentag:
1 Minute Bewegung
1 Minute Ernährung
1 Minute Stressreduktion

KNAUR
MENSSANA

DR. MED. CARSTEN LEKUTAT

SCHLANK FÜR FAULE

Das Leben ist zu kurz, um sich mit nutzlosen Diäten zu quälen

Iss nicht weniger, iss das Richtige!

»Schlank für Faule« ist das Motto der Sprechstunde für Adipositas-Medizin des bekannten TV-Arztes Dr. med. Carsten Lekutat. Aus seiner Sicht macht es keinen Sinn, die Lebensqualität mit einer Aneinanderreihung von sinnlosen und anstrengenden Diäten zu zerstören. Es braucht vielmehr ein Konzept von Gewichtskontrolle, das uns ein Leben lang begleitet, ohne dass wir darunter leiden müssen. Denn Abnehmen ist eigentlich einfach, wenn man weiß wie. Das Gewicht zu halten ist die Herausforderung.

Dr. med. Lekutat erläutert die medizinischen Ursachen von Übergewicht, die individuell und sehr unterschiedlich sein können, und zeigt einen entspannten Weg zum eigenen Wunschgewicht.

»Wer noch einen Anstoß braucht, um langfristig Gewicht zu verlieren, sollte diesen Ratgeber unbedingt lesen!«
– Lesen und Hören

»Ein gut lesbares und nützliches Buch.«
– Literatursalon

KNAUR
MENSSANA

DR. MED. CARSTEN LEKUTAT

GESUNDHEIT FÜR FAULE

Mach nicht viel, mach es richtig

Dr. med. Carsten Lekutat ist überzeugt: Gesundes und langes Leben ist mit weniger Aufwand möglich, als wir denken. Der bekannte TV-Arzt präsentiert seine besten Tipps aus Medical Fitness für alle – ob faul oder unsportlich, ob im Homeoffice oder im stressigen Alltag. Jeder kann durch das richtige Maß an Aktivität viele Erkrankungen – Bluthochdruck, Übergewicht, Osteoporose, aber auch Depressionen oder Schlafstörungen – verhindern oder positiv beeinflussen. Machen Sie nicht zu viel, machen Sie das Richtige!

»Ein Buch, das zum Mitmachen animiert und
nachvollziehbar erklärt, warum uns Bewegung
(gerade in der heutigen Zeit) so gut tut.«
– *Lesen und Hören*

»Gespickt mit zahlreichen Übungen,
zu denen erklärt wird, wie sie richtig ausgeführt werden und
welche gesundheitlichen Wirkungen sie haben,
bekommt der faule Leser Lust auf mehr.«
– *Weils hilft*

KNAUR
MENSSANA